全国中医药行业高等职业教育"十四五"规划教材
全国高等医药职业院校规划教材（第六版）

小儿推拿

（第三版）

（供针灸推拿专业用）

主 编 吕美珍 张晓哲

全国百佳图书出版单位
中国中医药出版社
·北 京·

图书在版编目（CIP）数据

小儿推拿 / 吕美珍，张晓哲主编 . -- 3 版 . -- 北京：
中国中医药出版社，2024. 12. --（全国中医药行业高等
职业教育"十四五"规划教材）.
ISBN 978-7-5132-9137-8

Ⅰ . R244.15

中国国家版本馆 CIP 数据核字第 20243QA581 号

融合教材服务说明

全国中医药行业职业教育"十四五"规划教材为新形态融合教材，各教材配套数字教材和相关数字化教学资源（PPT 课件、视频、复习思考题答案等）仅在全国中医药行业教育云平台"医开讲"发布。

资源访问说明

到"医开讲"网站（jh.e-lesson.cn）或扫描教材内任意二维码注册登录后，输入封底"激活码"进行账号绑定后即可访问相关数字化资源（注意：激活码只可绑定一个账号，为避免不必要的损失，请您刮开序列号立即进行账号绑定激活）

联系我们。

如您在使用数字资源的过程中遇到问题，请扫描右侧二维码联系我们。

中国中医药出版社出版

北京经济技术开发区科创十三街 31 号院二区 8 号楼
邮政编码　100176
传真　010-64405721
河北品睿印刷有限公司印刷
各地新华书店经销

开本 850 × 1168　1/16　印张 11.5　字数 309 千字
2024 年 12 月第 3 版　2024 年 12 月第 1 次印刷
书号　ISBN 978 - 7 - 5132 - 9137 - 8

定价　48.00 元
网址　www.cptcm.com

服 务 热 线　010-64405510
购 书 热 线　010-89535836
维 权 打 假　010-64405753

微信服务号　zgzyycbs
微商城网址　https://kdt.im/LIdUGr
官 方 微 博　http://e.weibo.com/cptcm
天猫旗舰店网址　https://zgzyycbs.tmall.com

如有印装质量问题请与本社出版部联系（010-64405510）

全国中医药行业高等职业教育"十四五"规划教材
全国高等医药职业院校规划教材（第六版）

《小儿推拿》编委会

主 编

吕美珍（山东中医药高等专科学校）　　张晓哲（邢台医学院）

副主编（以姓氏笔画为序）

曲晓妮（山东药品食品职业学院）　　朱霜菊（四川中医药高等专科学校）

吴雷波（邢台医学院）　　何华香（广州卫生职业技术学院）

邹来勇（江西中医药高等专科学校）　　张立峰（大庆医学高等专科学校）

唐　妮（山东中医药高等专科学校）

编 委（以姓氏笔画为序）

王　静（漳州卫生职业学院）　　王海岩（广东云浮中医药职业学院）

李兰丽（福建生物工程职业技术学院）　　赵　娟（河南推拿职业学院）

侯　丽（泰山护理职业学院）　　袁　园（昆明卫生职业学院）

黄　纬（南阳医学高等专科学校）

学术秘书（以姓氏笔画为序）

李　倩（邢台医学院）　　徐明霞（山东中医药高等专科学校）

全国中医药行业高等职业教育"十四五"规划教材
全国高等医药职业院校规划教材（第六版）

《小儿推拿》
融合出版数字化资源编创委员会

主　编

吕美珍（山东中医药高等专科学校）　　张晓哲（邢台医学院）

副主编

曲晓妮（山东药品食品职业学院）　　朱霜菊（四川中医药高等专科学校）

李　倩（邢台医学院）　　何华香（广州卫生职业技术学院）

邹来勇（江西中医药高等专科学校）　　张立峰（大庆医学高等专科学校）

唐　妮（山东中医药高等专科学校）

编　委（以姓氏笔画为序）

王　静（漳州卫生职业学院）　　王海岩（广东云浮中医药职业学院）

李兰丽（福建生物工程职业技术学院）　　吴雷波（邢台医学院）

赵　娟（河南推拿职业学院）　　侯　丽（泰山护理职业学院）

袁　园（昆明卫生职业学院）　　徐明霞（山东中医药高等专科学校）

黄　纬（南阳医学高等专科学校）　　谢久中（娄底职业技术学院）

前　言

　　"全国中医药行业高等职业教育'十四五'规划教材"是为贯彻党的二十大精神和习近平总书记关于职业教育工作和教材工作的重要指示批示精神，落实《中医药发展战略规划纲要（2016—2030年）》等文件精神，在国家中医药管理局领导和全国中医药职业教育教学指导委员会指导下统一规划建设的，旨在提升中医药职业教育对全民健康和地方经济的贡献度，提高职业技术院校学生的实践操作能力，实现职业教育与产业需求、岗位胜任能力严密对接，突出新时代中医药职业教育的特色。鉴于由中医药行业主管部门主持编写的"全国高等医药职业院校规划教材"（三版以前称"统编教材"）在2006年后已陆续出版第三版、第四版、第五版，故本套"十四五"行业规划教材为第六版。

　　中国中医药出版社是全国中医药行业规划教材唯一出版基地，为国家中医、中西医结合执业（助理）医师资格考试大纲和细则、实践技能指导用书，全国中医药专业技术资格考试大纲和细则唯一授权出版单位，与国家中医药管理局中医师资格认证中心建立了良好的战略伙伴关系。

　　本套教材由50余所开展中医药高等职业教育的院校及相关医院、医药企业等单位，按照教育部公布的《高等职业学校专业教学标准》内容，并结合全国中医药行业高等职业教育"十三五"规划教材建设实际联合组织编写。本套教材供中医学、中药学、针灸推拿、中医骨伤、中医康复技术、中医养生保健、护理、康复治疗技术8个专业使用。

　　本套教材具有以下特点：

　　1.坚持立德树人，融入课程思政内容和党的二十大精神。把立德树人贯穿教材建设全过程、各方面，体现课程思政建设新要求，发挥中医药文化的育人优势，推进课程思政与中医药人文的融合，大力培育和践行社会主义核心价值观，健全德技并修、工学结合的育人机制，努力培养德智体美劳全面发展的社会主义建设者和接班人。

　　2.加强教材编写顶层设计，科学构建教材的主体框架，打造职业行动能力导向明确的金教材。教材编写落实"三个面向"，始终围绕中医药职业教育技术技能型、应用型中医药人才培养目标，以学生为中心，以岗位胜任力、产业需求为导向，内容设计符合职业院校学生认知特点和职业教育教学实际，体现了先进的职业教育理念，贴近学生、贴近岗位、贴近社会，注重科学性、先进性、针对性、适用性、实用性。

3.突出理论与实践相结合，强调动手能力、实践能力的培养。鼓励专业课程教材融入中医药特色产业发展的新技术、新工艺、新规范、新标准，满足学生适应项目学习、案例学习、模块化学习等不同学习方式的要求，注重以典型工作任务、案例等为载体组织教学单元，有效地激发学生的学习兴趣和创新潜能。同时，编写队伍积极吸纳了职业教育"双师型"教师。

4.强调质量意识，打造精品示范教材。将质量意识、精品意识贯穿教材编写全过程。教材围绕"十三五"行业规划教材评价调查报告中指出的问题，以问题为导向，有针对性地对上一版教材内容进行修订完善，力求打造适应中医药职业教育人才培养需求的精品示范教材。

5.加强教材数字化建设。适应新形态教材建设需求，打造精品融合教材，探索新型数字教材。将新技术融入教材建设，丰富数字化教学资源，满足中医药职业教育教学需求。

6.与考试接轨。编写内容科学、规范，突出职业教育技术技能人才培养目标，与执业助理医师、药师、护士等执业资格考试大纲一致，与考试接轨，提高学生的执业考试通过率。

本套教材的建设，得到国家中医药管理局领导的指导与大力支持，凝聚了全国中医药行业职业教育工作者的集体智慧，体现了全国中医药行业齐心协力、求真务实的工作作风，代表了全国中医药行业为"十四五"期间中医药事业发展和人才培养所做的共同努力，谨此向有关单位和个人致以衷心的感谢。希望本套教材的出版，能够对全国中医药行业职业教育教学发展和中医药人才培养产生积极的推动作用。需要说明的是，尽管所有组织者与编写者竭尽心智，精益求精，本套教材仍有一定的提升空间，敬请各教学单位、教学人员及广大学生多提宝贵意见和建议，以便修订时进一步提高。

国家中医药管理局教材办公室

全国中医药职业教育教学指导委员会

2024 年 12 月

编写说明

　　《小儿推拿》是研究用手法作用于小儿体表穴位，以预防和治疗儿科常见疾病的一门临床学科，是针灸推拿专业的必修课程，也是中医学、护理、康复治疗技术、中医骨伤、临床医学等相关专业的拓展课程。

　　本教材主要供全国高等职业院校针灸推拿专业使用。高等职业教育针灸推拿专业培养面向基层医疗卫生、康复保健机构，适应医疗、预防、保健等第一线需要的技术技能型针灸推拿专门人才。为与培养层次相适应，与本科教材相比，本教材的编写精华了理论内容，更注重能力的培养，中篇和下篇的教学时数安排也便于"理实一体化"教学。为了全面贯彻党的二十大精神，促进中医药传承创新发展，本教材融入课程思政，使之更符合教育部关于"立德树人"指导思想的要求。为了便于教学和学生自学及临床实用，本版教材增加了大量融合出版数字化资源（包括 PPT、图片及视频等）。

　　《小儿推拿》教材分上、中、下三篇。

　　"上篇"即基础篇，包括概论、诊法概要两部分。概论主要介绍小儿推拿的源流与发展、小儿的生长发育和保育、小儿的喂养与保健、小儿生理病理特点及小儿推拿治疗概要；诊法概要主要介绍儿科四诊和八纲辨证特点、脏腑病机与辨证特点、卫气营血辨证特点、六淫病因辨证特点、气血津液辨证特点。

　　"中篇"即技能篇，包括推拿手法、推拿穴位两部分。推拿手法主要介绍小儿推拿常用的 15 种基本手法和常用的 10 种小儿推拿复式操作手法；推拿穴位主要介绍头面部、胸腹部、项背腰骶部、上肢部、下肢部共 82 个小儿推拿常用穴。推拿穴位按照推拿特定穴、重点穴在前的原则编写。

　　"下篇"即治疗与保健篇，包括常见病证推拿治疗、小儿保健推拿和附录。常见病证推拿治疗介绍 19 种儿科临床常见病的诊治；小儿保健推拿介绍 6 种儿科常用保健推拿的操作方法。附录部分包括儿科常用检验正常值和临床意义、儿科常用中成药、儿童免疫、小儿推拿主要流派特点及小儿推拿歌诀选读。

　　为了便于学习，每一模块前列"学习目标"，模块后列"复习思考"，方便读者掌握学习目的和要求。

　　《小儿推拿》计划总学时为 36 学时，其中理论课 22 学时，实训实习课 14 学时。

本教材在编写、修订过程中，得到山东中医药高等专科学校、邢台医学院、大庆医学高等专科学校、江西中医药高等专科学校、四川中医药高等专科学校、广州卫生职业技术学院、山东药品食品职业学院、河南推拿职业学院、广东云浮中医药职业学院、漳州卫生职业学院、昆明卫生职业学院、南阳医学高等专科学校、泰山护理职业学院、福建生物工程职业技术学院、娄底职业技术学院等单位的大力支持和帮助。其中，概论、诊法概要由吴雷波、曲晓妮、朱霜菊编写；推拿手法由李倩、侯丽编写；推拿穴位由张立峰、唐妮、何华香、徐明霞编写；常见病证推拿治疗由张晓哲、赵娟、王海岩、王静、袁园、黄纬、谢久中负责该模块融合出版数字化资源的部分内容编写；小儿保健推拿由吕美珍、李兰丽编写；附录部分由吕美珍、吴雷波、黄纬、邹来勇编写，在此深表感谢。

希望各校在教学过程中对本教材提出宝贵意见，便于我们总结经验，不断完善教材内容，对教学、医疗、科研工作发挥更大的作用。

《小儿推拿》编委会
2024 年 10 月

目 录

上篇　基础篇

模块一　概　论

【学习目标】

知识要求

1. 掌握　小儿推拿的定义、小儿推拿处方的组成原则、小儿推拿治疗禁忌证。

2. 熟悉　小儿生理病理特点、小儿推拿的特点、小儿推拿常用介质。

3. 了解　小儿推拿发展史中各期的主要特点、小儿生长发育规律及喂养与保健。

能力要求

通过对本模块内容的学习和练习，能够简述小儿推拿的定义和处方原则及推拿治疗的禁忌证，熟练说出小儿生长发育的生理、病理特点。

素质要求

1. 巩固专业思想，热爱小儿推拿事业，树立献身中医推拿事业的远大理想。

2. 加强医德医风教育，发扬救死扶伤的人道主义精神，培育高尚的职业道德风尚。

项目一　小儿推拿的源流与发展

推拿疗法在中医学的领域里，历史悠久，是人类最古老的医疗方法之一，其生成年代早于药物和针灸疗法。在远古时期，人类还没有发明利用火之前，遇到寒冷，人们会自然地用双手互相擦热、摩擦身体，或者双足交替踩踏，以提高温度为身体取暖；在工具简陋、防御薄弱的原始社会，人们常常会发生不同程度的损伤，人类会主动地用自己的双手在损伤疼痛、肿胀处抚摩、按压、揉、拍等来减轻疼痛、恢复健康。除了应用于自身，人类还会彼此交流经验，互相操作，并逐渐摸索出一些能医治创伤疾病的简单按摩手法。因此，人们就有目的地将按摩用于医疗实践并不断加以总结，逐渐形成了推拿医疗体系。这便是推拿治疗的起源，也可以说，推拿疗法来源于人类的本能反应。

《素问·异法方宜论》记载："中央者，其地平以湿，天地所以生万物也众，其民食杂而不劳，故其病多痿厥寒热，其治宜导引按跷，故导引按跷者，亦从中央出也。"其中"导引按跷"即指推拿疗法，"中央"即我国中部地区，相当于今天的河南安阳一带，为我国古代推拿术的发祥地。春秋战国时期，推拿就被广泛应用于医疗实践，当时的名医扁鹊运用按摩配合针灸等治疗方法，成功治愈了虢国太子的"尸厥"证，被后世传为佳话，为推拿疗法的形成奠定了基础。

秦汉时期，人们对早期的医疗实践不断整理、总结、充实，用大量的医著较完整地记载了推拿疗法防治疾病的方法，逐渐形成推拿理论体系。当时，有两部医学著作问世，即《黄帝内经》和《黄帝岐伯按摩十卷》。《黄帝内经》是我国现存最早的中医理论著作，对按摩的起源、

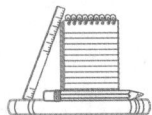

诊断、作用、适应证及按摩手法与工具等有许多记载。其中，按摩手法提到按、摩、推、揉、弹、抓、切等十余种，治疗的病证有痹证、痿证、口眼㖞斜、胃痛、麻木不仁、厥证等急、慢性病证。另外，该书对按摩工具也进行了描述，《灵枢·九针十二原》对"九针"中的"圆针"和"锟针"的形状、大小及用途进行了说明。按摩工具的运用，扩大了治疗范围，提高了疗效。《黄帝岐伯按摩十卷》是我国第一部推拿专著，可惜此书已佚。这一时期，张仲景主张采用按摩配合膏摩的方法进行养生保健与治疗，其所著的《金匮要略》中首次提到了膏摩一词。膏摩的运用，进一步扩大了推拿治疗的应用范围。

魏晋时期，推拿除了养生保健、治疗慢性病，已普遍应用于急救。晋代名医葛洪的《肘后备急方》中，记载了许多按摩治疗的急性病证，如卒心痛、卒腹痛、卒中风等。书中"拈取其脊骨皮，深取痛引之，从龟尾至顶乃止，未愈更为之"的描述，是目前关于小儿捏脊疗法见诸文献的最早记录。

隋唐时期是中国推拿疗法发展的鼎盛时期，也是中医儿科学形式的奠基时期。在隋代，官方医疗机构中设立了按摩科，为当时设立的四个医学学科之一。按摩科中设有按摩专科医生，职务等级分别是按摩博士、按摩师和按摩生。唐代沿承隋代医疗机构特点，但在编制上人数有所削减，并增加按摩工。按摩博士在按摩师的辅助下教授按摩生推拿疗法，开展了有组织的按摩教学工作。同样，唐代对儿科医生的要求也非常严格。正是这种严谨的医学教育的开展，促进了按摩医学的发展和中医儿科学的形成。这一时期，按摩治疗范围不断扩大，已在内、外、妇、儿、骨伤、急救及养生保健中广泛应用，按摩相关的著作也相应增多，如隋代巢元方的《诸病源候论》每卷之末均附有导引按摩之法；《唐六典》中记载，按摩可除"风、寒、暑、湿、饥、饱、劳、逸"八疾，说明治疗范围之广泛。此时期膏摩依旧盛行；唐代孙思邈的《备急千金要方》和王焘的《外台秘要》中记载有大量的膏摩方，并应用于小儿推拿，如《备急千金要方》指出，"小儿虽无病，早起常以膏摩囟上及手足心，甚辟风寒"等。由于当时我国经济、文化、交通等均有较大发展，国际学术交流频繁，推拿疗法传入日本、朝鲜、印度等国家。

宋金元时期对按摩的理论进行了全面总结。宋代将推拿专科从太医院中取消，但北宋政府组织编写的《圣济总录》中，重点编录了推拿疗法的相关内容，重视推拿手法的分析，对推拿作用的认识进一步提高。这一时期出现的医学著作有丰富的小儿生理、病理、诊治方法等内容的记载，以钱乙《小儿药证直诀》为代表，创立了以五脏为纲的辨证方法，提出了小儿特有的指纹望诊法。此时中医儿科学的理论体系开始形成，也为小儿推拿学的形成奠定了坚实的基础。

明清时期，封建社会处于没落时期，但推拿疗法的发展处于兴盛时期。明代太医院十三科中，又再次设置了按摩科，在按摩治疗小儿疾病方面，积累了丰富的理论知识和治病经验，形成了小儿推拿的独特体系，小儿推拿专著也相继问世。四明陈氏的《小儿按摩经》是我国第一部小儿推拿专著，收录于杨继洲的《针灸大成》第十卷，又名为《保婴神术按摩经》。该书对小儿推拿从诊法、辨证、穴位到手法、治疗等均进行了全面、系统的论述。陈氏认为："小儿之疾，并无七情所干，不在肝经，则在脾经，多在肝脾两脏。"书中所记载的穴位已初具规模，推拿手法以掐揉为主。此书奠定了小儿推拿的理论基础，并开创了小儿推拿的崭新局面。龚廷贤效钱乙脏腑辨证之法、宗陈氏《小儿按摩经》之旨所著的《小儿推拿方脉活婴秘旨全书》（又称《小儿推拿秘旨》）是现存最早的推拿专著单行本。该书曾被曹炳章先生誉为"推拿最善之本"。龚廷贤强调，由于小儿体质与疾病的特点，推拿疗法对小儿保健医疗更有独特之良效，书中往往用歌诀表述穴位与推拿治法，对小儿病证、病机及推拿治法，阐述简明。周于蕃所著的《小儿推拿秘诀》对后世影响较深远。该书系统总结和阐释了明代以前的推拿手法和经验，确定了手

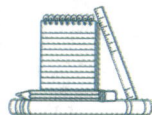

臂等推拿部位与脏腑的联系，首次提出推拿渐进适应原则，确立了推拿施术的先后次序，以及手法的分类及适应证，对发展小儿推拿术起到了十分重要的作用。"按摩"更名为"推拿"正是从此时开始，标志着推拿治疗发展史的一个飞跃。

清代，太医院不设推拿科，小儿推拿在民间仍有较大的发展，很多推拿专著问世，其中著名的有熊应雄的《小儿推拿广意》、骆如龙的《幼科推拿秘书》、夏禹铸的《幼科铁镜》、夏云集的《保赤推拿法》、徐谦光的《推拿三字经》、张振鋆的《厘正按摩要术》等（表1-1）。

"民国"时期，国民党提出"废止旧医，以扫除医事卫生之障碍""国医在科学上无根据"，中医师一律不许执业。当时推拿只能在民间发展，遂形成了各种推拿流派。

中华人民共和国成立后，在党的中医政策指引下，中医事业包括小儿推拿进入了发展的繁荣时期。1958年，在上海开设了第一所推拿专科学校，成立了第一所推拿专科门诊。随后全国各地相继建立了中医院校，发展推拿教育，全国很多中医院开设了小儿推拿科。此时也再版了很多小儿推拿古籍，整理和出版了大量的小儿推拿教材及著作，积极促进小儿推拿事业的发展。小儿推拿各大流派也在此时得到发展，百花齐放。影响力较大的有山东地区的孙重三小儿推拿流派、推拿三字经流派和张汉臣小儿推拿流派，北京地区的冯氏小儿捏脊流派，上海地区的海派儿科推拿和湖南地区的刘开运儿科推拿流派。

表1-1　古代儿科、小儿推拿著作简表

书名	年代	作者
颅囟经	约唐末宋初	佚名
小儿斑疹备急方论	宋　1093年	董汲
小儿药证直诀	宋　1119年	钱乙（阎孝忠整理）
幼幼新书	宋　1132年	刘昉
婴童百问	明　1506年	鲁伯嗣
保婴撮要	明　1555年	薛铠、薛己
育婴家秘	明　1579年	万全
幼科发挥	明　1579年	万全
小儿按摩经	明　1601年	四明陈氏
小儿推拿方脉活婴秘旨全书	明　1604年	龚廷贤
小儿推拿秘诀	明　1605年	周于蕃
证治准绳·幼科	明　1607年	王肯堂
景岳全书·小儿则	明　1624年	张介宾
小儿推拿广意	清　1676年	熊应雄
幼科推拿秘书	清　1691年	骆如龙
幼科铁镜	清　1695年	夏禹铸
医宗金鉴·幼科心法要诀	清　1742年	吴谦等
幼幼集成	清　1750年	陈飞霞
温病条辨·解儿难	清　1798年	吴瑭
理瀹骈文	清　1870年	吴尚先
推拿三字经	清　1877年	徐谦光
保赤推拿法	清　1885年	夏云集
厘正按摩要术	清　1888年	张振鋆

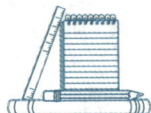

项目二 小儿的生长发育和保育

一、年龄分期

小儿生命活动的开始，起始于卵子与精子结合后产生的胚胎。胚胎自产生之日起，始终处在生长发育的动态过程中。小儿在生命的不同阶段，其形体精神、生长发育、生理病理方面都有着不同的特点，所以对其养育保健、疾病防治等方面都有着不同的要求。为了儿科工作的实际需要，有必要对其进行年龄阶段性的划分。

古代医家对小儿年龄的分期，最早在《灵枢·卫气失常》就提出"十八以上为少，六岁以上为小"，现在将 18 岁作为儿科就诊范围的上限，又将整个小儿期划分为 7 个阶段。

（一）胎儿期

从男女生殖之精相合而受孕，直至分娩断脐，属于胎儿期。胎儿期从孕妇末次月经第 1 天算起，历经 40 周，共计 280 天，以 4 周为 1 个妊娠月，即"怀胎十月"。

胎儿在孕育期间，与其母借助胎盘脐带相连，完全依靠母体气血供养，在子宫内生长发育。胎儿在这一时期既受到父母体质强弱、遗传因素的影响，又受孕母之营养、心理、精神状况、疾病用药等因素的影响。因此，做好孕期妇女保健，不仅是为了保护孕妇，更是为了保护子宫内的胎儿，保障胎儿健康成长。

胎儿期又分为 3 个阶段，即孕早期、孕中期和孕晚期。孕早期即从胚胎形成至胚胎发育 12 周，胎儿基本形成。这一时期最易受到各种病理因素，如感染、药物、劳累、物理、营养缺乏，以及不良心理因素的影响，造成流产、死胎或先天畸形；孕中期 15 周胎儿各器官迅速增长，功能渐成；孕晚期 13 周，胎儿以肌肉发育和脂肪积累为主，体重增长最快。在后 2 个阶段，若胎儿受到伤害，易发生早产。

（二）新生儿期

从出生后脐带结扎开始，至出生后满 28 天，称为新生儿期。

新生儿自脱离母体而独立生存开始，需要在短时期内适应新的内外环境的变化，肺主呼吸、脾主运化、心主神明、肝主疏泄、肾主生长等生理功能也开始发挥作用。由于生理调节和适应能力不成熟，受内、外环境的影响较大，此期小儿的发病率高，常有产伤、感染、窒息、出血、溶血及先天畸形等疾病发生。故这一时期的保健护理工作特别重要，只有高度重视新生儿的保健，才能降低其发病率和死亡率。新生儿期保健重点强调合理喂养、保暖及预防感染等。

目前国内将胎龄满 28 周至出生后 7 天，定为围生期。围生期包括了胎儿晚期、分娩过程和新生儿早期，是小儿经历巨大变化、生命遭受重大危险的时期。这一时期小儿死亡率最高，因而应特别强调围生期的保健。围生期保健包括胎儿及新生儿的生长发育观察和疾病防治、孕妇的生理卫生和适当处理、分娩时胎儿监测技术、高危新生儿的集中监护治疗、某些先天性疾病的筛查和治疗等。围生期的小儿死亡率是衡量一个国家或地区的产科和新生儿科质量的一项重要指标。

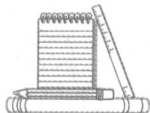

（三）婴儿期

从出生后 28 天至 1 周岁为婴儿期。

此期是小儿生长发育最为迅速的时期。1 周岁与出生时相比，小儿的体重增长到出生时的 3 倍，身长增长到出生时的 1.5 倍，头围增大 1/3 左右，脏腑功能也在不断发育完善。此期小儿需要摄入的热量和营养素（尤其是蛋白质）特别高，但由于其脾胃运化能力弱，容易发生消化功能紊乱和营养不良。半岁以后，因来自母体的被动免疫力逐渐消失，而自身免疫功能尚未成熟，小儿容易发生肺系疾病、脾系疾病及各种传染病。故提倡母乳喂养、科学育儿，同时做好计划免疫。

（四）幼儿期

1 ～ 3 周岁称为幼儿期。

此期小儿生长速度稍减慢，学会了走路，活动范围增大，接触周围事物的机会增多，智能发育较前突出，语言、思维、感知、运动能力增强。但由于其对危险事物的识别能力、自我保护能力差，应特别注意防止意外创伤和中毒。由于活动范围增大，传染病发病概率增高。断乳和添加其他食物须在幼儿早期完成，因此，要注意保证营养，防止营养不良和消化功能紊乱。

（五）学龄前期

3 ～ 7 周岁为学龄前期，也称幼童期。

学龄前期的小儿体格发育稳步增长，智能发育趋于完善，好奇多问，求知欲旺盛。小儿在这一时期已确立了不少抽象的概念，如数字、时间等，开始认字并用较复杂的语言表达自己的思维和感情。此期是小儿性格形成的关键时期，小儿具有较大的可塑性，因此要注意培养其形成良好的道德品质和生活习惯，开展早期教育，为入学做好准备。此期儿童容易发生溺水、烫伤、坠床、错服药物以致中毒等，应注意防护。学龄前期发病率较前下降，但也要注意加强该年龄期好发疾病的防治，如肾炎、风湿热、呼吸道感染、哮喘等。

（六）学龄期

7 周岁后至青春期来临（一般为女 12 岁，男 13 岁）称学龄期。

此期小儿体格发育仍稳步增长，乳牙脱落，换上恒牙。除生殖系统外，其他系统器官的发育到本期末已接近成人水平。脑的形态发育已基本完成，智能发育进一步成熟，控制、理解、分析和综合能力增强，故此期是接受科学文化教育的重要时期。发病率较前有所降低，但要注意预防近视和龋齿，端正坐、立、行的姿势，安排有规律的生活和学习，保证充足的营养和睡眠。

（七）青春期

受各方面影响，个体青春期的年龄段有一定的差异，一般女孩自 11 ～ 12 岁到 17 ～ 18 岁，男孩自 13 ～ 14 岁到 18 ～ 20 岁。

从第二性征出现到生殖功能基本发育成熟、身高基本停止增长的时期称为青春期。青春期是从儿童向成人过渡的时期，其显著特点是肾气盛，天癸至，生殖系统发育趋于成熟，女孩乳房发育、月经来潮，男孩精气溢泻，出现遗精，第二性征逐渐明显。体格生长也出现第二次高峰，体重、身高增长显著，心理变化也较大。近几年来，小儿进入青春期的平均年龄有提早的趋势。儿科医生应继续做好该期好发疾病的防治工作，保障小儿青春期的身心健康。

二、生理常数

小儿从成胎、初生到青春期，一直处于不断生长发育的过程中。生长发育是小儿不同于成人的重要特点。一般以"生长"表示形体的增长，"发育"表示各种功能的进步，生长主要反映量的变化，发育主要反映质的变化。生理常数是对健康小儿生长发育规律的总结，是用来衡量

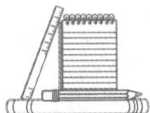

小儿健康状况的标准。掌握小儿生长发育规律，对于指导儿童保健、做好儿科疾病防治具有重要意义。

1. 体重 体重是小儿机体量的总和。测量体重，应在清晨空腹、排空大小便、仅穿单衣的状况下进行。

新生儿体重约为 3kg。出生后前半年平均每月增长约 0.7kg，后半年平均每月增长约 0.5kg。1 周岁以后，平均每年增加约 2kg。临床可用以下公式推算小儿体重：

1～6 个月：体重（kg）= 出生体重（kg）+0.7（kg）× 月龄

7～12 个月：体重（kg）=6（kg）+0.5（kg）×（月龄 –6）

1 岁以上：体重（kg）=7 或 8（kg）+2（kg）× 年龄

体重测定可以反映小儿体格发育和衡量小儿营养状况，并作为临床用药量的主要依据。体重增长过快常见于肥胖症、巨人症，体重低于正常均值的 85% 以下者为营养不良。

2. 身高（长） 身长是指从头顶至足底的垂直长度。一般 3 岁以下小儿立位测量不容易准确，应仰卧位测量，称身长；3 岁以上小儿用立位测量，称身高。正常新生儿出生时身长约为50cm。出生后第 1 年身长增长最快，约增长 25cm。一般前 6 个月每月增长约 2.5cm，后 6 个月每月增长约 1.5cm。出生后第 2 年全年增长约 10cm；2 岁时身长约 85 cm。2 周岁后至青春期前，每年增长约 7cm。身高在进入青春期早期后出现第 2 次增长高峰，速度约为儿童期的 2 倍，持续 2～3 年。临床可用以下公式推算 2 岁后至 12 岁儿童的身高：

身高（cm）=70+7× 年龄

身高增长与种族、遗传、体质、营养、运动、疾病等因素密切相关，但身高的显著差异有时是疾病的表现，如身高低于正常均值的 70%，应考虑侏儒症、克汀病、营养不良等。

3. 囟门 囟门有前囟、后囟之分。前囟是额骨和顶骨之间的菱形间隙，其大小测量方法为测对边中点连线距离，出生时 1～2cm，以后随颅骨发育而增大，6 个月后逐渐骨化而变小，在1～1.5 岁时闭合。后囟是顶骨和枕骨之间的三角形间隙，一般在出生后 6～8 周闭合，约 25%儿童在出生时已闭合。

囟门反映小儿颅骨间隙闭合情况，对某些疾病的诊断有一定意义。囟门早闭并头围明显小于正常者，为小头畸形；囟门迟闭及头围大于正常者，为脑积水、佝偻病等。囟门凹陷多见于阴伤液竭之失水；囟门凸出多见于热炽气营之脑炎、脑膜炎等。

4. 头围 自双眉弓上缘处，经过枕骨结节，绕头一周的长度为头围。

新生儿头围平均 34cm，在出生后第 1 年的前 3 个月和后 9 个月头围都约增长 6cm，故 1 岁时头围为 46cm；出生后第 2 年头围增长速度减慢，2 岁时头围 48cm，5 岁时为 50cm，15 岁时接近成人水平，为 54～58cm。头围测量在 2 岁前最有价值，头围过大常见于脑积水和佝偻病后遗症，头围过小提示脑发育不良。

5. 胸围 胸围的大小与肺和胸廓的发育有关。测量胸围时，3 岁以下小儿可取立位或卧位，3 岁以上取立位。被测者处于安静状态，两手自然下垂或平放（卧位时），两眼平视，测量者立于被测者右前侧，用软尺由乳头向背后绕肩胛角下缘一周，取呼气和吸气时的平均值。

新生儿胸围约 32cm；1 岁时约 44cm，接近头围；2 岁后胸围渐大于头围。一般营养不良小儿由于胸部肌肉、脂肪发育差，胸围超过头围的时间较晚；反之，营养状况良好的小儿，胸围超过头围的时间提前。

6. 牙齿 新生儿一般无牙。通常出生后 4～10 个月乳牙开始萌生。出牙顺序是先下颌后上颌，自前向后依次萌出，唯尖牙例外。乳牙 20 颗于 2～2.5 岁出齐。12 个月尚未出乳牙者可视

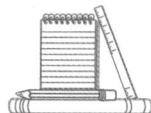

为异常。出牙时间推迟或出牙顺序混乱，常见于佝偻病、呆小病、营养不良等。

一般小儿从 6～7 岁开始，乳牙按萌出顺序先后逐个脱落，代之以恒牙，最后一颗恒牙（第三磨牙）一般在 20～30 岁时出齐，也有终生不出者。

2 岁以内乳牙颗数可用以下公式推算：

乳牙数 = 月龄 –4（或 6）

7. 呼吸、脉搏 呼吸、脉搏的检测应在小儿安静时进行。对小儿呼吸频率的检测可观察其腹部的起伏状况，也可用少量棉花纤维放置于小儿的鼻孔边缘，观察棉花纤维的摆动次数。对小儿脉搏的检测可通过寸脉诊查完成。由于小儿新陈代谢旺盛，年龄越小，呼吸、脉搏越快。各年龄组小儿呼吸、脉搏次数正常值见表 1–2。

表 1–2　各年龄组小儿呼吸、脉搏次数（次 / 分）

年龄	呼吸	脉搏	呼吸：脉搏
新生儿	45～40	140～120	1：3
≤1 岁	40～30	130～110	1：（3～4）
1～3 岁	30～25	120～100	1：（3～4）
3～7 岁	25～20	100～80	1：4
7～14 岁	20～18	90～70	1：4

8. 血压 测量血压时应根据不同年龄选择不同宽度的袖带，袖带宽度应为上臂长度的 1/2～2/3，袖带过宽测得的血压值较实际血压值低，过窄测得的血压值较实际高。新生儿和小婴儿可用普勒血压测量仪测定收缩压，或用简易的潮红法测量。小儿年龄越小，血压越低。

不同年龄小儿血压正常值可用以下公式推算：

收缩压（mmHg）=80+2× 年龄（岁）

舒张压 = 收缩压 ×2/3（注：1kPa=1 mmHg ÷ 7.5）

9. 智能发育 智能发育是指神经心理发育，包括感知、运动、语言、性格等方面。和体格发育一样，它是反映小儿发育正常与否的重要指标。神经心理发育在婴幼儿时期大量地反映于日常的行为之中，故有时也称为行为发育。它除与先天遗传因素有关外，还与后天所处的环境及受到的教育密切相关。了解小儿智能发育规律，可以适时开发智力，及早发现异常，有利于做好儿童保健和治疗。

（1）感知发育　①视觉：新生儿只能短暂地注视和反射地跟随近距离内（15～20cm）缓慢移动的物体；1 个月可凝视光源，开始有头眼协调；3 个月头眼协调好；4～5 个月认识母亲面容，初步分辨颜色，喜欢红色；6 个月时能转动身体协调视觉；9 个月时出现深度感觉，能看到小物体；2 岁时能区别垂直线与横线，目光跟踪落地的物体；5 岁时可区别各种颜色；6 岁时视深度已充分发育，视力达 1.0。②听觉：婴儿出生时耳鼓膜有羊水潴留，听力较差；3～7 天后羊水逐渐吸收，听觉已相当敏锐；3～4 个月时头可转向声源，听到悦耳的声音时会微笑；7～9 个月时能确定声源，开始区别语言的意义；1 岁时能听懂自己的名字；2 岁时能听懂简单的吩咐；4 岁时听觉已发育完善。

（2）运动发育　小儿运动发育有赖于视感知的参与，与神经、肌肉的发育联系密切。发育顺序是由上到下，由粗到细，由不协调到协调，可分为大运动和细运动两大类。①大运动：新生儿仅有反射性活动（如吮吸、吞咽等）和不自主的活动；1 个月时睡醒后常做伸欠动作；2 个月能勉强抬头；3个月抬头较稳；4个月可用手撑起上半身；6个月能独坐；8个月会爬；1岁能走；2岁会跳；3岁能快跑。②细动作：新生儿双手握拳；3～4个月能玩弄手中物体，并企图抓东西；5～7个月出现换手、捏与敲等探索性动作；9～10个月可用拇指、食指拾细小物品；12～15个月能用匙，乱涂画；2岁时会粗略翻书页，可使用筷子；3岁时会穿简单衣服；4岁时可绘画及书写。

（3）**语言发育**　语言是表达思想、意识的一种方式。小儿语言发育除与脑发育关系密切外，还需要有正常的发音器官，并与后天教养有关。小儿语言发育的进程：1个月能哭；2个月会笑，始发喉音；3个月能咿呀发音；4个月能发出笑声；7个月能发出"妈妈""爸爸"等复音，但无叫喊亲人之意；10个月"妈妈""爸爸"成为呼唤亲人之意，能开始用单词；1岁时能说出简单的生活用语；2岁后能简单地交谈；5岁后能用完整的语言表达自己的意思。

（4）**性格发育**　性格是指人在对事、对人的态度和行为方式上所表现出来的心理特点。从人的个体性格发展过程来看，小儿性格的形成、变化是在社会生活和教育条件的影响下，经过不断量变和质变而发展起来的。

小儿的性格在新生儿期就有相应的反映，比如在出生后2个月，就能对照顾他的人发出特有的"天真快乐的反应"。这种最初的性格表现是多变和不稳定的，个体特征也是不鲜明的，随着小儿不断的成长发育，小儿个性特征逐渐鲜明，因为生活环境的不同、个体特征的不同，而表现出对人、对事的兴趣、能力、适应程度方面的差异性。

项目三　小儿的喂养与保健

一、新生儿的护养

小儿初生，乍离母腹，如嫩草之芽，脏腑柔弱，气血未充，全赖悉心调护，若稍有疏忽，易致患病，甚至夭折。新生儿发病率和死亡率均为一生最高峰。因此，新生儿期的保健值得高度重视。

（一）拭口洁眼

小儿出腹，必须立即做好体表皮肤黏膜的清洁护理。应用消毒纱布探入口内，拭去小儿口中秽浊污物，包括羊水、污血及胎粪等，以免小儿啼声一发咽入腹内。同时，要轻轻拭去眼睛、耳朵中的污物。新生儿皮肤上的胎脂有一定的保护作用，不要马上拭去。但皮肤皱褶处及二阴前后应当用纱布蘸消毒植物油轻轻擦拭，去除多余的污垢。

（二）断脐护脐

胎儿在腹，脐带是母体与胎儿气血相通的纽带。婴儿降生，啼声一发，口鼻气通，百脉流畅，小儿开始独立生存。婴儿出生后随即需要断脐。我国古代已认识到，新生儿断脐护脐不可不慎，若处理不洁会因感受邪风而患脐风。新生儿娩出1～2分钟就要结扎脐带后剪断，处理时必须无菌操作，脐带残端要用干法无菌处理，然后用无菌敷料覆盖。若在特殊情况下未能保证无菌处理，则应在24小时内重新消毒，处理脐带残端，以防止感染致脐风。

断脐后还需护脐。脐部要保持清洁、干燥，让脐带断端在数天后自然脱落。在此期间，要

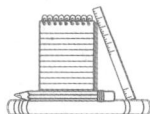

注意勿让脐部为污水、尿液及其他脏物所侵，洗澡时勿浸湿脐部，避免脐部污染，预防脐风、脐湿、脐疮等疾病。

（三）祛除胎毒

胎毒，指胎中禀受之毒，主要指热毒。胎毒重者，出生时常表现为面目红赤、多啼声响、大便秘结等，易于发生丹毒、痈疖、湿疹、胎黄、胎热、口疮等病证。

自古以来，我国有给新生儿祛除胎毒的传统方法，给小儿服用少量具有清热解毒作用的药液，可以减少发病。常用的方法如下：

1. 银花甘草法 金银花6g，甘草2g。煎汤。可用此药液拭口，并以少量给小儿吸吮。

2. 黄连法 黄连1～3g，用水浸泡令汁出，滴汁入小儿口中。黄连性寒，胎禀气弱者勿用。

3. 大黄法 生大黄3g，沸水适量浸泡或略煮，取汁滴小儿口中。胎粪通下后停服，脾虚气弱者勿用。

4. 豆豉法 淡豆豉10g，浓煎取汁，频频饮服。

（四）洗浴衣着

小儿出生之后，一般当时用消毒纱布拭去其体表的血迹，次日给小儿洗澡。洗澡水要用开水，待降温至比小儿正常体温略高时使用，也可在浴汤中加入少量猪胆汁以助解毒。洗浴时将小儿托于左前臂，右手持纱布，蘸水后轻轻擦拭小儿体表。不要将小儿没入水中，以免浸湿脐部。洗毕后可在体表涂以少量消毒花生油或鱼肝油。第3天再给小儿洗浴，称为"三朝浴儿"。浴毕将小儿全身拭干，皮肤皱褶潮湿处扑以松花粉或滑石粉。洗浴时注意动作轻柔，防止感受风寒。

小儿刚出生，必须注意适寒温，要防止着凉或受暑。寒冷季节需做好保暖工作，室内可采用暖气，或热水袋，或辐射式保暖床，或暖箱等方法。新生儿衣着要适宜，衣服应柔软、宽松，容易穿换，不用纽扣、松紧带。临产前应将给婴儿准备的衣服取出吹晒，收藏衣服的箱子里不可放樟脑丸。我国传统上给新生儿夏季只围一件布肚兜，既凉爽又护腹。天冷时将婴儿包入襁褓，包扎松紧要适宜，过松易被蹬开，过紧则妨碍活动。尿布也要柔软而且吸水性强，尿布外不可加用塑料或橡皮布包裹。

（五）生后开乳

在分娩之后，母亲应将小儿置于身边，给予爱抚。一般生后半小时左右即可给小儿吸吮乳房，鼓励母亲按需哺乳。一般足月新生儿吸吮能力较强，吞咽功能基本完善。早期开乳有利于促进母乳分泌，对哺乳成功可起重要作用。开始2～3天乳汁分泌不多，但也可满足婴儿的需要，若婴儿有明显的饥饿表现或体重减轻过多，可在哺乳后补授适量糖水或牛奶，但切不可以糖水或牛奶替代母乳。为了保证母乳喂养成功，必须坚持哺乳，代乳法不利于泌乳的建立。

二、婴儿的喂养

小儿在婴儿期生长发育特别快，脾常不足，合理喂养显得特别重要。婴儿期保健要做好喂养、护养和预防接种等工作。

（一）喂养方法

婴儿喂养方法分为母乳喂养、混合喂养和人工喂养3种。

1. 母乳喂养 生后6个月之内以母乳为主要食品者，称为母乳喂养。母乳喂养最适合婴儿需要。其营养丰富，蛋白质、脂肪、糖之比例为1：3：6，易于消化、吸收和利用，并含有丰富的抗体和免疫活性物质，有抗感染和抗过敏的作用；母乳温度适宜、经济、卫生；母乳喂养能增进母子感情，并可刺激子宫收缩，促其早日恢复。应大力提倡母乳喂养，宣传母乳喂养的

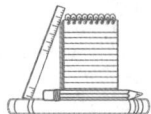

优点。

　　母乳喂养方法应由乳母细心观察婴儿的个体需要，以按需喂养为原则。主张正常足月新生儿出生半小时内就可开乳，前 2 个月可按需喂哺，此后可逐渐定时喂养，每次哺乳不宜超过 20 分钟。根据各个婴儿的不同情况，适当延长或缩短每次哺乳时间，以吃饱为度。每次哺乳前要用温开水拭净乳头，乳母取坐位，将小儿抱于怀中，让婴儿吸空一侧乳房后再吸另一侧。哺乳后将小儿轻轻抱直，头靠母肩，轻拍其背，使吸乳时吞入胃中的空气排出，以减少溢乳。

　　断奶时间视母婴情况而定。一般可在小儿 10 ～ 12 个月时断奶，若母乳量多者也可延至 1.5 ～ 2 岁断奶。断奶应逐渐减少以至停止哺乳，不可骤断。若正值夏季或小儿患病之时，应推迟断奶。

　　2. 混合喂养　因母乳不足而需添喂牛、羊乳或其他代乳品，称为混合喂养。混合喂养的方法有补授法和代授法两种。

　　（1）补授法　每日母乳喂养的次数照常，每次喂完人乳后加喂一定量代乳品，直到婴儿吃饱。这种喂养方法可因经常吸吮刺激而维持母乳的分泌，因而较代授法为优。

　　（2）代授法　1 日内有数次完全牛、羊乳代替母乳喂养。使用代授法时，每日母乳哺喂次数最好不少于 3 次，维持夜间喂乳，否则母乳会很快减少。

　　3. 人工喂养　母亲因各种原因不能喂哺婴儿时，可选用牛、羊乳或其他兽乳，或别的代乳品喂养婴儿，称为人工喂养。

　　（1）乳制品　根据当地习惯和条件选用动物乳，其中牛奶最为常用，配方奶粉应用也越来越广。

　　牛奶所含营养成分与人奶有差别。所含蛋白质较多，但以酪蛋白为主，在胃内形成凝块较大，不易消化。牛奶含乳糖较少，故喂食时最好加 5% ～ 8% 的糖。婴儿每日约需加糖牛奶 110mL/kg，需水每日 150mL/kg。

　　配方奶粉是目前常用的人工喂养乳制品，是以牛奶为基础改造制成的。配方奶粉降低了酪蛋白、无机盐含量，添加了乳清蛋白、不饱和脂肪酸、乳糖，强化了核苷酸、维生素 A 和维生素 D、β 胡萝卜素、铁和锌等。使用时应按年龄选择不同的配方段。调配时奶粉与水的重量比为 1 : 7，即用盛 4.4g 奶粉的专用小勺取 1 勺奶粉加 30mL 温开水。婴儿配方奶粉用量为 20g/kg/d。

　　（2）代乳品　在不易获得乳制品的地区或对牛奶过敏的婴儿，还可选用大豆类代乳品进行喂养。大豆类代乳品营养价值较谷类代乳品好，但脂肪和糖含量较低，故制备时应补足所缺成分，可用作 3 ～ 4 个月以上婴儿的代乳品。3 个月以下婴儿因不易消化，最好不用豆类代乳品。

　　豆浆：用 500g 大豆制成豆浆约 3000mL。每 1000g 豆浆加食盐 1g，乳酸钙 2g，淀粉 20g，糖 60g。煮沸 20 分钟，待温喂哺。开始喂哺时可加 1 倍水稀释，如无消化不良可逐渐减少水分。

　　米、面制品如乳儿糕、糕干粉等，大多含碳水化合物高而蛋白质、脂肪过少，所含必需氨基酸也不完善，一般只宜作为辅助食品。使用时要加入一定量豆粉、蛋粉、鱼蛋白粉或奶粉及植物油，以增加其营养价值。

　　4. 添加辅食　无论母乳喂养、混合喂养或人工喂养的婴儿，都应按时于一定月龄添加辅助食品。添加辅助食品的原则：由少到多，由稀到稠，由细到粗，不能同时添加几种，需适应一种食物后再添加另一种；应在婴儿健康、消化功能正常时添加。添加辅食的顺序可参照表 1-3。

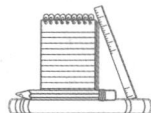

表 1-3   小儿添加辅食顺序表

月龄	添加的辅食
1～3	鲜果汁、青菜水、鱼肝油制剂
3～6	米糊、乳儿糕、烂粥、蛋黄、鱼泥、豆腐、动物血、菜泥、水果泥
6～9	烂面、烤馒头片、饼干、碎菜、鱼、蛋、肝泥、肉末
9～12	稠粥、软饭、挂面、馒头、面包、碎菜、碎肉、油、豆制品等

（二）护养方法

小儿在婴儿期生长发育迅速，护养方面除要合理喂养之外，还必须根据这一时期小儿的生理特点安排起居作息。阳光及新鲜空气是婴儿成长不可缺乏的，要经常带小儿到户外活动，才能增强小儿体质，增强其对疾病的抵抗力。婴儿衣着不可过暖，入秋后要缓缓加衣，以锻炼耐寒能力。衣着要宽松，不可紧束而妨碍气血流通，影响发育。古人有头要凉、背要暖、腹要暖、足要暖等说法，可资参照。婴儿要有足够的睡眠，同时要掌握婴儿睡眠时间逐渐缩短的生理特点，在哺乳、玩耍等的安排上，注意有利于使之逐步形成夜间以睡眠为主、白天以活动为主的作息习惯。婴儿期是感知觉发育的重要时期，视觉、听觉及分辨能力迅速提高，要结合生活的实践，教育、训练小儿由近及远地认识生活环境，促进感知觉发展，培养他们的观察力。

婴儿期也要注意精神调摄，《小儿病源方论·养子十法》说："勿令忽见非常之物。小儿忽见非常之物，或见未识之人，或鸡鸣犬吠，或见牛马等兽，或嬉戏惊触，或闻大声，因而作搐者，缘心气乘虚而精神中散故也。"

（三）预防接种

小儿在婴儿时期脏腑娇嫩，卫外不固，易于发生脾胃疾病、肺系疾病和传染病。定期进行体格检查，可早期发现生长发育异常、营养性缺铁性贫血、维生素 D 缺乏性佝偻病等疾病。要调节乳食，使婴儿的脾胃功能逐步增强，还要注意饮食卫生，降低脾胃病的发病率。

婴儿时期对各种传染病都有较高的易感性，必须切实按照我国卫生部（现国家卫生健康委员会）制订的全国计划免疫工作条例规定的免疫程序，为 1 岁以内的婴儿完成预防接种的基础免疫。

三、幼儿的保健

随着小儿的成长，其活动能力增强，活动范围扩大，虽体格生长、智力发育，但仍易于发病，需要做好保健工作。

（一）饮食调养

小儿在幼儿期从以乳食为主转变为以普通饮食为主。小儿在此期乳牙逐渐出齐，但咀嚼功能仍差，脾胃功能薄弱，食物宜细、软、烂、碎。要培养小儿良好的饮食习惯，定时定量，少吃零食，不挑不偏，保证充足的营养供给，以满足生长发育需要，同时要防止食伤致病。其饮食调养需家长掌握。

（二）起居着衣

这个时期小儿开始学走路，逐渐喜欢跑、跳、爬高。同时，手的精细动作也发展起来，小儿逐步学会用玩具做游戏。在此期间，家长要防止摔跤、跌伤等意外。结合年龄特点，培养其良好生活习惯，保证睡眠时间，养成排便习惯等。通过对话、讲故事、唱歌等，促进其语言发育。关于着衣保暖，则遵《小儿病源论方·养子十法》的"一要背暖……二要肚暖……三要足

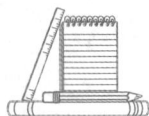

暖……四要头凉"原则。

（三）心理调节

此时期小儿行为黏人，难以管教。这种情形称为依附现象。家长应随时注意孩子的身心需求，如饥饿、害怕、孤单等，并给予适当满足，对于其依附需求及行为予以耐心回馈，帮助孩子发展出独立自主的行为模式。

（四）疾病预防

幼儿生活范围扩大，患病机会增加，要训练其养成良好的卫生习惯。日常生活中家长要耐心教育，纠正其不良习惯，如吮手、用脏手抓食品、坐在地上玩耍等。教给孩子饭前便后要洗手，腐败污染的食品不能吃，衣被经常换洗。幼儿的肺系疾病、脾系疾病发病率高，要防外感、慎起居、调饮食、讲卫生，才能减少发病。还要继续按计划免疫程序做好预防接种，以预防传染病。幼儿好奇心强且好动，但识别危险的能力差，应注意防止异物吸入、烫伤、触电、外伤、中毒等意外事故的发生，如《育婴家秘·鞠养以慎其疾四》所说："小儿玩弄嬉戏……勿使之弄刀剑，衔铜铁，近水火。"

项目四　小儿生理病理特点

小儿自出生到成人，始终处于不断的生长发育过程中。无论是在形体、生理方面，还是在病因、病理方面，小儿都与成人有着显著不同的特点。掌握这些特点，对于指导儿童保健和疾病防治有着重要的意义。

一、生理特点

（一）脏腑娇嫩，形气未充

脏腑，即五脏六腑；娇嫩，即娇气、嫩弱之意；形，指形体结构，即四肢百骸、筋肉骨骼、精血津液等；气，即脏腑的生理功能活动，如肺气、脾气、肾气等；充，即充实、完善之意。所谓脏腑娇嫩，形气未充，是指小儿时期机体各系统和器官的发育未成熟，各种生理功能未健全。

从脏腑娇嫩的具体内容看，五脏六腑的形和气皆属不足，但其中又以肺、脾、肾三脏不足表现尤为突出，故曰小儿"肺常不足""脾常不足"及"肾常虚"。

肺位在上，为娇脏，主一身之气，司呼吸，主宣发肃降，开窍于鼻，外合皮毛。小儿肺脏尤娇，肺常不足，表现为呼吸不匀，息数较促，容易感冒、咳喘；小儿腠理疏松，肌肤薄嫩，卫外不固，外邪从口鼻皮毛而入，首先犯肺。其他脏腑病变亦可累及肺，继之发病。

脾胃为后天之本，脾主运化水谷精微，升清降浊，为气血生化之源。小儿处于生长发育时期，年龄越小，生长发育速度越快，因而对营养物质的需求相对于成人较多，故脾胃功能相对不足。小儿脾常不足表现为脾运化能力弱，饮食要注意有常、有节，否则易出现腹痛、积滞、吐泻。

肾为先天之本，肾藏精，主水，主纳气。小儿肾常虚表现为肾气未盛，肾精未充，骨骼未坚，齿未长或长而未紧；青春期前的女孩无"月事以时下"，男孩无"精气溢泻"；婴幼儿二便不能自控或自控能力弱等。小儿心、肝两脏亦未充盛，功能未健。心主血脉、主神明，小儿心气未充，心神怯弱，所以易受惊吓，其思维及行为的约束能力较差；肝主疏泄、主风，小儿肝

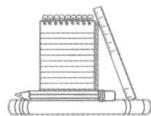

气未实，表现为好动，易发惊惕、抽搐等症。

（二）生机蓬勃，发育迅速

生机蓬勃，发育迅速是指小儿的机体无论是在形态结构方面，还是在生理功能方面都在不断地、迅速地发育成长。小儿的年龄越小，这种蓬勃的生机就越明显。

我国现存最早的儿科专著《颅囟经·脉法》说："凡孩子三岁以下，呼为纯阳，元气未散。"这里"纯"指小儿先天所禀之元阴元阳未曾耗散，"阳"指小儿的生命活力，如旭日之初生，草木之方萌，蒸蒸日上，欣欣向荣的生理现象。纯阳学说概括了小儿在生长发育、阳充阴长过程中，生机蓬勃、发育迅速的生理特点。

二、病理特点

（一）发病容易，传变迅速

小儿由于脏腑娇嫩，形气未充，为"稚阴稚阳"之体，对疾病的抵抗能力较差，加之寒暖不能自调，乳食不能自节，一旦调护失宜，外则易为六淫所侵，内则易为饮食所伤，故病理上表现为易于发病，易于传变，年龄越小则越突出。

小儿易于发病，突出表现在肺、脾、肾系疾病及传染病方面。

肺为娇脏，六淫外邪不论是从口鼻而入，还是从皮毛而受，均易先犯于肺，引发感冒、咳嗽、肺炎、哮喘等疾病，故肺系疾病在儿科发病率最高。

小儿"脾常不足"。小儿脾胃的功能状态常与小儿快速生长发育的需求不相适应，因此，由于乳食失节、食物不洁、脾运失健等因素导致的呕吐、泄泻、腹痛、积滞、厌食等脾系疾病较为常见，其发病率在儿科仅次于肺系疾病而居第二位。

小儿"肾常虚"，临床多能见到肾精失充、骨骼改变的疾病，如小儿五迟、五软、解颅、遗尿、水肿等。

小儿疾病发生之后，传变迅速的病理特点主要表现在寒热、虚实等病性的迅速转化。

（二）脏气清灵，易趋康复

虽然小儿发病容易，传变迅速，但小儿在患病之后，病情的好转也常比成人快，治愈率也比成人高。这是因为小儿脏腑清灵，活力充沛，对各种治疗反应灵敏，并且宿疾较少，病情相对单纯。只要诊断正确、辨证准确、治疗及时、处理得当、用药适宜，疾病就容易很快康复。

项目五　小儿推拿治疗概要

一、小儿推拿治疗特点

由于小儿特有的生理、病理特点，临床推拿治疗时，它的操作手法、取穴、次数和时间等与成人推拿有所不同。

一般来说，小儿推拿的对象以5岁以下的小儿为好，婴幼儿尤为适宜。小儿推拿操作应按一定顺序进行。一种是部位顺序：一般先头面，次上肢，再胸腹、腰背，最后是下肢；一种是穴位顺序：一般先推主穴，后推配穴；一种是手法顺序：先轻手法，如揉、运等，后重手法，

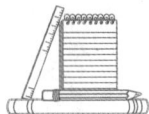

如掐、拿等，以免刺激使小儿哭闹。有些小儿推拿流派推拿时有特定的顺序，如孙重三小儿推拿流派习惯以分手阴阳操作开始，以按肩井法结束。推拿时不要拘泥于顺序，应根据具体情况灵活掌握。

小儿推拿时间应根据小儿年龄的大小、病情的轻重、体质的强弱而定，一般婴幼儿治疗 1 次 10～15 分钟。若年龄大，时间可适当延长，一般不超过 20 分钟。通常每日或隔日治疗 1 次，某些急性病如高热，可每日推拿 2 次。

小儿推拿用穴除用十四经穴及经外奇穴外，还有小儿推拿专用的特定穴位。这些穴位大多分布在四肢的肘膝关节以下，以两手居多。

由于小儿发病方面的特点，以外感、饮食内伤、热性病居多，故治疗上多采用解表、消导、清热等方法。另外，小儿患病传变迅速，易生他变，临诊时须谨慎果断，不可贻误病情。对于危重患儿，不宜单独采用小儿推拿，应综合治疗。

二、小儿推拿处方

小儿推拿处方的拟定，与中药处方一样，按照理、法、方、穴的思路来辨证施治。

小儿推拿处方用名用推拿法表示，就是将手法名称和穴位名称相结合，表达的是一种推拿操作。如取板门穴用揉法，称揉板门；肚角穴用拿法，称拿肚角。推拿法还包括手法的补泻，如补脾经指用补法推脾经，而清脾经指用泻法推脾经。推拿法也能体现手法在穴位上的操作方向，如推上七节骨、板门推向横纹。

在推拿处方上，要注明每个穴位的操作次数和时间，如运八卦 300 次、摩腹 5 分钟、捏脊 3 遍、掐四横纹 3 次等。

在小儿推拿处方中也有主穴和配穴。主穴是针对病因或主证而起主要治疗作用的穴位，一般有 1～3 个。配穴有 3 个方面的作用，一是加强主穴的治疗作用，二是对主穴有制约作用，三是协助主穴治疗一些兼证。

三、小儿推拿禁忌证

小儿推拿疗法经济简便，治疗范围广泛，疗效显著。但它也有禁忌证，必须严格掌握，以防意外事故的发生。

1. 各种急性传染病。
2. 各种恶性肿瘤的局部。
3. 各种血证、血液病或有出血倾向者。
4. 骨与关节结核和化脓性关节炎。
5. 各种皮肤病患处。
6. 皮肤损害处，如烧伤、烫伤、皮肤局部破损。
7. 骨折早期和截瘫初期。
8. 严重心、肝、肾等器质性疾病及极度虚弱的危重病患儿。
9. 诊断不明，不知其治疗原则的疾病。

四、小儿推拿的注意事项

1. 操作者手指甲要修剪圆润，长短适宜，以防伤及小儿。
2. 操作者两手保持清洁、温暖。天气冷时，可搓热后再操作，以免手凉刺激小儿，影响

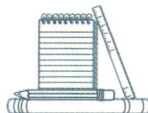

治疗。

3.室内保持适宜温度，空气要流通，环境安静。

4.推拿过程中要认真操作，要态度和蔼、细心、耐心，密切关注小儿。

5.操作时，手法要轻快柔和，平稳着实，应先用轻柔手法，争取小儿配合。

6.推拿穴位时，一般配用推拿介质，以防擦伤小儿皮肤。

7.推完一个小儿后，要及时清洗双手，避免交叉感染。

8.惊厥的小儿，经施术后，如未停止，当使其侧卧，并以压舌板置小儿口中，促使呼吸通畅，以免发生窒息，并结合其他急救措施。

五、小儿推拿介质

为了提高治疗效果，润滑保护皮肤，推拿时会在施术部位的皮肤上涂抹某些物质，这些物质就是介质，常用的推拿介质有粉剂、膏剂、油剂和酊剂。临床常用的推拿介质有以下几种：

1.滑石粉　临床上最常用的一种介质，有润滑皮肤、干燥除湿的作用。一年四季均可使用。临床上也经常用质量较好的爽身粉代替。

2.葱姜水　将生姜、葱白捣烂取汁，或者将葱姜切片用95%乙醇浸泡，按1∶3的比例，取汁用。葱姜水辛温发散，有助于驱散外邪，多用于冬春季节的风寒表证。

3.薄荷水　取鲜薄荷捣烂取汁，或干薄荷叶浸泡于适量的开水中去渣取汁用，有辛凉解表、清退暑热的作用，多用于夏季，外感风热等所致的发热、咳嗽等证。

4.凉水　即凉开水，能够清凉退热，一般用于小儿外感发热。

5.冬青膏　由冬青油（水杨酸甲酯）、薄荷脑、凡士林和少许麝香配制而成，有温经散寒的作用，多用于小儿虚寒性腹泻。

6.外用药酒　用中药浸泡于白酒中，数日后取其浸出液使用。

复习思考

一、选择题

1.我国现存最早的小儿推拿专著是（　　　）

　　A.《小儿推拿秘诀》　　　　　　B.《保赤推拿法》　　　　　　C.《厘正按摩要术》

　　D.《小儿按摩经》　　　　　　　E.《黄帝岐伯按摩十卷》

2.小儿推拿疗法的盛行时期是（　　　）

　　A.秦汉　　　　　　　　　　　　B.隋唐　　　　　　　　　　　C.宋金元

　　D.明清　　　　　　　　　　　　E.中华人民共和国成立前

3.推拿的名称始见于小儿推拿著作中，按摩改称为推拿的年代是（　　　）

　　A.唐代　　　　　　　　　　　　B.宋代　　　　　　　　　　　C.明代

　　D.清代　　　　　　　　　　　　E.中华人民共和国成立前

4.正常小儿前囟闭合的时间是（　　　）

　　A.6～8个月　　　　　　　　　　B.8～10个月　　　　　　　　C.10～12个月

　　D.12～18个月　　　　　　　　　E.18～24个月

二、判断题

1.幼儿期是指1周岁内。（　　　）

2.小儿开始更换恒牙的年龄为7岁左右。（　　　）

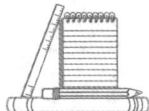

3. 2～3 岁小儿每日所需的睡眠时间为 10 小时。(　　　)

三、简答题

1. 小儿头围生长指标是什么？若头围过大、头围过小，提示什么？

2. 小儿的生理特点有哪些？

3. 小儿的病理特点有哪些？

扫一扫，查阅
复习思考题答案

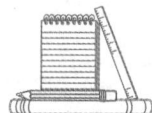

模块二　诊法概要

【学习目标】

知识要求

1. 掌握　小儿疾病诊断中望、闻、问、切的内容与方法，以及八纲辨证、脏腑病机与辨证特点。

2. 熟悉　卫气营血辨证特点、六淫病因辨证特点。

3. 了解　气血津液辨证特点。

能力要求

通过对本模块内容的学习和练习，能够结合小儿疾病诊断中望、闻、问、切的内容与方法，运用八纲辨证、脏腑辨证、卫气营血辨证、六淫病因辨证对小儿病情进行辨证分析。

素质要求

1. 具备勤奋好学、刻苦钻研的优秀品质。

2. 发扬新时代的家国情怀，具备较高的职业认同感和责任感，传承民族精神。

项目一　四诊概要

小儿疾病的诊断方法，与临床其他各科一样，也是采取望、闻、问、切四种不同的诊察手段。但由于乳婴儿在诊病时不会自己表达疾病的痛苦，又因啼哭吵闹影响气息脉象，较大儿童虽会说话，但也不能正确表述自己的病情，所以儿科自古就有"哑科"之称。历代儿科对小儿诊法，尤为重视望诊。正如《幼科铁镜·望形色审苗窍从外知内》所言："而小儿科，则惟以望为主，问继之，闻则次。"

一、望诊

望诊是医生运用视觉，通过对小儿全身或局部的观察，获得与疾病有关辨证资料的一种诊断方法。小儿通过望诊反映出的病情真实性比成人更强，且不易受到小儿主观因素的影响。历代儿科医家都把望诊列为儿科四诊之首。儿科望诊主要包括望神色、望形态、审苗窍、察指纹、辨斑疹、察二便 6 个方面的内容。

（一）望神色

神指小儿的精神状态。神，反映在目光、面色、表情、意识和形态上，故应从局部到整体仔细观察。有神者，二目有神，表情活泼，面色红润，呼吸调匀，反应敏捷，是气血调和、神气充沛的表现。无神者，精神委顿，目光呆滞，面色晦暗，呼吸不匀，反应迟钝，均为气血失

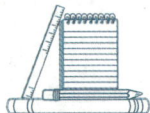

调、体弱有病的表现，属病情较重之象。

色指小儿的面部气色。小儿面部皮肤薄嫩，故气血盈亏，色泽变化易于显露。皮肤颜色分青、赤、黄、白、黑 5 种，简称五色。通过观察五色来诊断小儿疾病，又称五色诊。

1. 五色主病

（1）面呈青色　多为寒证、痛证、瘀证、惊风。面白带青，表情愁苦皱眉，多为里寒腹痛；面青晦暗，神昏抽搐，常见于惊风和癫痫发作之时；面青唇紫，呼吸急促，为肺气闭塞，气血瘀阻。面呈青色，病情一般较重，应注意观察。

（2）面呈赤色　多为热证。面红耳赤，咽喉疼痛，脉浮有力，为风热外感；午后颧红，潮热唇红，为阴虚内热，虚火上炎；两颧艳红如妆，面白肢厥，冷汗淋漓，为虚阳上越，是阳气欲脱的危重证候。

（3）面呈黄色　多为脾证或有湿浊。面色萎黄，形体消瘦，为脾胃功能失调，常见于疳证；面黄无华，脐周阵痛，夜间磨牙，多为肠寄生虫；面目色黄而鲜明，为湿热内蕴之阳黄；面目黄而晦暗，为寒湿阻滞之阴黄；出生后 2～3 天或 24 小时内出现的黄疸为胎黄，有生理性黄疸与病理性黄疸之分。

（4）面呈白色　多为寒证、虚证。面白浮肿为阳虚水泛，常见于阴水；面色苍白，四肢厥冷，多为滑泄吐利，阳气暴脱，可见于脱证；面白少华，唇色淡白，多为血虚。

（5）面呈黑色　多为寒证、痛证、瘀证、水饮证。面色青黑，手足逆冷，多为阴寒里证；面色黑暗而晦暗，兼有腹痛呕吐，可见于药物或食物中毒；面色青黑晦暗，为肾气衰竭，不论新病久病，皆属危重。

2. 五部配五脏　五部指左腮、右腮、额上、鼻部、颏部，根据小儿面部不同部位出现的各种色泽变化，结合所属脏腑来推断病变的部分与性质，就是五部配五脏的望诊方法。五部与五脏的关系及主病，最早见于《小儿药证直诀·面上证》："左腮为肝，右腮为肺，额上为心，鼻为脾，颏为肾。赤者，热也，随证治之。"可供临床参考。

（二）望形态

形指形体，态指动态。望形态是通过观察小儿的形体和姿势动态等变化，以推断疾病的性质。

1. 望形体　形体望诊包括望头囟、躯体、四肢、肌肤、毛发、指甲等。凡毛发润泽、皮肤柔韧、肌肉丰满、筋骨强健、神态灵活者，属胎禀充足，营养良好，是身体健康的表现。毛发萎黄、皮肤干枯、筋骨软弱、肌瘦形瘠、神态呆滞者，多为禀赋不足，或后天营养失调。头方发稀、囟门宽大、胸廓高耸、形如鸡胸，见于佝偻病；头大颌缩、前囟宽大、头缝开解、眼睑下垂，见于解颅。

2. 望动态　动态是指身体各部分的动静姿态变化。不同疾病有不同的姿势动态，通过动态观察，可以判断不同的疾病。如小儿喜伏卧者，多为内伤乳食；喜蜷卧者，多为内寒或腹痛；颈项强直、手指开合、四肢拘急、角弓反张者，多属惊风；翻滚不安、呼叫哭吵、两手捧腹者，多为腹痛所致；端坐喘促，痰鸣哮吼，多为哮喘；气促鼻扇，胸肋凹陷，常为肺炎喘嗽。

（三）审苗窍

苗窍是指舌、目、鼻、口、耳及前后二阴。苗窍与脏腑关系密切，舌为心之苗，肝开窍于目，肺开窍于鼻，脾开窍于口，肾开窍于耳及前后二阴。审察苗窍可以测知脏腑病情。

1. 察舌　小儿舌诊主要观察舌体、舌质和舌苔 3 个方面。

（1）舌体　正常小儿舌体柔软，活动自如。小儿舌体强硬，伸缩受限，多见于脑炎后遗症；

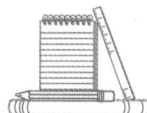

舌抖动伸缩，多见于脑发育不良；舌常外伸，久不回缩，多见于甲状腺功能低下引起的呆小病；舌反复伸出舔唇，旋即回缩，常见于先天愚型；舌体胖大，舌边有齿痕，为脾胃虚弱。

（2）舌质　正常小儿舌质为淡红色。小儿舌质淡白为气血亏虚；舌质绛红为热入营血，见于热性病的极期；舌红少苔，甚则无苔而干，为阴虚火旺；舌质紫暗或紫红，为气血瘀滞；舌起粗大红刺，状如杨梅者，常见于丹痧、皮肤黏膜淋巴结综合征。

（3）舌苔　舌苔是舌体上附着的一层苔状物。正常小儿舌面有干湿适中的薄白苔。苔白为寒，苔黄为热。苔白腻为寒湿内滞，或有寒痰食积。苔黄腻为湿热内蕴，或乳食内停。舌苔花剥，经久不愈，状如地图，多为胃之气阴不足所致。若舌苔厚腻垢浊不化，伴便秘腹胀者，称霉酱苔，为宿食内停，中焦气机阻滞。小儿常有因服药、进食而染苔者，如食橄榄、乌梅、铁剂等可使舌苔染黑，服青黛可使舌苔染青，食牛乳、豆浆可使舌苔染白，食橘子水、蛋黄可使舌苔染黄等，不可误认为病苔。

2.察目　若黑睛圆大、光亮灵活，为肝肾气血充沛；眼无光彩，二目无神，为病态；两目凝视，或直或斜，多为肝风内动；瞳孔散大，对光反射迟钝，病多危重；瞳孔缩小，多为热毒内闭，见于中毒（有机磷、毒蕈或某些药物中毒）。

3.察鼻　主要观察鼻内分泌物和鼻形的变化。鼻塞，流清涕，伴有喷嚏，为风寒感冒；鼻流黄浊涕者，多为风热客肺；鼻流浊涕，有腥臭而反复难愈者，多为肺经郁热，常见于鼻渊；鼻衄为肺经有热，血热妄行；鼻孔干燥，为肺热伤津，或燥邪犯肺；鼻翼翕动，兼有高热者，多为邪热壅肺。

4.察口　主要观察口唇、口腔黏膜、齿龈及咽喉等。唇色淡白为气血亏虚；唇色淡青为风寒束表；唇色红赤为热；唇色红紫为瘀热互结；唇色樱红，为暴泻伤阴；唇白而肿，是为唇风；全身出现皮疹，而面颊潮红，口唇周围苍白，是丹痧征象。口腔黏膜色淡为虚为寒；口腔黏膜色红为实为热；口腔黏膜破溃糜烂，为心脾积热；口内白屑成片，为鹅口疮毒。上下白齿间腮腺管口红肿如粟粒，按摩腮部无脓水流出者，为痄腮；有脓水流出者为发颐。齿为骨之余，龈为胃之络。牙齿萌出延迟，为肾气不足；齿衄龈痛，为胃火上冲；寐中磨牙，是肝火内亢；牙龈红肿，是胃热熏蒸。咽喉为肺胃之门户，是呼吸与饮食通道。咽红、恶寒、发热是外感之象；咽红、乳蛾肿痛为外感风热或肺胃之火上炎；乳蛾溢脓，是热壅肉腐导致的烂乳蛾；乳蛾大而不红，多为瘀热未尽，或气虚不敛；咽痛微红，有灰白色假膜，不易拭去，为白喉之证。

5.察耳　小儿耳郭丰厚，颜色红润，是先天肾气充沛的表现；耳郭薄软，耳舟不清，是先天肾气未充的证候；耳内疼痛流脓，因风热犯咽传耳或肝胆火盛之证；耳垂周围漫肿，乃风温邪毒传于少阳经络之痄腮。

6.察二阴　男孩阴囊不紧不松是肾气充沛的表现。阴囊松弛，多为体虚或发热；阴囊中睾丸肿大透亮不红，为水疝；阴囊中有物下坠，时大时小，上下可移，为小肠下坠之狐疝；阴囊水肿，常见于阳虚阴水。女孩前阴部潮红灼热，常见于湿热下注，亦须注意是否有蛲虫病。小儿肛门潮湿红痛，多属尿布皮炎；肛门脱出为中气下陷之脱肛；肛门裂开出血，多为大便秘结，热迫大肠所致。

（四）辨斑疹

斑疹见于皮肤。一般说来，点大成片，不高出皮肤，压之不褪色者，称为斑；点小量多，高出皮肤，压之褪色者，称为疹。一般来说，斑属血分，为热入血分或气不摄血所致；疹属气分，为风郁于肺胃，发于肌肤，同时扰动营血所致。斑与疹在儿科多见于外感时行疾病，如麻疹、奶麻、风痧、丹痧、水痘等；也见于杂病，如紫癜等，是温热邪毒外透的一种表现。

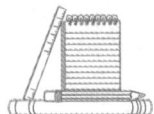

1. 斑 小儿温病发斑，可见于流行性脑脊髓炎、流行性出血热、败血症等疾病中。斑色红艳、摸之不碍手、压之不褪色，多为热毒炽盛，病在营血；斑色紫暗、面色苍白、肢冷脉细，为气不摄血，血溢脉外。

2. 疹 包括细疹、疱疹、风团等。细疹细小状如麻粒，色红，可发于全身，主要见于麻疹、奶麻、风痧、丹痧等。疱疹疹点高起，隆如小疱，内含浆液，根脚红晕，多发于头面肢体，主要见于天花、水痘、脓疱疮。风团即荨麻疹，皮疹高出皮面，大小不一，可融合成块成片，如云出没，瘙痒难忍。

（五）察二便

新生儿出生后 3～4 天，大便呈黏稠糊状，墨绿色，无臭气，日行 2～3 次，称为胎粪。

母乳喂养之小儿大便呈卵黄色，偶带绿色，稠而糊状，稍有酸臭气，日行 3 次左右。以牛乳、羊乳喂养为主者，大便色淡黄，质较干，臭气明显，日行 1～2 次。当小儿饮食过渡到与成人相同时，大便亦与成人相似。

大便燥结，为内有实热或阴虚内热；大便稀薄，夹有白色凝块，为内伤乳食；大便稀薄，色黄秽臭，为肠腑湿热；下利清谷，洞泄不止，为脾肾阳虚；大便赤白黏冻，为湿热积滞，可见于痢疾；婴幼儿大便呈果酱色，伴阵发性哭闹，见于肠套叠；大便色泽灰白不黄，多系胆道阻滞。

小便清澈量多为寒，包括外感寒邪或阳虚内寒；小便色黄量少为热，包括邪热伤津或阴虚内热。尿色深黄，为湿热内蕴；黄褐如浓茶，多为湿热黄疸。尿色红如洗肉水或镜检红细胞增多为尿血，可由多种病证引起，尿血鲜红为血热妄行，淡红为气不摄血，红褐为瘀热内结，暗红为阴虚内热。

（六）看指纹

观察指纹是儿科的特殊诊法，适用于 3 岁以下的小儿。

指纹是从虎口沿食指内侧（桡侧）所显现的脉络。食指三指节分风、气、命三关，食指根（连掌）的第一指节为风关，第二指节为气关，第三指节为命关。正常小儿的指纹隐约可见，色泽淡紫，纹形伸直，不超过风关。临床根据指纹的浮沉、色泽、推之是否流畅及指纹到达的部位来辨证，并以"浮沉分表里、红紫辨寒热、淡滞定虚实、三关测轻重"作为辨证纲领。

1. 浮沉分表里 浮指指纹浮现，显露于外，主病邪在表；沉指指纹沉伏，深而不显，主病邪在里。

2. 红紫辨寒热 红，即指纹显红色，主寒证；紫，即指纹显紫色，主热证。纹色鲜红浮露，多为外感风寒；纹色淡红，多为内有虚寒；纹色紫红，多为邪热郁滞；纹色青紫，多为瘀热内结；纹色深紫，多为瘀滞络闭，病情深重。

3. 淡滞定虚实 指纹色淡，推之流畅，主气血亏虚；指纹色紫，推之滞涩，复盈缓慢，主实邪内滞，如食积、痰湿、瘀热等。

4. 三关测轻重 根据指纹所显现的部位判断疾病的轻重，达风关者病轻，达气关者稍重，达命关者危重。若透关射甲，即指纹穿过了风、气、命三关达到指甲的部位，则病情危重。

二、闻诊

闻诊是医生运用听觉、嗅觉诊察病情的方法，包括听声音和嗅气味。听声音包括听小儿的啼哭、呼吸、咳嗽、言语等；嗅气味包括嗅小儿口中之气味及大小便、痰液、汗液、呕吐物等的气味。

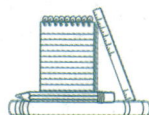

（一）听声音

1. 啼哭声　啼哭是婴儿的语言，新生儿乃至婴幼儿常以啼哭表达要求和痛苦。因此，啼哭有时表达生理要求，并非病态的表现。生理性啼哭主要表现为啼哭声调一致，哭声洪亮而长，目有泪状。哺乳饮水或更换潮湿尿布衣着后，抱起亲昵，顺其心意，啼哭即停。因饥饿引起的啼哭多绵长无力，口作吮乳状。

小儿病理性啼哭，以哭声洪亮为实证，哭声细弱无力为虚证；哭声清亮和顺为正常或病轻，哭声尖锐或细弱无力为病重。腹痛引起的啼哭声音尖锐，忽缓忽急，时作时止；肠套叠引起的啼哭声音尖锐阵作，伴呕吐及果酱样或血样大便；夜卧啼哭，睡眠不安，白天如常者，为夜啼。

2. 呼吸声　正常小儿的呼吸均匀调和。乳儿呼吸稍促，用口呼吸者，常因鼻塞所致；呼吸气粗有力，多属外感而致的肺蕴痰热实证；呼吸急促，喉间哮鸣，邪塞气道者，属哮喘；呼吸急迫，甚则鼻扇，咳嗽频作者，是为肺气闭郁；呼吸窘迫，面青不咳或呛咳，可见异物堵塞气道，呼吸微弱及吸气如哭泣样，为肺气欲绝之状。

3. 咳嗽声　咳嗽是肺系疾病的主症之一，从咳嗽声和痰鸣声可以辨别其表里寒热。干咳无痰或痰少黏稠，多为燥邪犯肺，或肺阴受损；咳声清高，鼻塞声重，多为外感；咳嗽频频，痰稠难咳，喉中痰鸣，多为肺蕴痰热，或肺气闭塞。咳声嘶哑如犬吠者，常见于白喉、急喉风。连声咳嗽，夜咳为主，咳而呕吐，伴鸡鸣样回声者，为顿咳。

4. 语言声　正常小儿语言声应当清晰响亮。妄言乱语，语无伦次，声音粗壮，称为谵语，多属热扰心神或邪陷心包；声音细微，语多重复，时断时续，神志不清，称为郑声，多属心气大伤。语声过响，多言躁动，常属阳热有余；语声低弱，断续无力，常属气虚心怯。语声重浊，伴有鼻塞，多为风寒束肺；语声嘶哑，呼吸不利，多为毒结咽喉。小儿惊呼尖叫，多为剧痛、惊风；喃喃独语，多为心虚、痰阻。

（二）嗅气味

1. 口中气味　正常小儿口中无臭气。口气秽臭，多属脾胃积热；口气酸腐，多属乳食积滞；口气腥臭，有血腥味，多系血证出血；口气腐臭，兼咳痰脓血，常为肺痈。

2. 大小便气味　大便秽臭为肠腑湿热；大便酸腐，多因伤食；臭味不著，完谷不化，多为脾肾虚寒。小便气味臊臭，多因湿热下注；小便清长如水，多属脾肾阳虚。

3. 呕吐物气味　吐物酸腐，多因食滞化热；呕吐物臭秽如粪，多因肠结气阻，秽粪上逆。

三、问诊

问诊是收集病史的一个重要方面。儿科问诊通常以询问小儿亲属或保育者为主，年龄较大的小儿也可以作为问诊的对象，但对其所诉是否可靠要加以分析。儿科问诊的内容除与成人相同外，要注意询问年龄、个人史等，并结合儿科疾病的发病特点进行询问。

（一）问年龄

询问年龄对诊断疾病具有重要意义，儿科某种疾病往往与年龄有密切关系，儿童用药的剂量也应按年龄的大小而定。问年龄要询问实足年龄，新生儿应问明出生天数。1 周内的新生儿易患硬肿症、胎黄、脐湿、脐疮等；新生儿和乳婴儿易患鹅口疮、脐突、夜啼；婴幼儿易患泄泻；6 个月以后的小儿易患麻疹，1 岁左右的婴幼儿易患幼儿急疹等传染病；学龄前小儿易患水痘、百日咳等传染病；12 岁以后，易患疾病已基本接近成人。

（二）问个人史

1. 出生史　包括胎次，产次，是否足月，顺产或难产及接生方式，母亲孕期健康状况，接

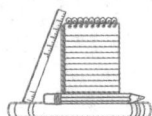

生时有无窒息、出血、感染，出生时体重和出生后评分等。

2. 喂养史　包括喂养方式和辅助食品添加情况，是否已经断奶和断奶的情况。对年长儿还应询问饮食习惯，日常食用的食物种类和食欲等。

3. 生长发育史　包括体格生长和智能发育。了解身高、体重随年龄增长的情况；对已入学小儿，还应了解学习成绩，推测智力情况。

4. 预防接种史　包括了解计划免疫及免疫反应等情况。

（三）问病情

1. 问寒热　小儿恶寒与否可从观察测知，如依偎母怀、蜷缩而卧、肤起鸡皮疙瘩等。发热可通过触摸来感觉，还可以用体温计准确测定。恶寒发热为外感表证，寒热往来为半表半里证，但热不寒为里热证，但寒不热为里寒证。

2. 问出汗　小儿肌肤嫩薄，发育旺盛，较成人易于出汗。于安静状态下无运动、哭闹、过暖等情况而汗出过多才属汗证。日间多汗为自汗，夜寐多汗为盗汗。虽古有自汗属阳气虚、盗汗属阴气虚之说，但儿科当综合分析辨证。外感病汗出而热不解，是邪气由表入里的征象。

3. 问头身　婴幼儿头痛常表现为反常哭闹，以手击首或摇头。年长儿可询问其头痛、头晕及部位、性质。头身疼痛，常为外邪束表；头痛剧烈须防邪毒犯脑。关节疼痛，屈伸不利，常见于痹证，肿胀而热多属热痹，肿胀不热多属寒痹。肢体瘫痪不用，强直屈伸不利为硬瘫，多因风邪留络，瘀血阻络；痿软屈伸不能为软瘫，多因阴血亏虚，络脉失养。

4. 问二便　小儿大便的数量、性状、颜色及排便时的感觉，有些可从望诊中获得，亦可通过问诊了解。如大便稀薄，多见泡沫，臭气不甚者，属风寒泄泻；食后欲泻者，多为脾虚运化失职；泄泻日久，形瘦脱肛者，多为中气下陷；便时哭闹不安，多为腹痛；小便清长，夜尿频多，为肾阳亏虚；尿频尿急，尿时疼痛，为湿热下注；小便刺痛，尿中见血，常为湿热蕴结，灼伤血络。

5. 问饮食　不思饮食，或所食不多，兼见面白神疲，为脾胃虚弱；若腹部胀满，纳食不下，或兼呕恶，为乳食积滞；嗜食异物，多为疳证、虫证；渴不欲饮，或饮而不多，多为湿热内蕴；壮热烦渴，渴欲饮冷，多为热病伤津。

6. 问睡眠　小儿睡眠总以安静为佳，年龄越小，睡眠时间越长。睡眠不宁，辗转反侧，多为气血失和，肠胃失调，胃肠食积；寐而不宁，肛门瘙痒，多见蛲虫病；入夜恐惧难寝，多为心神失养；睡中惊惕，梦中呓语，多为肝旺扰神；寐中露睛，多为久病脾虚；睡中磨牙，多为肝火内盛；寐不安宁，多汗惊惕，常见于心脾气虚之佝偻病。

四、切诊

切诊是医生用手指切按患者体表以诊察疾病的方法。切诊包括脉诊和按诊两部分，都应尽可能在小儿安静的状态下进行。

（一）脉诊

小儿脉诊与成人有所不同。因小儿寸口较短，一般用一指（拇指或食指）定关法，不必细分寸、关、尺三部。具体操作方法：用左手握住小儿的手，对3岁以下的小儿，可用右手大拇指按于小儿掌后高骨动脉上，不分三部，以定至数为主；对3～5岁小儿，则以高骨中线为关，以一指向两侧转动以寻查三部；6～8岁小儿，则可挪动拇指诊三部；9～10岁以上，可以次第下指，依寸、关、尺三部诊脉；10岁以上，可按成人三部脉法进行辨析。

由于小儿脏腑娇嫩、形气未充，且又生机旺盛、发育迅速，故正常小儿的平和脉象，较成

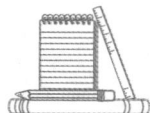

人脉软而速，年龄越小，脉搏越快。若按成人正常呼吸定息，2～3岁小儿，一息脉动6～7次为常脉，每分钟脉跳100～120次；5～10岁的小儿，一息脉动6次为常脉，每分钟脉跳100次左右，一息脉动4～5次为迟脉。

由于小儿疾病一般都比较单纯，故其病脉也不似成人那么复杂。主要以脉的浮、沉、迟、数辨病的表、里、寒、热；以脉的有力、无力定病证的虚、实。浮脉多见于表证，浮而有力为表实，浮而无力为表虚；沉脉多见于里证，沉而有力为里实，沉而无力为里虚；迟脉多见于寒证，迟而有力为实寒，迟而无力为虚寒；数脉多见于热证，浮数为表热，沉数为里热，数而有力为实热，数而无力为虚热。

（二）按诊

1. 按头囟 按察小儿头囟的大小、凹凸、闭合的情况，以及头颅的坚硬程度等。

小儿囟门逾期不闭，是肾气不充，发育欠佳；囟门不能应期闭合，反而开大，头缝开解，是为解颅。囟门凹陷，名曰囟陷，常为津液亏损，阴伤欲竭；囟门高凸，名曰囟填，常为邪热炽盛，肝火上炎；若兼头颅骨软者，为气阴虚弱，精亏骨弱；颅骨按之不紧而有弹性者，多为维生素D缺乏性佝偻病。

2. 按颈腋 颈项腋部触及小结节，质稍硬不粘连，是为骨核；若头面、口咽有炎症感染，骨核触痛，属痰热壅结之骨核肿痛；连珠成串，质地较硬，推之不易移动者，可能为痰核内结之瘰疬。

3. 按胸腹 左侧前胸心尖搏动处古称虚里，是宗气会聚之所。若虚里搏动太强，节律不匀，为宗气内虚外泄；若虚里搏动过速，伴喘促，是宗气不继之证；胸廓高耸如鸡之胸，后凸如龟之背是为骨疳；肋骨串珠亦为虚羸之证。按察腹部，右上腹胁肋下触及痞块，或按之疼痛，为肝大；左上腹胁肋下触及有痞块，为脾大，多为气滞血瘀之证；剑突下疼痛，多属胃脘痛；脐周按之痛，可触及团块、推之可散者，多为虫证。大凡腹痛喜按，为虚为寒，腹痛拒按，多为实为热。腹部胀满，叩之如鼓者，为气胀；叩之音浊，按之有液体波动之感，脐突者，多有腹水；右下腹按之疼痛，兼发热，右下肢拘急者，多属肠痈。

4. 按四肢 高热时四肢厥冷为热深厥甚；平时肢末不温为阳气虚弱；手足心热多为阴虚内热，亦可见于食积内热；四肢肌肉松弛软弱者为脾气虚弱。

5. 按皮肤 肤冷多汗为阳气不足；肤热无汗为热闭于内；肤热汗出为热蒸于外；皮肤干燥失去弹性为吐泻阴液耗脱之证；肌肤肿胀，按之随手而起，属阳水水肿；肌肤肿胀，按之凹陷难起，属阴水水肿。

项目二   辨证要点

一、八纲辨证特点

八纲指表、里、寒、热、虚、实、阴、阳8个纲领。根据病情资料，运用八纲进行分析综合，从而辨别疾病现阶段病变部位的浅深、病情性质的寒热、邪正斗争的盛衰和病证类别的阴阳，以作为辨证纲领的方法，称为八纲辨证。表里是辨别疾病病位的纲领，寒热是辨别疾病性质的纲领，虚实是辨别人体正气强弱和病邪盛衰的纲领，阴阳是辨别疾病性质的总纲领。八纲辨证适用于儿科各类病证之中，诸如外感热病和内伤杂病的辨证，皆可归纳于八纲范畴。治法

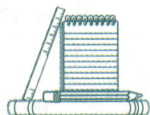

的选择，如解表治里、祛寒清热、补虚泻实、调和阴阳等，都基于八纲辨证。

二、脏腑病机与辨证特点

脏腑辨证是运用藏象学说的理论，依据脏腑的生理功能和病理特点，辨别脏腑病位及脏腑阴阳、气血、虚实、寒热等变化，对患者的病证表现加以归纳，以辨明病变所在脏腑及其性质，并为治疗提供依据的辨证方法。脏腑辨证主要用于内伤杂病辨证，也常用于外感病中作为辅助辨证方法。

儿科常用的脏腑辨证分类方法：肺与大肠病辨证有风寒闭肺证、风热闭肺证、毒热闭肺证、痰热闭肺证、寒痰阻肺证、燥邪犯肺证、肺气虚弱证、肺阴亏虚证、肠道湿热证、肠燥津亏证；脾与胃病辨证有脾气虚证、脾阳虚证、湿热蕴脾证、寒湿困脾证、胃阳虚证、胃阴虚证、胃热炽盛证、寒饮停胃证、食滞胃肠证；肝与胆病辨证有肝阳化风证、肝胆湿热证、肝郁气滞证、肝火炽盛证、肝阴虚证、肝血虚证、寒滞肝脉证；心与小肠病辨证有心气虚证、心血虚证、心阴虚证、心阳虚证、痰火扰神证、痰阻心脉证、气滞心脉证、小肠实热证；肾与膀胱病辨证有肾阴虚证、肾阳虚证、肾精不足证、肾气不固证、膀胱湿热证等。现在临床上对脑、脉、骨、髓等奇恒之腑辨证的应用也在不断增多。

三、卫气营血辨证特点

卫气营血辨证是清代医家叶天士创造性地提出的温病辨证方法，即将外感温病由浅入深或由轻而重的病理过程分为卫分、气分、营分、血分4个阶段，各有其相应的证候特点。小儿因稚阴稚阳的生理特点，易受温热病邪侵袭，故儿科温病发病率较高。卫气营血辨证是小儿温病病机辨证的基本方法。

在儿科，热性病的传变可分为表证、表里兼证和里证。表证相当于卫分证，即温热病邪侵袭肌表，卫气功能失常所表现的证候；表里兼证相当于营分证，即温热病邪内陷的严重阶段，病位多涉及心与心包络；里证相当于血分证或温病后期正虚证，即温热病由营分进一步发展至血分的深重阶段或其后遗症。

四、六淫病因辨证特点

当人体正气不足时，风、寒、暑、湿、燥、火天之六气就成为致病原因，称为六淫。六淫致病各有特征，风淫证是因风邪侵袭人体肌表、经络，导致卫外功能失常，表现出"风"性特征；寒淫证是因寒邪侵袭机体，阳气被遏，以恶寒、无汗、局部冷痛、脉紧等为主要表现；暑淫证是因感受暑热之邪，耗气伤津，以发热、汗出、口渴、疲乏等为主要表现；湿淫证是因感受外界湿邪，阻遏人体气机与清阳，以头身困重、肢体疲怠、关节酸楚重着等为主要表现；燥淫证是因外感燥邪，耗伤津液，以口鼻、咽喉、皮肤干燥等为主要表现；火淫证是因外感温热火邪，阳热内盛，以发热、口渴、面红、便秘、尿黄、舌红、苔黄、脉数等为主要表现。

五、气血津液辨证特点

气血津液辨证指运用脏腑学说中有关气血津液的理论，分析气、血、津液的病变，辨认其所反映的不同证候的一种辨证方法。

气的病证，临床常见的有气虚、气陷、气脱、气滞、气逆、气闭6种；血的病证有血虚、血瘀、血热、血寒4种；津液的病证有津液亏虚证、津液内停证（包括痰证、饮证、水停证）。

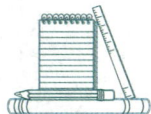

复习思考

一、选择题

1. 小儿的正常面色是（　　　）

    A. 色红　　　　　B. 色白　　　　　C. 色微黄红润　　　　　D. 色青　　　　　E. 色黑

2. 诊断小儿疾病，尤为重要的是（　　　）

    A. 按诊　　　　　B. 脉诊　　　　　C. 闻诊　　　　　D. 望诊　　　　　E. 问诊

3. 下列除哪项外，均可见面呈青色（　　　）

    A. 寒　　　　　B. 痛　　　　　C. 瘀　　　　　D. 虚　　　　　E. 惊

4. 望目首先要观察的是（　　　）

    A. 眼神　　　　　B. 瞳孔　　　　　C. 巩膜　　　　　D. 结膜　　　　　E. 眼睑

5. 指纹淡滞，主要用于（　　　）

    A. 分表里　　　　　B. 辨寒热　　　　　C. 定虚实　　　　　D. 测三关　　　　　E. 以上都不是

二、判断题

1. 中医诊断中的望诊主要是通过观察患者的面色来判断病情。（　　　）

2. 中医的四诊合参是指望、闻、问、切四种诊断方法的综合运用。（　　　）

3. 望色主要是望面部的颜色，属于局部望诊。（　　　）

4. 正常小儿的指纹多数浅紫隐隐，而不显于气关以上。（　　　）

5. 现代研究表明，指纹充盈度的变化主要与动脉压有关。（　　　）

三、简答题

1. 五色主病中面呈赤色提示什么？

2. 小儿大便燥结、大便稀薄、大便稀薄色黄秽臭、大便呈果酱色、大便色泽灰白不黄分别提示什么？

3. 小儿口气秽臭、口气腥臭、口气腐臭分别提示什么？

扫一扫，查阅
复习思考题答案

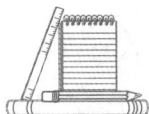

中篇　技能篇

模块三　推拿手法

【学习目标】

知识要求

1. 掌握　小儿推拿手法的基本要求及小儿推拿基本手法的操作。

2. 熟悉　小儿推拿手法操作时的注意事项。

3. 了解　小儿推拿复式手法的操作与运用。

能力要求

通过对本模块内容的学习和练习，能够熟练地进行小儿推拿各种基本手法的操作，熟悉各种复式手法的操作。

素质要求

1. 发扬吃苦耐劳、无私奉献的职业精神。

2. 具备勇于实践、勇于创新的优秀品质。

项目一　小儿推拿手法概要

一、小儿推拿手法特点

小儿推拿手法因其操作对象不同，与成人推拿手法既有相同之处，又有独立于成人推拿手法之外的特殊操作方法，是推拿学的重要组成部分。小儿推拿手法包括基本手法和复式手法两种。基本手法又称为单式手法，是小儿推拿最常用的基础手法；复式手法是将一种或几种基本手法在一个或几个穴位上按一定程序进行特殊操作的小儿推拿方法。总体而言，小儿推拿的手法种类较少，清代《厘正按摩要术》中提出小儿推拿共有八法，即按、摩、掐、揉、推、运、搓、摇。近代随着小儿推拿的发展，部分成人推拿手法也变化运用到小儿推拿中来，使得小儿推拿手法有所丰富和发展，如擦法、扳法、捏法等，但是在手法运用时，其刺激强度、节律、速率等方面存在差异。

在临床应用中，小儿推拿手法经常与具体穴位结合在一起，如开天门、推七节骨、拿肚角、捣小天心等。在手法操作的过程中，手法操作的方向、时间长短、刺激量的大小等均对手法的补泻效果起到重要的影响。如使用推法操作七节骨，向上推七节骨具有温阳止泻的作用，能够治疗虚寒型腹泻；而向下推七节骨具有泄热通便的作用，能够治疗肠热便秘、痢疾等病证。

另外，由于小儿皮肤多娇嫩，在使用小儿推拿手法时，常使用一些推拿介质，如滑石粉、薄荷汁、冬青膏等，不仅具有润滑作用，防止擦破皮肤，还有助于提高临床疗效。

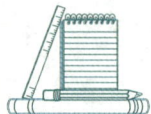

二、小儿推拿手法基本要求

小儿推拿手法操作的基本要求是轻快柔和、平稳着实、补泻分明。由于小儿的生理特点是脏腑娇嫩，形气未充，肌肤柔弱。因此，小儿推拿的手法操作要适达病所而止，不可攻伐太过，尤其对于新生儿，手法操作更应轻柔。如进行推法操作时，动作要轻快，频率每分钟 200 次左右，轻而不浮，快而着实；摩法操作时动作要均匀柔和，轻而不浮，重而不滞；掐法操作时动作要既快又重，发力平稳着实；拿法操作时动作刚柔相济，柔中带刚。同时，小儿推拿治病十分重视补泻，"虚者补之，实者泻之"，在辨证清楚的基础上，手法操作要严格按照补泻原则开展，才能够显示出小儿推拿的临床疗效。小儿推拿手法操作的前提是争取到小儿的充分配合。因此，操作时要保证小儿身体放松，精神平稳，不可哭闹乱动。

三、小儿推拿补泻手法

在长期的医疗实践中，小儿推拿的补泻手法积累了丰富的经验，并经历代医家的反复验证，不断总结，提出了以下补泻方法：一是轻重补泻法，根据在小儿体表进行手法操作时用力的大小而言，即轻手法操作为补法，重手法操作为泻法。二是快慢补泻法，所谓的快慢，是指在小儿体表进行手法操作时的速度，即频率。一般而言，手法操作频率快为泻法，反之为补法。《厘正按摩要术》记载："急摩为泻，缓摩为补。"三是方向补泻法，此种补泻法主要用于小儿手部与腹部的穴位。一般而言，在手部穴位上做向心性方向直推为补法；离心性方向直推为泻法。四是经络补泻法，又称为迎随补泻法或顺逆补泻法，根据在小儿体表进行手法操作时的方向而言，即随（顺）其经络走行方向操作为补法，迎（逆）其经络走行方向操作为泻法。《灵枢·始终》记载"泻者迎之，补者随之"。五是次数补泻法，根据在小儿体表进行手法操作时的次数多少而言，它是衡量手法补泻的有效治疗量。一般而言，次数多、时间长而轻柔的手法为补法；次数少、时间短而较重的手法为泻法。六是平补平泻法，是指小儿病情虚实不明显，或平素小儿保健时，常用的一种方法。

四、小儿推拿手法练习

小儿推拿和成人推拿一样，都是实践性很强的中医治疗方法，非常强调对于手法的熟练掌握与灵活应用。小儿推拿手法看似简单，用力也轻，但是具有较强的技巧性，需要不断的练习才能够体会其中的奥妙。小儿推拿手法的练习方法主要是在人体穴位上进行反复的操作练习，不断仔细认真地体会手下的感觉，逐步掌握手法操作的刺激量、频率和节律，最终熟练掌握各种小儿推拿手法的操作，达到灵巧协调、刚柔相济、运用自如的程度。同时，如何与小儿和谐相处，保证小儿心情愉悦、身体放松，也是进行小儿推拿手法练习时必不可少的技能之一。

项目二　小儿推拿基本手法

一、推法

以拇指或食指、中两指的螺纹面着力，附着在小儿体表一定的穴位或部位上，做单方向的直线或环旋移动，称为推法，临床可分为直推法、旋推法、分推法、合推法。

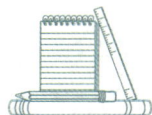

【操作方法】

1. 直推法　以一手拇指螺纹面或其桡侧缘着力，或以食指、中指两指螺纹面着力做单方向的直线推动。频率每分钟 150 ～ 250 次（图 3-1、图 3-2）。

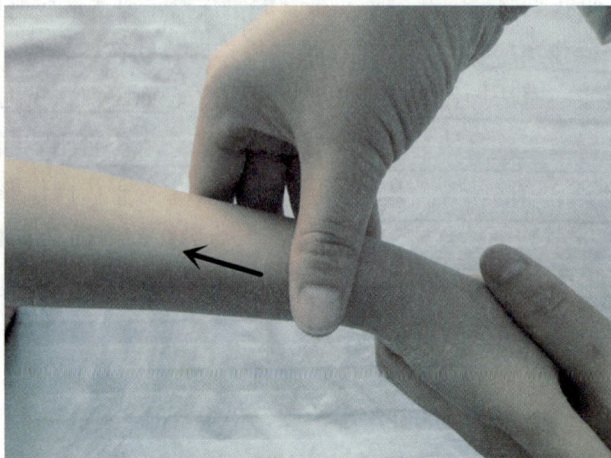

图 3-1　直推法 1

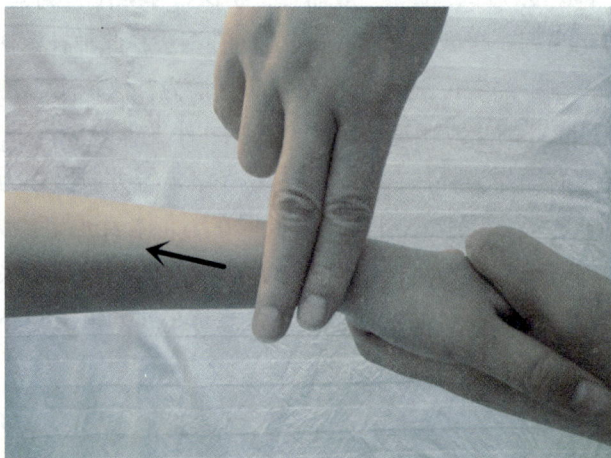

图 3-2　直推法 2

2. 旋推法　以一拇指螺纹面着力，做顺时针方向的环旋移动。频率每分钟 150 ～ 200 次（图 3-3）。

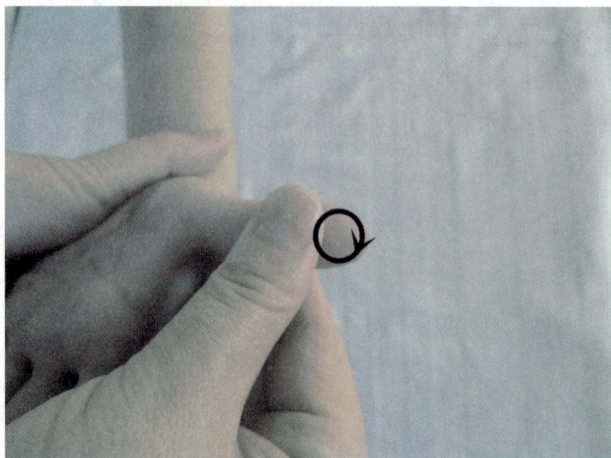

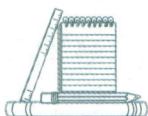

图 3-3　旋推法

3. 分推法　以双手拇指螺纹面或其桡侧缘着力，自穴位或部位的中间向两旁做直线或弧线推动。一般可连续分推 20 ～ 50 次（图 3-4）。

4. 合推法　以双手拇指螺纹面着力，自穴位或部位的两旁向中间做相对方向的直线或弧线推动。一般操作 20 ～ 50 次（图 3-5）。

【动作要领】

1. 直推法操作时动作要轻快连续，以推后皮肤不发红为佳。操作时必须直线进行，不可歪斜。

2. 旋推法操作时动作要轻快连续，犹如用拇指做摩法，仅在皮肤表面推动，不得带动皮下组织。

3. 分推法和合推法操作时双手用力要均匀，动作要柔和而协调，节奏要轻快而平稳。

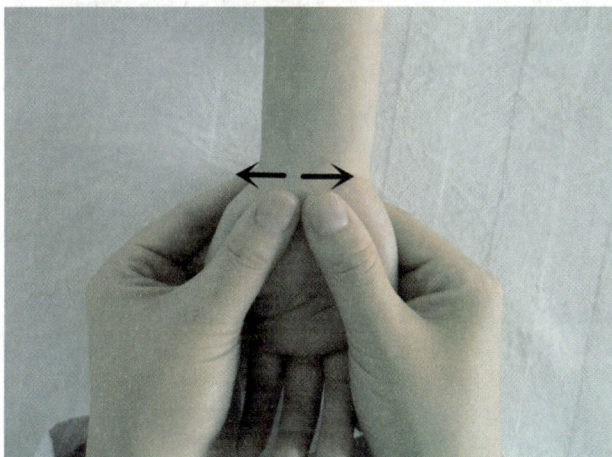

图 3-4　分推法

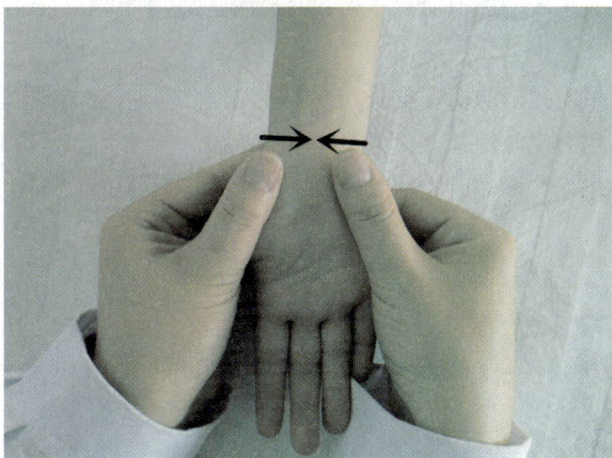

图 3-5　合推法

【注意事项】

1. 不可推破皮肤，一般需要辅以小儿推拿介质。

2. 根据病情、部位和穴位的需要，注意掌握手法的方向、轻重、快慢，以求手法的补泻作用，达到预期的疗效。

3. 操作时手法要灵活，不可呆滞。

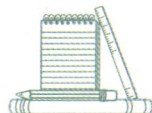

二、拿法

以单手或双手的拇指与食、中两指相对夹捏住某一部位或穴位处的肌筋，逐渐用力内收，并做一紧一松的拿捏动作，称为拿法。

【操作方法】以单手或双手的拇指与食、中两指螺纹面相对着力，夹持住某一部位或穴位处的肌筋，并进行一紧一松的、持续不断的提捏动作。一般拿 1 ～ 3 次（图 3-6）。

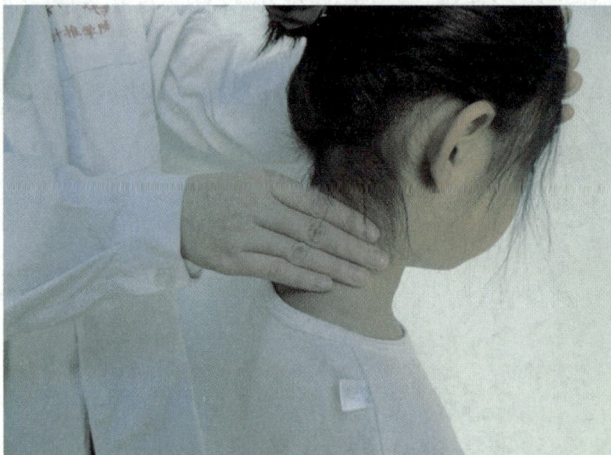

图 3-6　拿法

【动作要领】

1. 肩、肘、腕关节要放松，着力部分要贴紧小儿被拿的部位或穴位处的肌肤。

2. 操作时要拇指与余指主动运动，以其相对之力进行提捏揉动。

3. 用力要由轻而重，缓慢增加，使动作柔和而灵活。

【注意事项】

1. 操作中不能用指甲内扣以防伤害皮肤。

2. 操作时不可突然用力或使用暴力，更不能拿住不放。

3. 由于拿法的刺激较强，操作后应继以揉摩手法缓解不适感觉。

三、按法

以拇指或中指的指端或螺纹面着力在一定的穴位或部位上，逐渐用力向下按压，按而留之，称为按法，临床上常分为指按法和掌按法。按法一般操作 30 ～ 50 次，多与揉法结合称为按揉法，操作 100 ～ 300 次。

【操作方法】

1. 指按法　分为拇指按法和中指按法。

（1）拇指按法　拇指伸直，其余四指握空拳，食指中节桡侧轻贴拇指指间关节掌侧，起支持作用，以协同助力。以拇指螺纹面或指端吸定在小儿推拿穴位上，垂直用力，向下按压，持续一定的时间，然后放松，如此一压一放反复操作（图 3-7）。

（2）中指按法　以中指指间关节、掌指关节略屈，稍悬腕，用中指指端或螺纹面着力在小儿需要推拿的穴位上，垂直用力，向下按压。余同拇指按法（图 3-8）。

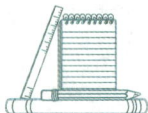

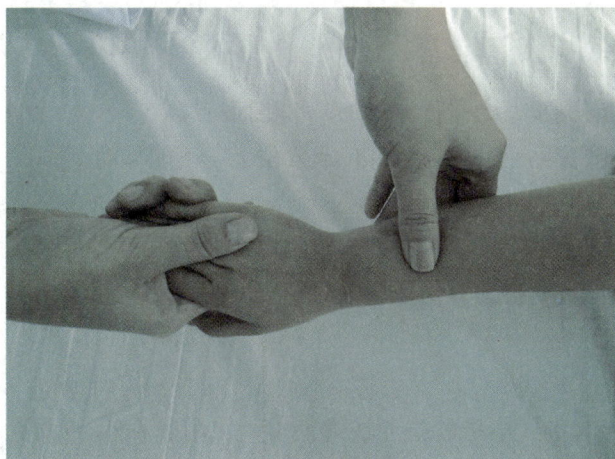

图 3-7　拇指按法

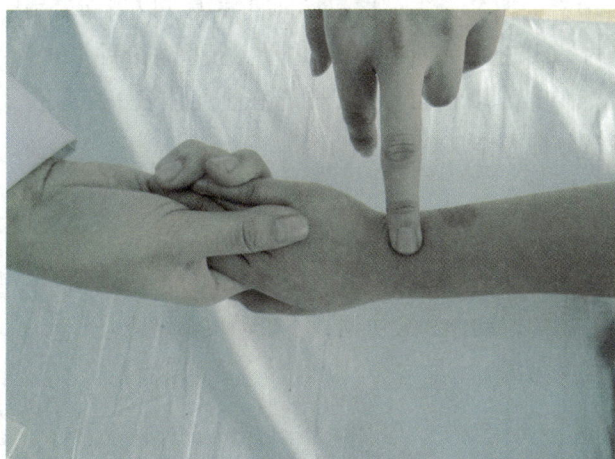

图 3-8　中指按法

2. 掌按法　腕关节背伸，五指放松伸直，以掌面或掌根着力，附着在小儿需要推拿的部位上，垂直用力，向下按压，并持续一定的时间（图 3-9）。

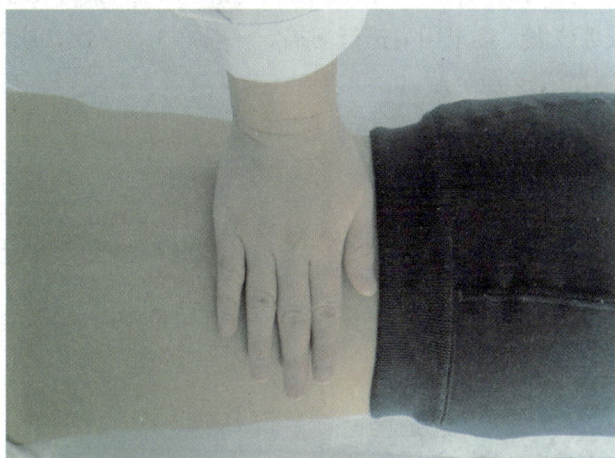

图 3-9　掌按法

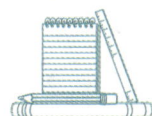

【动作要领】

1. 按法操作时应注意垂直向下用力。

2. 按压的力量要由轻到重，力量逐渐增加，平稳而持续。

3. 按压时着力部分要紧贴小儿体表的部位或穴位上，不能移动。

【注意事项】

1. 操作时，切忌用迅猛的暴力，以免造成组织损伤。

2. 按法结束时，不宜突然撤力，而应逐渐减轻按压的力量。

四、摩法

以食指、中指、无名指、小指的指面或掌面着力，附着在小儿体表一定的部位或穴位上，做环形而有节律的抚摩运动，称为摩法，临床可分为指摩法与掌摩法两种。

【操作方法】

1. 指摩法　食指、中指、无名指、小指四指伸直并拢，以指面着力，附着在小儿体表一定的部位或穴位上，做顺时针或逆时针方向的环形摩动，频率每分钟 120 ～ 150 次。

2. 掌摩法　指掌自然伸直，以掌面着力，附着在小儿体表一定部位上，做顺时针或逆时针方向的环形摩动，一般每分钟操作 120 次左右。

【动作要领】

1. 操作时肩、肘、腕关节均要放松。

2. 操作时，前臂要主动运动，通过腕关节而使着力部分形成摩动。

3. 操作时用力轻柔、均匀，动作和缓协调，不带动皮下组织。

4. 一般急摩为补，缓摩为泻。

【注意事项】

1. 摩法作用温和，用力不宜过重，也不可过轻。

2. 摩法操作时应根据病情选择操作方向和使用介质。

五、掐法

以拇指爪甲切掐小儿的穴位或部位，称为掐法。

【操作方法】手握空拳，拇指伸直，指腹紧贴在食指中节桡侧缘，以拇指指甲着力，吸定在小儿需要推拿的穴位或部位上，逐渐用力进行切掐。一般掐 3 ～ 5 次，或醒后即止（图 3-10）。

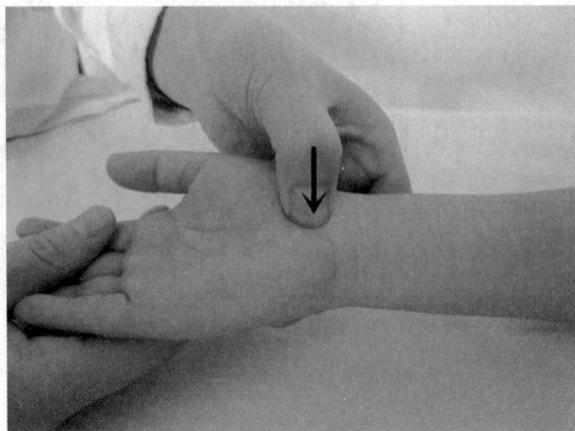

图 3-10　掐法

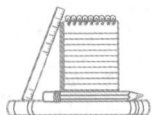

【动作要领】操作时，应垂直用力切掐，可持续用力，也可间歇性以增强刺激，取穴宜准。

【注意事项】

1.掐法是强刺激手法之一，不宜反复长时间应用，更不能掐破皮肤。

2.掐后常继用揉法，以缓和刺激，减轻局部的疼痛或不适感。

六、揉法

以手指的指端或螺纹面、手掌大鱼际、掌根着力，吸定于一定的治疗部位或穴位上，做轻柔和缓的顺时针或逆时针方向的环旋运动，称为揉法，临床可分为指揉法、鱼际揉法、掌根揉法。揉法一般每分钟操作 160～200 次。

【操作方法】

1.指揉法　以拇指或中指的指面，或食指、中指、无名指指面着力，吸定于治疗部位或穴位上，做轻柔和缓的顺时针或逆时针方向的环旋揉动，使该处的皮下组织一起揉动（图 3-11）。

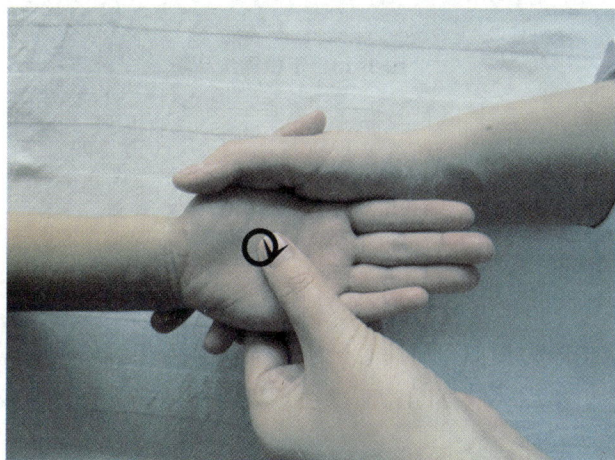

图 3-11　指揉法

2.鱼际揉法　以大鱼际部着力于施术部位上，稍用力下压，腕部放松，前臂主动运动，通过腕关节带动着力部分在治疗部位上做轻柔和缓的顺时针或逆时针方向的环旋揉动，使该处的皮下组织一起揉动（图 3-12）。

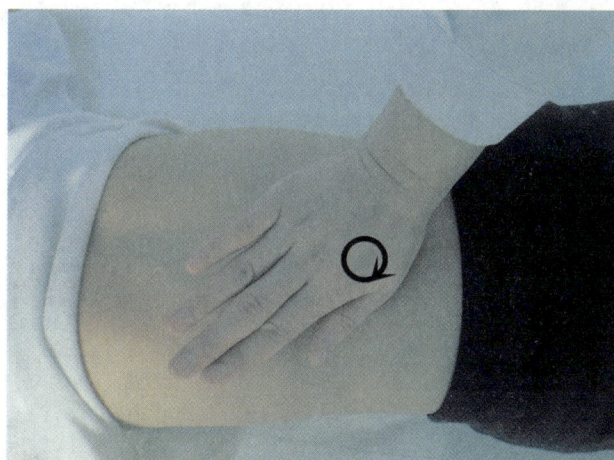

图 3-12　鱼际揉法

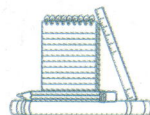

3. 掌根揉法   以掌根部分着力，吸定在治疗部位上，稍用力下压，腕部放松，前臂主动运动，带动着力部分做轻柔和缓的顺时针或逆时针方向的环旋揉动，使该处的皮下组织一起揉动（图 3-13）。

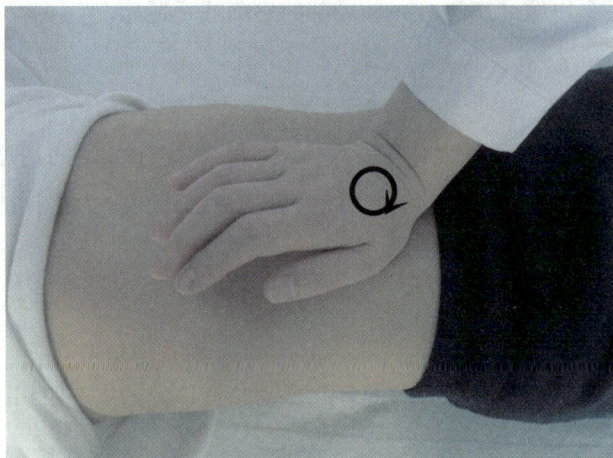

图 3-13   掌根揉法

【动作要领】

1. 操作时腕部放松，紧贴体表，带动皮下肌肉组织。

2. 操作时动作宜轻柔和缓。

【注意事项】

1. 操作时，着力部分不能与小儿皮肤发生摩擦，也不能用力下压。

2. 揉法的动作与摩法颇为相似，需注意区别。揉法着力相对较重，操作时要吸定治疗部位或穴位，带动该处的皮下组织一起揉动；而摩法着力相对较轻，操作时仅在体表做抚摩，不带动该处的皮下组织。

七、运法

以拇指螺纹面或食指、中指的螺纹面在小儿体表做环形或弧形移动，称为运法。

【操作方法】以一手拇指或食、中指的螺纹面着力，附着在治疗部位或穴位上，做由此穴向彼穴的弧形运动；或在穴周做周而复始的环形运动。频率每分钟 60 ～ 120 次（图 3-14）。

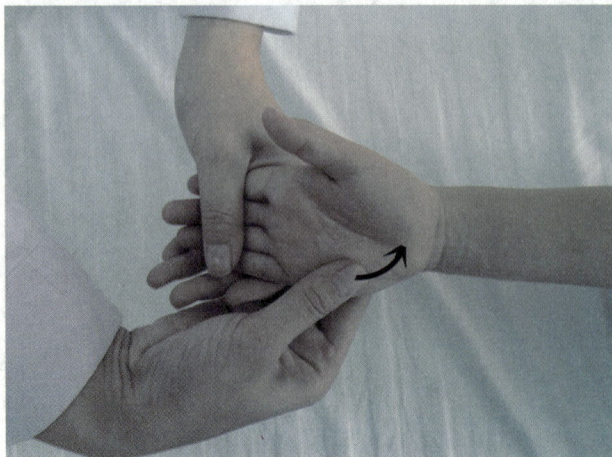

图 3-14   运法

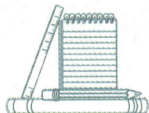

【动作要领】

1. 操作时着力部分要轻贴体表。

2. 操作时用力宜轻不宜重，作用力仅达皮表，不带动皮下组织。

3. 操作频率宜缓不宜急。

【注意事项】操作时一般可配合使用推拿介质，以保护小儿皮肤。

八、捏法

以单手或双手的拇指与食指、中两指或拇指与四指的指面做对称性着力，夹持住小儿的肌肤或肢体，相对用力挤压并一紧一松逐渐移动者，称为捏法，又称捏脊法。捏法一般操作 3～5 遍，或先做 3 遍，再做 2 遍提捏法。

【操作方法】

1. 小儿取俯卧位，被捏部位裸露，医生双手呈半握拳状，拳心向下，拳眼相对，用两拇指指面的前 1/3 处或指面的桡侧缘着力，吸定并顶住小儿龟尾穴旁的肌肤，食指、中指两指的指面前按，拇指、食指、中指三指同时用力将该处的皮肤夹持住并稍提起，然后双手交替用力，自下而上，一紧一松挤压向前移动至大椎穴处（图 3-15）。

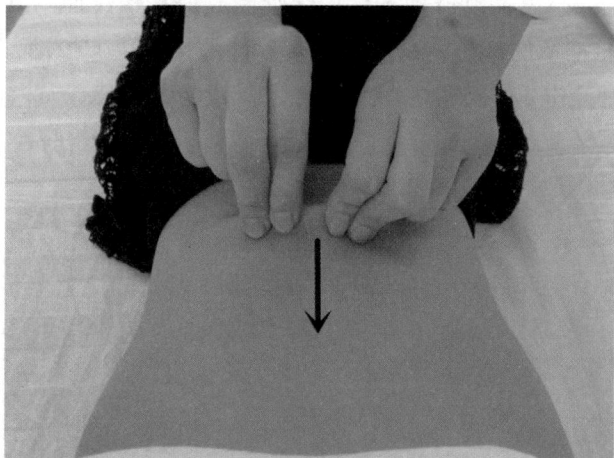

图 3-15 捏法 1

2. 小儿取俯卧位，被捏部位裸露，医生双手呈半握拳状，拳心相对，拳眼向上，食指半屈曲，用其中节的桡侧缘及背侧着力，吸定并顶住小儿龟尾穴处的肌肤，拇指指端前按，拇指、食指两指同时用力将该处的皮肤夹持住并稍提起，然后双手交替用力，自下而上，一紧一松挤压向前移动至大椎穴处（图 3-16）。

【动作要领】

1. 操作时肩、肘关节要放松，腕指关节的活动要灵活、协调。

2. 操作时既要有节律性，又要有连贯性。

3. 操作时间的长短和手法强度及挤捏面积的大小要适中，用力要均匀。

【注意事项】

1. 捏脊时要用指面着力，不能将肌肤拧转，或用指甲掐压肌肤。

2. 捏拿的肌肤多少适中，捏拿肌肤过多，则动作呆滞不易向前推进；捏拿肌肤过少，则易滑脱。

3. 操作时力量适中，用力过重易导致疼痛，过轻又不易得气。

4. 操作时应直线移动，不可歪斜。

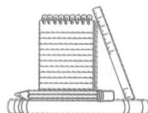

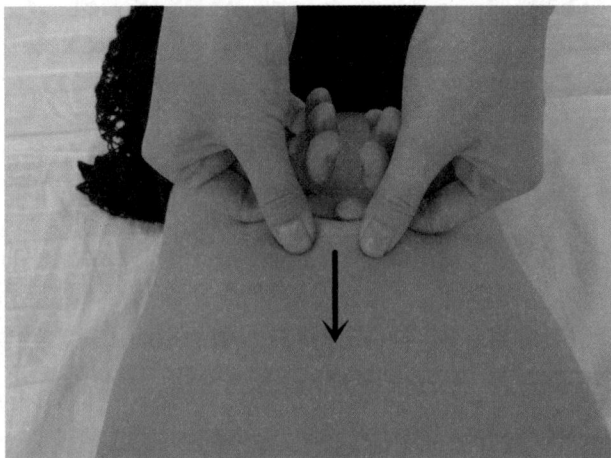

图 3-16   捏法 2

九、捻法

以拇指、食指螺纹面捏住一定部位，做相对用力往返捻动，称为捻法。

【操作方法】小儿取坐位，以拇指与食指螺纹面或拇指螺纹面与食指中节的桡侧缘相对着力，夹捏住小儿需要推拿的部位，稍用力做对称性的往返快速捻动，并可做上下往返移动（图 3-17）。捻法每分钟操作 200 次左右。

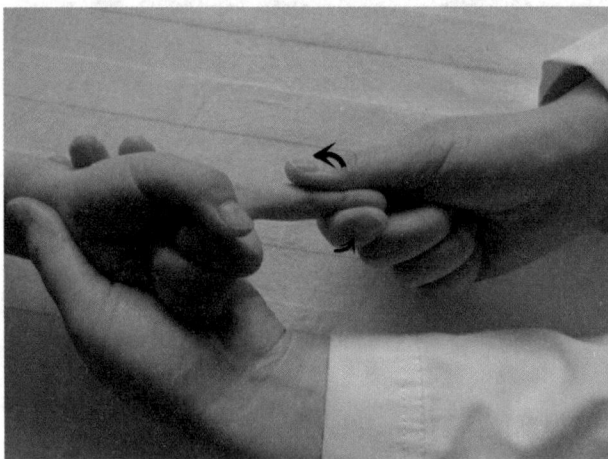

图 3-17   捻法

【动作要领】

1.操作时发力要对称，动作灵活、快速，状如捻线，具有连贯性。

2.操作时用力要均匀、柔和，上下、左右移动要慢，做到紧捻慢移。

【注意事项】

1.操作时手法既不可呆滞，又不能浮动。

2.着力部位的皮肤与小儿被捻部位的皮肤不发生摩擦运动，但皮下组织有往返捻动感。

十、擦法

以手部在小儿体表做直线往返摩擦运动，称为擦法，临床上分为掌擦法、大鱼际擦法（也称鱼际擦法）、小鱼际擦法（也称侧擦法）等。

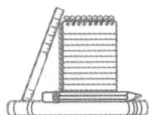

【操作方法】以拇指或食指、中指、无名指的指面，手掌面，大鱼际，小鱼际部分着力，附着于小儿体表一定的经络、穴位或治疗部位的皮肤上，肩肘关节放松，以肩关节为支点，上臂前后摆动，带动前臂做上下或左右方向的直线往返摩擦运动，使之产生一定的热量（图 3-18 ～图 3-20）。擦法以透热为度。

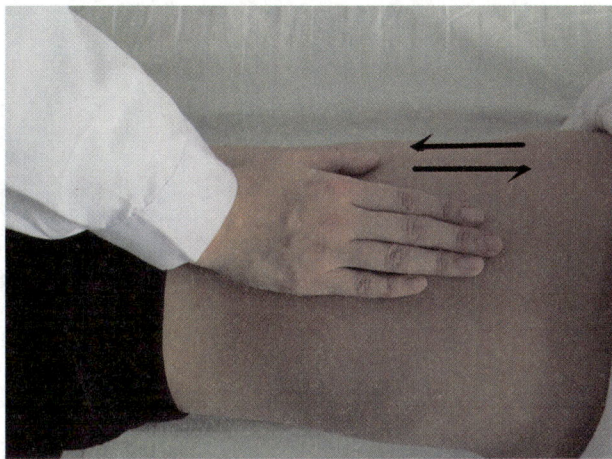

图 3-18　掌擦法

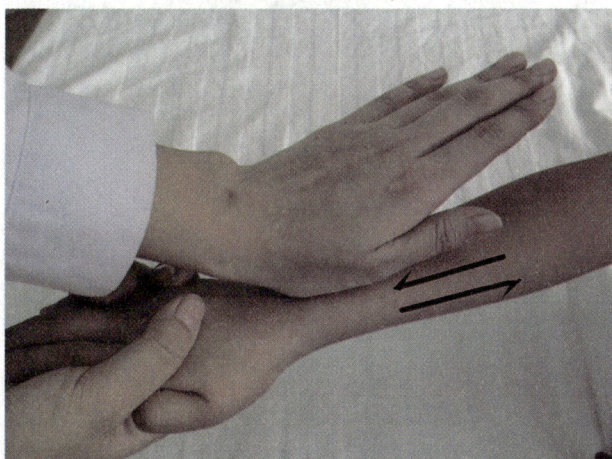

图 3-19　大鱼际擦法

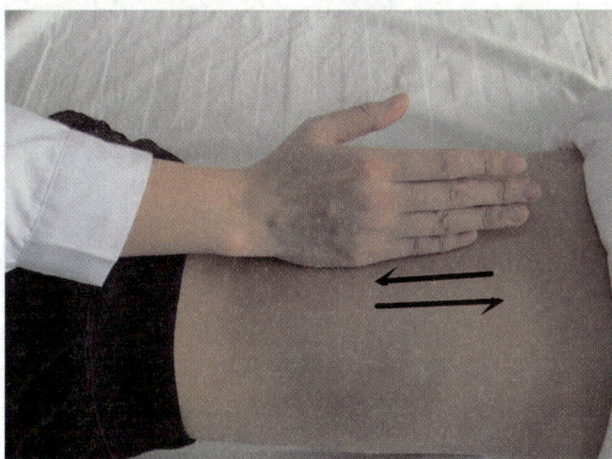

图 3-20　小鱼际擦法

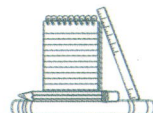

【动作要领】

1. 操作时做直线往返运动，不可偏歪。

2. 操作时以局部透热为度，可配合使用推拿介质。

【注意事项】

1. 不可擦破皮肤。

2. 操作时应自然呼吸，不可屏气。

3. 操作后局部不可再使用其他手法。

十一、捣法

以中指指端，或食指、中指屈曲的指间关节着力，做有节奏的叩击穴位的方法，称为捣法。

【操作方法】以一手中指指端或食指、中指屈曲后的近指间关节突起部着力，以腕关节主动屈伸运动来发力，带动着力部分做有节奏的叩击穴位。一般操作 5～20 次左右（图 3-21、图 3-22）。

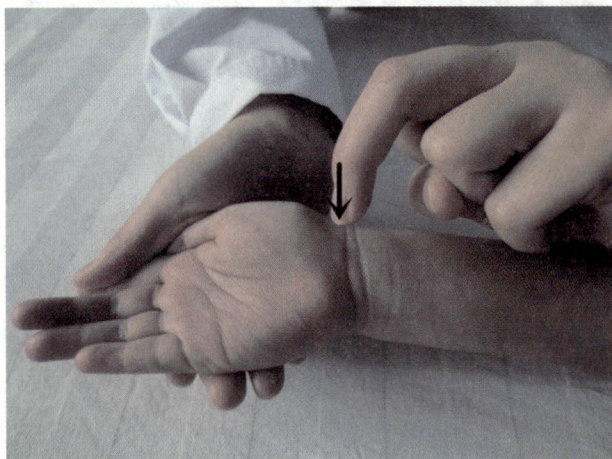

图 3-21　捣法 1

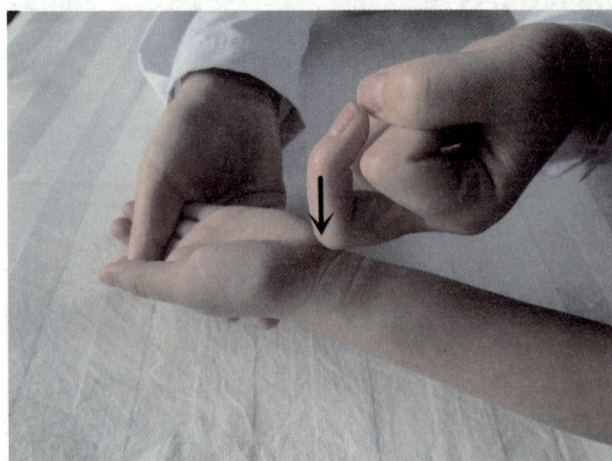

图 3-22　捣法 2

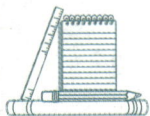

【动作要领】

1. 操作时前臂主动发力，腕关节放松。

2.操作时取穴要准确，发力要稳，富有弹性。

【注意事项】

1.操作时不要用暴力。

2.操作前要将指甲修剪圆钝、平整，以免损伤小儿肌肤。

十二、刮法

以手指或器具的光滑边缘蘸润滑液体后直接在小儿一定部位的皮肤上做单方向的直线快速刮动，称为刮法。

【操作方法】以拇指桡侧缘或食、中两指螺纹面或食指第二指节背侧尺侧缘着力，或手握汤匙、铜钱等器具，用其光滑的边缘着力，蘸清水、麻油、药水等液体润滑剂后，直接在小儿一定部位或穴位的皮肤上，适当用力做由上往下或由内向外的直线、单方向的快速刮动（图3-23、图3-24）。刮法以皮肤出现紫红色瘀斑为度。

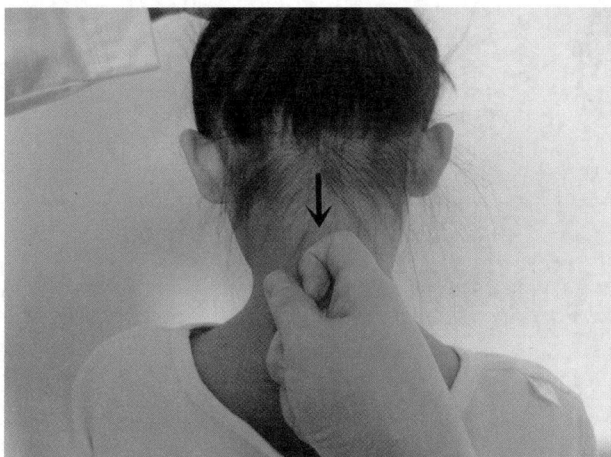

图3-23　指刮法

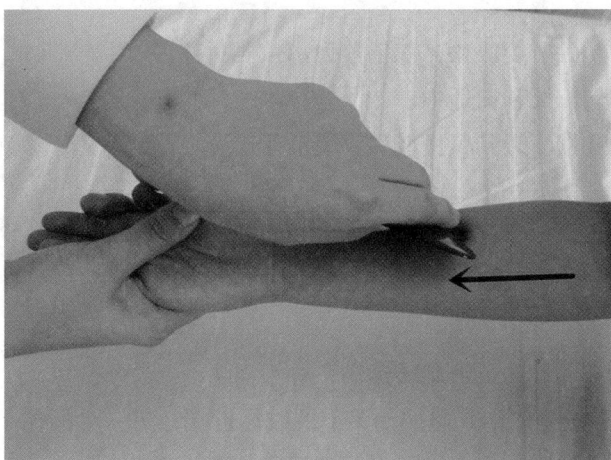

图3-24　板刮法

【动作要领】

1.操作时着力部分要紧贴皮肤，压力要轻重适宜。

2.操作时腕关节要放松灵活，节奏轻快，用力均匀。

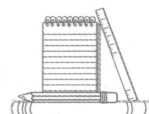

3.操作时以皮肤出现紫红色瘀斑为度。

4.小儿皮肤柔嫩，可在被刮部位垫一轻薄的丝织品，做间接刮法。

【注意事项】

1.不可刮破皮肤，如使用器具必须注意其边缘是否光滑、圆钝。

2.不可过度用力，以小儿能忍受为度。

十三、搓法

以双手掌面夹持住一定部位，或平压于一定部位，相对用力做方向相反的快速搓揉，或同时做上下往返移动，称为搓法。

【操作方法】以双手的指掌面着力，附着在肢体的两侧，相对用力夹持住小儿肢体做方向相反的来回快速搓揉，或同时做上下往返移动。也可以单手或双手掌面附着在一定部位，做往返移动（图3-25）。搓法一般操作3 · 5遍。

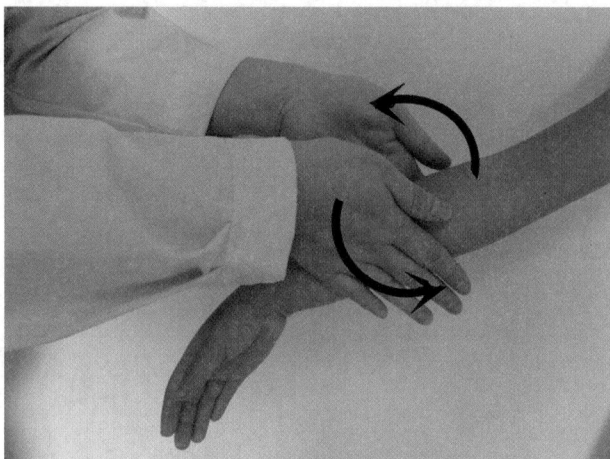

图3-25　搓法

【动作要领】

1.操作时肩、肘、腕关节要放松，双手着力部位要对称。

2.用力要对称而均匀，柔和而适中。

3.搓动要快，移动要慢，做到紧搓慢移，灵活而连续。

【注意事项】

操作时，忌用生硬粗暴蛮力，以免搓伤皮肤与筋脉。

十四、摇法

使小儿肢体关节做被动性的环形旋转运动，称为摇法。

【操作方法】以一手托握住小儿需摇动关节的肢体近端，另一手握住小儿需摇动关节的肢体远端，做缓和的顺时针或逆时针方向的环形旋转运动（图3-26）。

【动作要领】操作时两手要协调配合，动作宜缓不宜急，宜轻不宜重，用力要稳。

【注意事项】

1.操作时力量要由轻到重，不宜使用暴力。

2.摇动的速度不可过快。

3.摇动的幅度要在生理范围内。

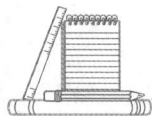

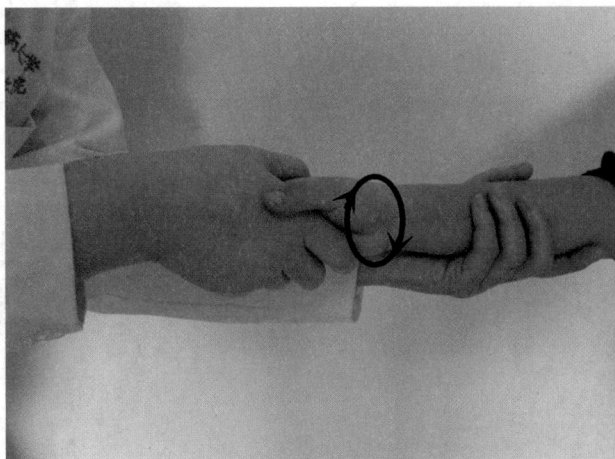

图 3-26 摇法

十五、捏挤法

以双手拇指、食指捏住一定部位的皮肤，双手相对用力捏挤，称为捏挤法。

【操作方法】以双手拇指、食指捏住治疗部位的皮肤，相对用力向中央捏挤，使局部皮肤变成紫红色或紫黑色。

【动作要领】

1. 操作时双手腕部放松，指尖相对。

2. 捏挤皮肤的动作要轻，发力时动作要快。

3. 一般每个部位捏挤 1 ～ 3 次。

【注意事项】

1. 操作时动作要熟练灵活。

2. 捏挤范围不要过大。

3. 捏挤法属于重刺激手法，有一定痛苦，应放在最后操作。

项目三　常用小儿推拿复式手法

小儿推拿复式手法是小儿推拿疗法中的特定操作方法，它是将一种或几种基本手法在一个或几个穴位上按一定程序进行特殊操作的小儿推拿方法。小儿推拿复式手法在历代医家著作中记载不一，名称有异。小儿推拿复式手法在临床中至今还有较高的应用价值。

一、黄蜂入洞

【操作方法】小儿取仰卧位。术者以一手轻扶小儿头部，使小儿头部相对固定，另一手食指、中指两指的指端着力，紧贴在小儿两鼻孔下缘，反复揉动 50 ～ 100 次（图 3-27）。

【动作要领】操作时要均匀、持续、用力轻柔和缓。

【功效应用】发汗解表，宣肺通窍。用于治疗外感风寒，症见发热无汗、鼻塞流涕、呼吸不畅等。

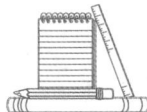

二、猿猴摘果

【操作方法】小儿取坐位或仰卧位。术者坐其身前一侧，用两手拇指、食指两指或食指、中指两指夹持住小儿耳尖上提，再夹持住小儿耳垂下扯，反复操作 10 ～ 20 次（图 3-28）。

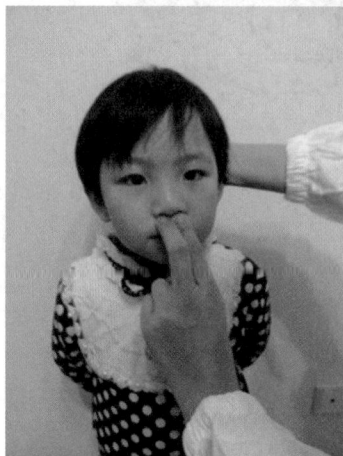

图 3-27　黄蜂入洞

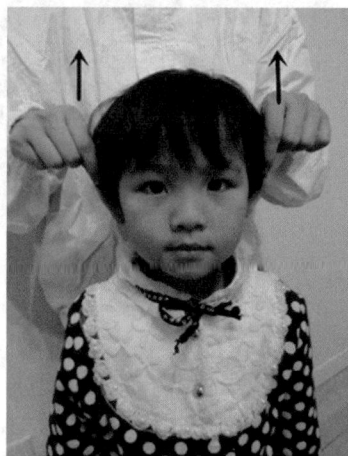

图 3-28　猿猴摘果

【动作要领】

1. 操作时夹持力度不可过大，顺势而为。

2. 操作时拉扯幅度不可过大，以免小儿疼痛。

【功效应用】健脾胃，化痰食。用于治疗食积、寒痰、疟疾、寒热往来之少阳证等病证。

三、苍龙摆尾

【操作方法】小儿取仰卧位或坐位。术者以右手拿住小儿食指、中指、无名指三指，左手自小儿总筋至肘部做来回搓揉数遍后，捏拿住肘尖处，右手继续拿住小儿三指左右摇动，如摆尾状，连续摇动 20 ～ 30 次（图 3-29）。

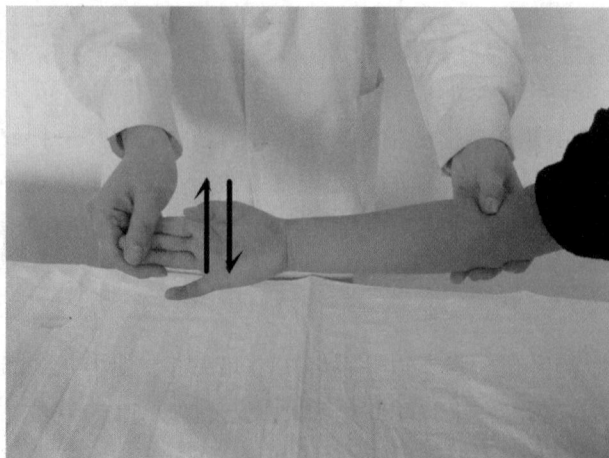

图 3-29　苍龙摆尾

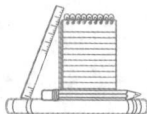

【动作要领】

1. 操作时摇动幅度不可过大，摇动速度不可过快。

2. 捏拿小儿肘部和手指用力适中。

【功效应用】开胸顺气，退热通便。用于治疗胸闷发热、躁动不安、大便秘结等症。

四、赤凤摇头

【操作方法】小儿取坐位或仰卧位。术者一手捏小儿肘部，另一手捏拿小儿中指上下摇动，如赤凤摇头状。操作 20 ～ 30 次（图 3-30）。

【动作要领】操作时动作柔和舒缓，动作不可过快，幅度不可过大。

【功效应用】通关顺气，补血宁心，定喘。用于治疗上肢麻木、惊证、心悸、胸满膨胀、喘息短气等病证。

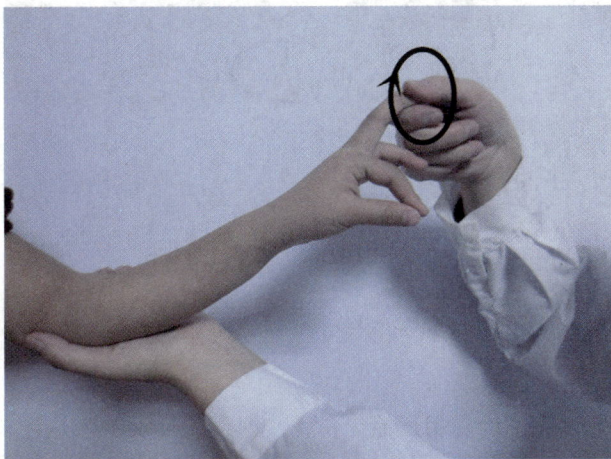

图 3-30　赤凤摇头

五、二龙戏珠

【操作方法】小儿取坐位。术者一手捏拿小儿手掌，使其掌心向上，前臂伸直，另一手食指、中指指端自总筋处开始，交替向前点按，至曲池处止。操作 20 ～ 30 次（图 3-31）。

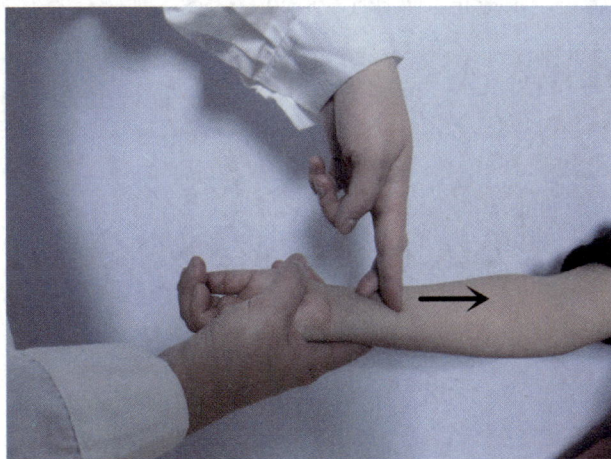

图 3-31　二龙戏珠

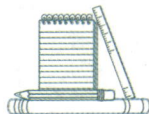

【动作要领】操作时点按力量适中，移动速度不可过快。

【功效应用】调理阴阳，温和表里，通阳散寒，清热镇惊。用于治疗寒热不和、四肢抽搐、惊厥等证。

六、水底捞明月

【操作方法】小儿取坐位或仰卧位。术者一手捏拿住小儿四指，使其掌心向上，另一手拇指自小儿小指尖或小指根，推至掌根小天心处，再转入内劳宫止。操作 30 ～ 50 次（图 3-32）。

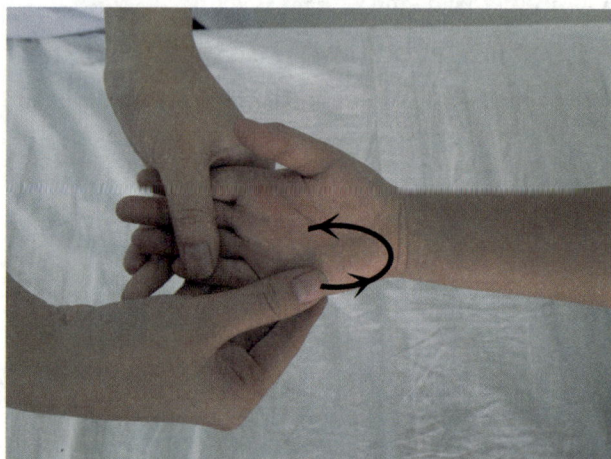

图 3-32　水底捞明月

【动作要领】

1. 操作时应捏拿住小儿手掌，保持固定。

2. 推动时力量适中，可使用推拿介质。

【功效应用】清心除烦，退热泻火。用于治疗高热神昏、热入营血、烦躁不安、便秘等实热证候。

七、打马过天河

【操作方法】小儿取坐位或仰卧位。术者一手捏住小儿四指，使其掌心向上，另一手的中指面运内劳宫后，再用食指、中指、无名指三指自总筋起沿天河水一起一落打至洪池止，或用食指、中指两指沿天河水弹击至洪池止。操作 10 ～ 20 次（图 3-33）。

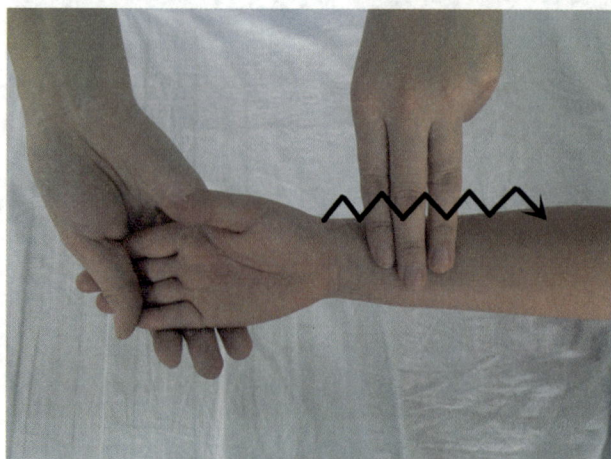

图 3-33　打马过天河

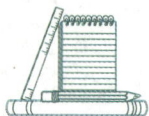

【动作要领】操作时弹打力量适中，移动速度不可过快。

【功效应用】清热通络，行气活血。用于治疗高热烦躁、神昏谵语、上肢麻木抽搐等实热证候。

八、按弦走搓摩

【操作方法】小儿取坐位，将小儿两手交叉搭在对侧肩上。术者以两手掌面着力，附着于小儿两侧胁肋部，对称性地搓摩至肚角处。操作 50 ～ 100 次（图 3-34）。

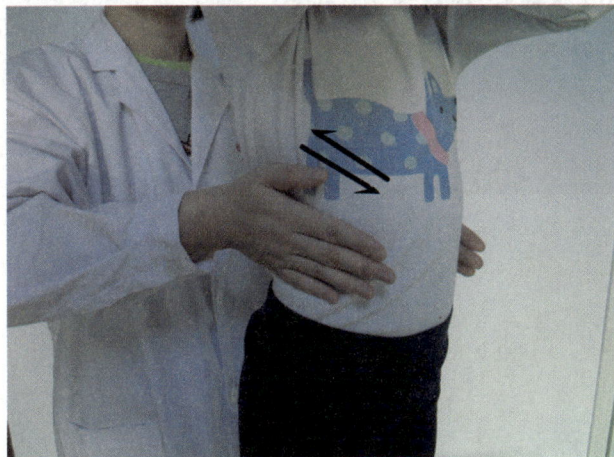

图 3-34　按弦走搓摩

【动作要领】操作时动作轻快和缓，可使用推拿介质。

【功效应用】理气化痰，健脾消食。用于治疗痰积、咳嗽气喘、胸胁不畅、腹痛、腹胀、饮食积滞、肝脾肿大等证。

九、揉脐及龟尾并擦七节骨

【操作方法】小儿取仰卧位。术者以一手中指或食指、中指、无名指三指螺纹面着力揉脐；然后令小儿俯卧位，再以中指或拇指螺纹面揉龟尾穴；最后以拇指螺纹面自龟尾穴向上推七节骨为补，反之为泻。操作 100 ～ 300 次（图 3-35 ～图 3-37）。

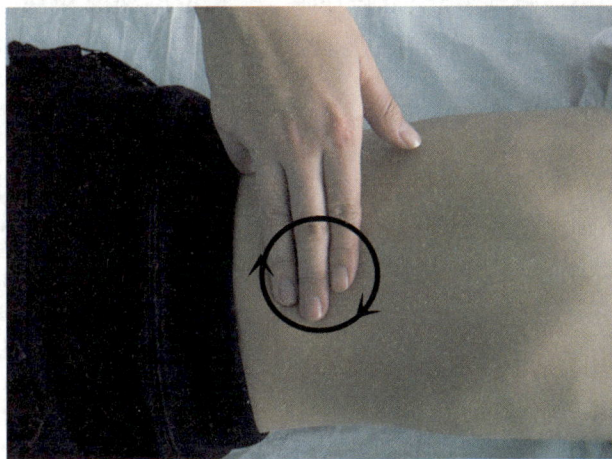

图 3-35　揉脐及龟尾并擦七节骨 1

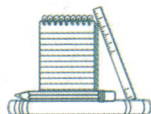

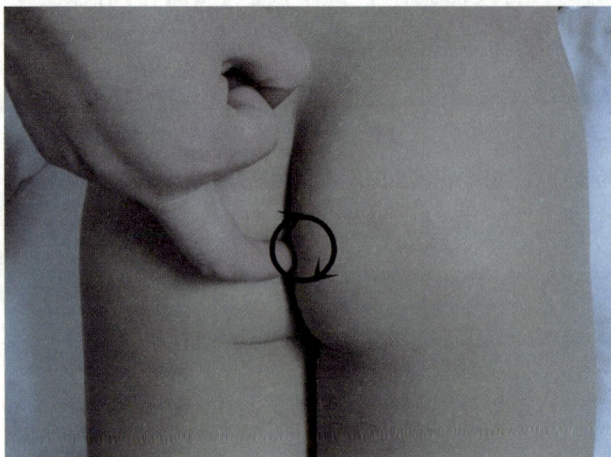

图 3-36 揉脐及龟尾并擦七节骨 2

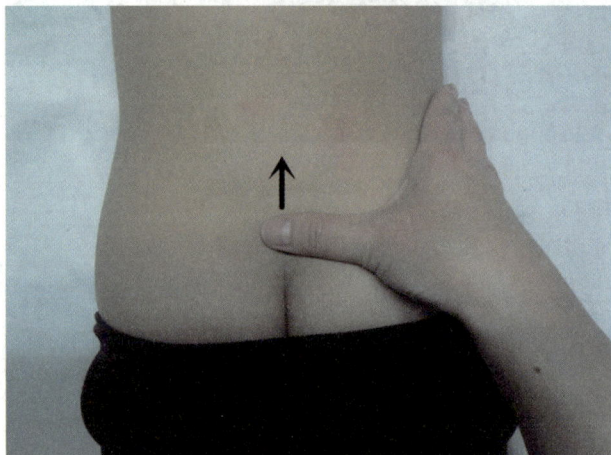

图 3-37 揉脐及龟尾并擦七节骨 3

【动作要领】操作时动作轻柔和缓，推七节骨时可使用推拿介质。

【功效应用】通调任督，调理肠腑，止泻导滞。用于治疗泄泻、痢疾、便秘等病证。推上七节骨为补，能温阳止泻；推下七节骨为泻，能泄热通便。

十、按肩井

【操作方法】小儿取坐位。术者以一手食指或中指螺纹面着力，掐揉小儿肩井；另一手拇指、食指、中指三指捏拿住小儿食指和无名指，屈伸小儿上肢并摇动之。操作 20 ～ 30 次（图 3-38）。

【动作要领】

1. 掐揉小儿肩井时用力适中，不可使用暴力。

2. 摇动上肢幅度适中，不可过大。

【功效应用】通行一身之气血，提神。用于久病体虚及内伤外感诸证，推拿操作结束之前用本法收尾，又称总收法。

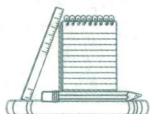

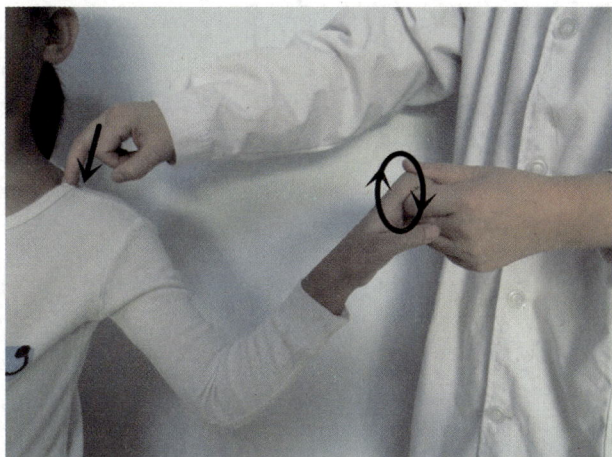

图 3-38　按肩井

复习思考

一、选择题

1. 小儿推拿手法特点强调（　　　）
　　A. 轻快　　　　　B. 柔和　　　　　C. 平稳　　　　　D. 着实　　　　　E. 以上都是

2. 只用于小儿，不用于成人的手法是（　　　）
　　A. 推法　　　　　B. 摩法　　　　　C. 擦法　　　　　D. 运法　　　　　E. 抖法

3. 刺激性强，通常放在治疗最后操作的手法是（　　　）
　　A. 摩法　　　　　B. 掐法　　　　　C. 擦法　　　　　D. 运法　　　　　E. 抖法

4. 合推法常用于（　　　）
　　A. 腕掌横纹　　　B. 腕背横纹　　　C. 四横纹　　　　D. 小横纹　　　　E. 以上都不是

5. 小儿推拿中揉法的操作频率为每分钟（　　　）
　　A. 60～90 次　　　　　　　　B. 200～300 次　　　　　　　　C. 80～120 次
　　D. 120～160 次　　　　　　　E. 160～200 次

二、判断题

1. 有些非特定穴在经络线上，它们共同的补泻规律是顺经络走行方向推为泻。（　　　）
2. 推法从摩法演变而来，但力度比摩法、运法为轻，较指揉法为轻。（　　　）
3. 掐法具有定惊醒神、益肾健脑的作用。（　　　）
4. 运法的操作方向与补泻无关。（　　　）
5. 拿法其实是一种复合手法，由捏、提、捻三种方法组合而成。（　　　）

三、简答题

1. 简述小儿推拿手法和成人推拿手法的区别，并举例说明。
2. 举例说明影响小儿推拿手法补泻的因素有哪些？
3. 举例说明推法的分类和临床运用。

扫一扫，查阅
复习思考题答案

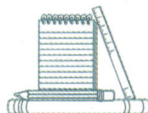

扫一扫，查阅
本模块 PPT、
视频等数字资源

模块四　推拿穴位

【学习目标】

知识要求

1. 掌握　小儿推拿头面部、胸腹部、项背腰骶部、上肢部及下肢部常用穴位的位置、操作、作用。

2. 熟悉　常用小儿推拿穴位的临床应用。

3. 了解　小儿推拿特定穴概念、特点、命名。

能力要求

能够准确指出小儿推拿特定穴的位置，熟练地进行各种操作。

素质要求

1. 具有精益求精、刻苦努力、勇于实践、勇于创新及继续学习的优秀品质。

2. 有较强的责任心和职业使命感，练好精湛的医术，千方百计为患者解除病痛。

项目一　小儿推拿特定穴概说

小儿推拿穴位由十四经穴、经外奇穴、阿是穴、经验穴及小儿特定穴组成。小儿推拿特定穴是指除十四经穴和经外奇穴之外的，只有小儿推拿才应用的一些穴位。

小儿推拿特定穴具有以下特点：一是穴位不仅有点状，还有线状及面状，如小天心、二扇门等穴位呈孔穴点状，天河水、坎宫等穴位呈线状，五经、腹、胁肋等穴位呈面状；二是大多分布在头面部和四肢部，尤以双手居多，故有"小儿百脉汇聚于两掌"之说；三是穴位散在分布，不同于十四经穴，小儿推拿特定穴没有经络线相连（图4-1～图4-3）。

小儿推拿特定穴的命名：有些是根据人体部位命名的，如脐、腹、脊柱、胁肋等；有些是根据操作手法形象命名的，如水底捞明月、二人上马等；有些是根据脏腑名称命名的，如心经、肝经、大肠、小肠等；有些是根据五行学说命名的，如脾土、心火等；有些是根据动物名称命名的，如龟尾、老龙等；有些是根据建筑物体命名的，如三关、天庭等；有些是根据穴位作用命名的，如精宁、端正等；有些是根据自然界山谷河流命名的，如山根、洪池等。了解这些穴位的命名对掌握小儿推拿特定穴有一定的帮助。

小儿推拿特定穴与经络中的特定穴是两个不同的概念。前者是小儿推拿所特有的，有固定

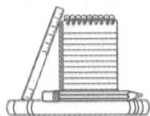

部位、具体名称、特定操作方法与临床应用，不归属于十四经穴；后者是十四经穴的一个组成部分，因其具有特定的临床功效而命名，与经络关系密切。小儿推拿特定穴有固定的名称、位置和作用，在临床应用中也有其特殊的操作手法。一般点状穴位多以揉法、掐法、捣法操作；线状穴位多以推法、捏法操作；面状穴位则多用摩法操作。

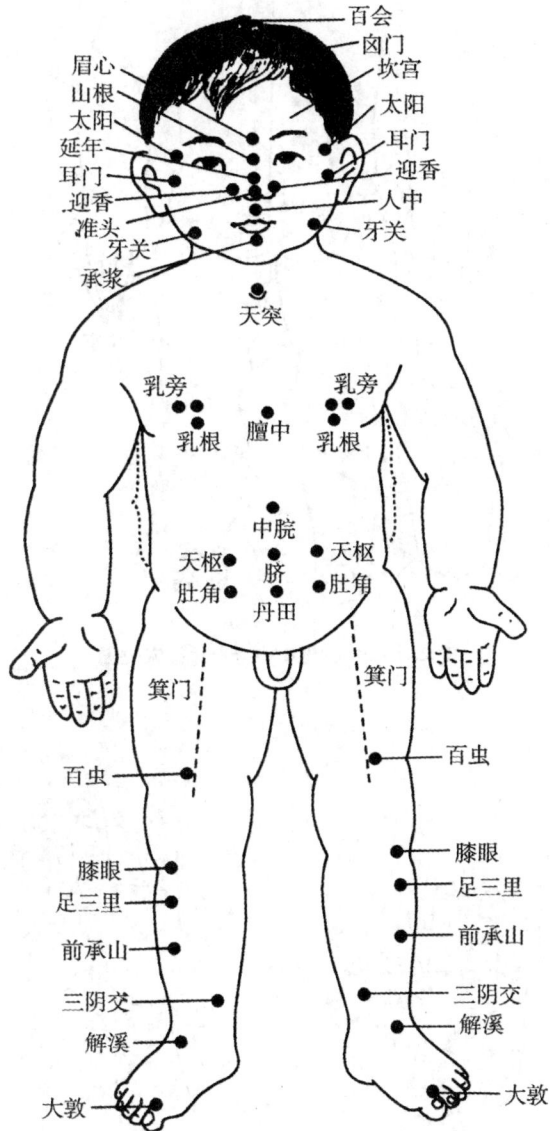

图 4-1 小儿推拿特定穴正面穴位图

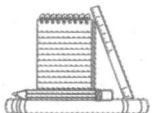

耳后高骨　　　　　　　　耳后高骨

天柱

肩井　　大椎　　　　肩井
风门　　　　　　　　风门
肺俞　　　　　　　　肺俞

脊
脾俞　　脾俞
肾俞　　肾俞
腰俞　　腰俞

七节

龟尾

十宣　　　　　　　十宣

委中　　　委中
后承山　　后承山
丰隆　　　丰隆

涌泉

昆仑　　昆仑
仆参　　仆参

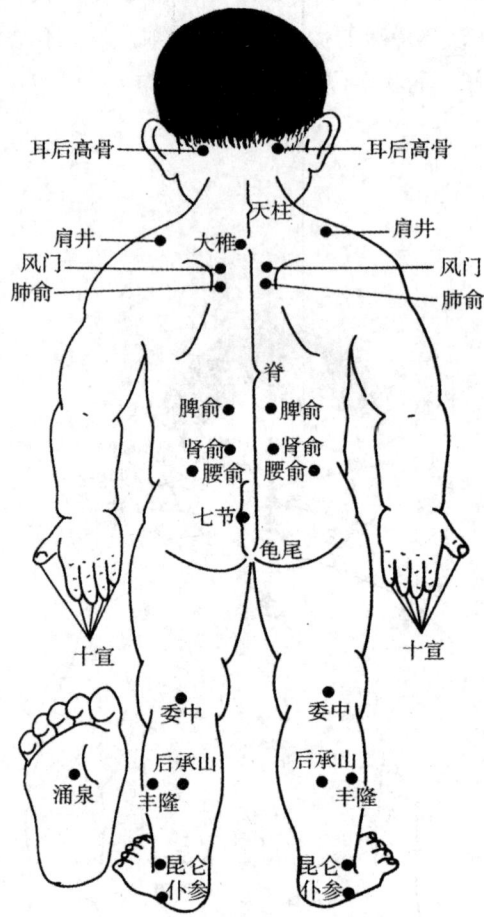

图4-2　小儿推拿特定穴背面穴位图

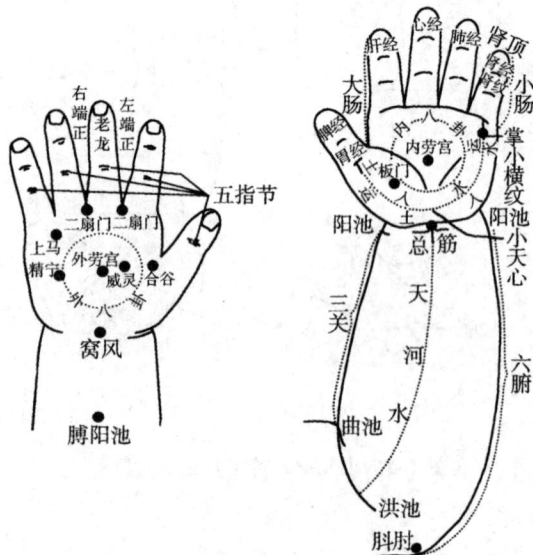

右端正　老龙　左端正
　　　　　　　　　肾顶
肝经　心经　肺经
　　　　　　　　　　小肠
大肠
　　　　　　掌小横纹
二扇门　二扇门　　内劳宫　　池小天心
　　　　　　　五指节　十板门
上马　外劳宫　　　　　　　阳池
精宁　威灵　　阳池　　　　总筋
外　八　合谷
　　邪　　　　　　三关　天
窝风　　　　　　　　　河　六腑
　　　　　　　　　　　水

膊阳池　　　　　曲池

　　　　　　洪池
　　　　　　肘肘

图4-3　小儿推拿特定穴上肢穴位图

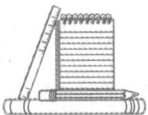

项目二　头面部穴位

一、天门（攒竹）

【位置】两眉中间（印堂）直上至前发际呈一条直线（图4-4）。

【操作】术者以两拇指自两眉中心自下而上交替直推至前发际，称推攒竹，又称开天门（图4-5），推30～50次。若自两眉中心推至囟门，称大开天门，推30～50次。

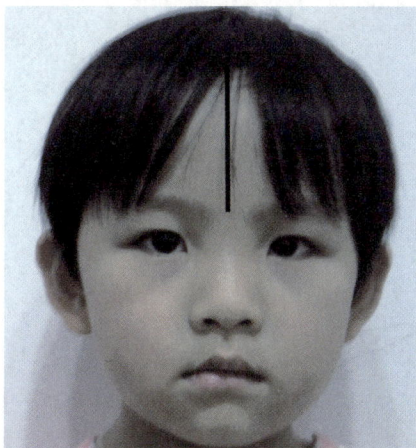

图4-4　天门

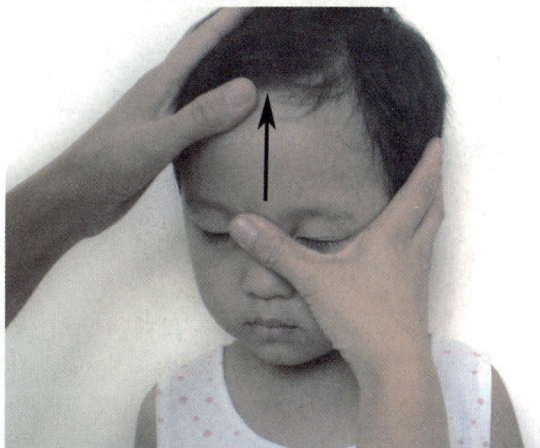

图4-5　开天门

【作用】开天门具有疏风解表、开窍醒脑、镇静安神的作用。

【临床应用】外感发热、头痛等证，多与推坎宫、运太阳、揉耳后高骨等合用；惊惕不安、烦躁不宁等证，多与清肝经、揉按百会等合用。体质虚弱、多汗、佝偻病小儿慎用开天门。

二、坎宫（眉弓、阴阳）

【位置】自两眉中心沿眉向眉梢呈一条横线（图4-6）。

【操作】术者以两拇指从眉心沿两眉向眉梢做分推，其余四指固定于头部两侧，称推坎宫，又称分阴阳，推30～50次（图4-7）。

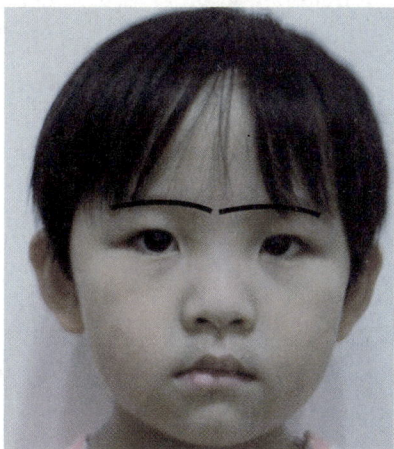

图4-6　坎宫

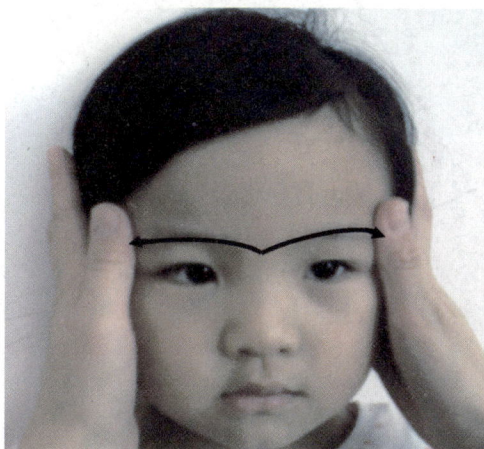

图4-7　推坎宫

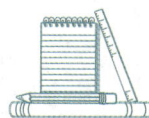

【作用】推坎宫能疏风解表，醒脑明目，止头痛。

【临床应用】外感发热、头痛等症，多与开天门、运太阳、揉耳后高骨等合用；目赤肿痛，多与清肝经、清天河水、掐揉小天心，推涌泉等合用。

三、太阳

【位置】眉梢与目外眦之间，向后约1寸，眉后凹陷处（图4-8）。

【操作】术者以两拇指桡侧自前向后直推，称推太阳，推30～50次；以中指指端揉太阳，称揉太阳或运太阳，揉30～50次，向眼方向揉为补，向耳方向揉为泻（图4-9）。

【作用】推揉太阳可疏风解表、清热明目、止头痛。

【临床应用】外感发热。若外感表实头痛，常用泻法；若外感表虚、内伤头痛，常用补法。

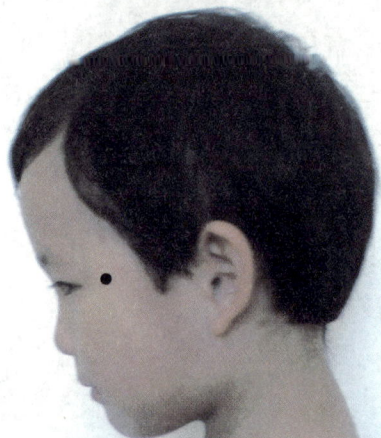

图4-8　太阳

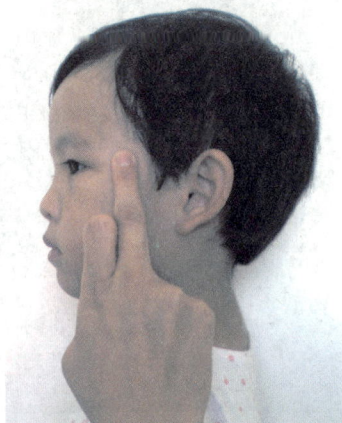

图4-9　运太阳

四、耳后高骨（高骨）

【位置】耳后入发际，乳突后缘高骨下凹陷处（图4-10）。

【操作】术者以拇指指端或中指指端揉，称揉耳后高骨，揉30～50次（图4-11）；或用两拇指运，称运耳后高骨，运30～50次；或用两拇指指甲掐，称掐耳后高骨，掐3～5次。

【作用】本穴具有疏风解表、安神除烦的作用。

【临床应用】感冒、头痛，揉耳后高骨常与开天门、推坎宫、运太阳合用，四种手法合称为治外感四大手法；神昏烦躁等症，多与清心经、揉内劳宫合用。

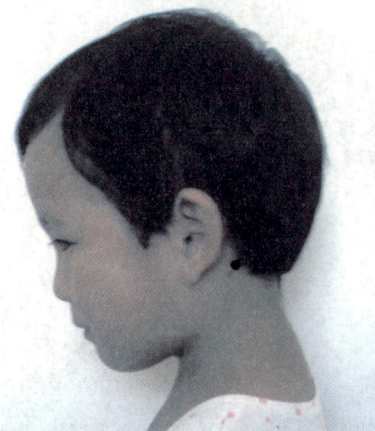

图4-10　耳后高骨

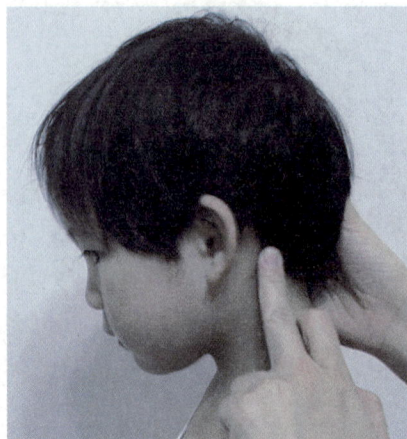

图4-11　揉耳后高骨

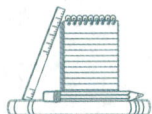

五、囟门（泥丸）

【位置】前发际正中直上 2 寸，百会前骨陷中（图 4-12）。

【操作】术者双手扶小儿侧头部，以两拇指自前发际交替推至囟门，或自囟门向两侧分推，若小儿囟门未闭，则应推至囟门边缘，称推囟门，推 30 ～ 50 次；或以掌心揉囟门，揉 30 ～ 50 次（图 4-13）。

【作用】推揉囟门具有镇静安神、通窍的作用。

【临床应用】头痛、惊风、鼻塞等证。

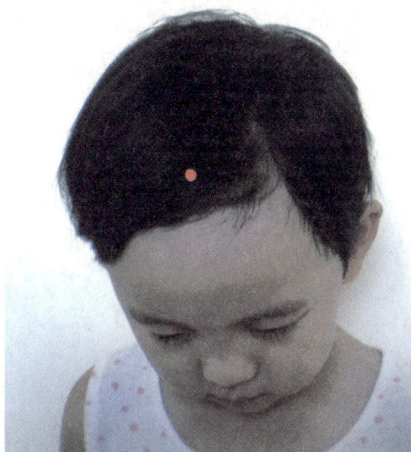

图 4-12　囟门

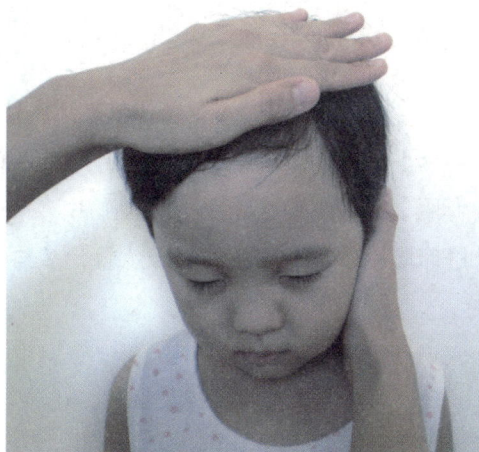

图 4-13　揉囟门

六、山根（山风、二门）

【位置】两目内眦中间，印堂之下，鼻根处（图 4-14）。

【操作】术者以拇指指甲掐，称掐山根，掐 3 ～ 5 次（图 4-15）。

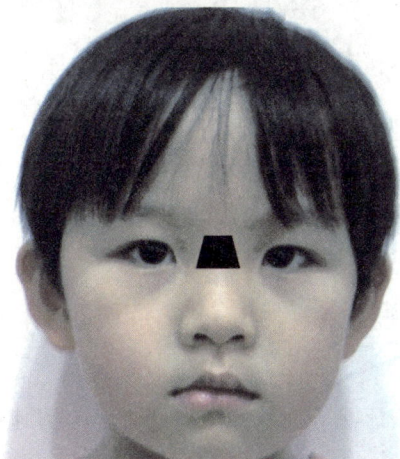

图 4-14　山根

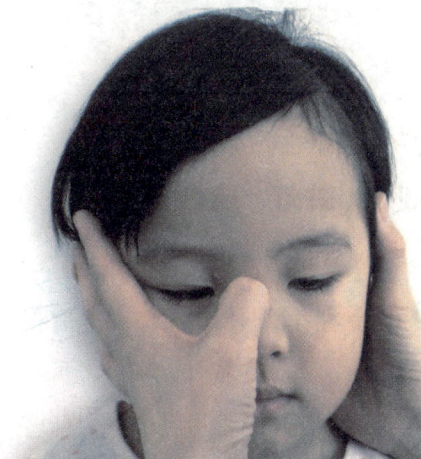

图 4-15　掐山根

【作用】掐山根具有醒目定神、开关窍的作用。

【临床应用】山根主要用于望诊，山根色青为惊为痛，色蓝为咳为喘。惊风、晕厥、抽搐等证，掐山根多与掐人中、掐老龙合用。

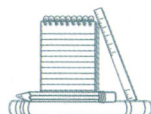

七、印堂（眉心）

【位置】两眉头连线中点处（图4-16）。

【操作】术者以拇指指甲在眉心处掐，称掐印堂，掐3～5次；或以中指指端揉，称揉印堂，揉30～50次。

【作用】掐印堂具有醒脑安神的作用，揉印堂具有祛风通窍的作用。

【临床应用】惊风，掐印堂多与掐人中、掐老龙合用；感冒、头痛等证，揉印堂常与开天门、推坎宫、运太阳合用。

八、人中（水沟）

【位置】人中沟正中上1/3与下2/3交点处。

【操作】术者以拇指指甲掐，称掐人中，掐3～5次（图4-17）。

【作用】掐人中具有醒神开窍的作用。

【临床应用】掐人中主要用于急救，多与掐十宣、掐老龙等配合用于中暑、窒息、晕厥、抽搐等症。

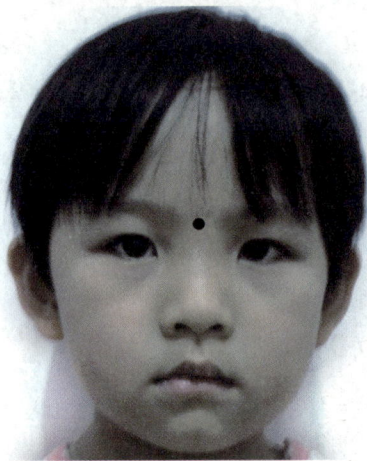

图4-16　印堂

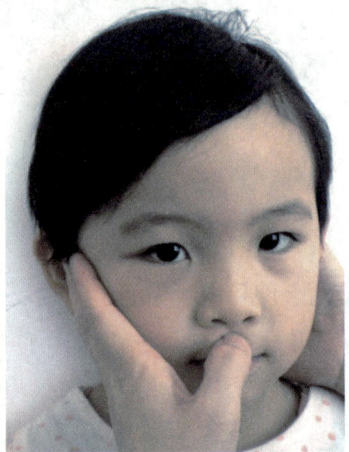

图4-17　掐人中

九、迎香（井灶、宝瓶）

【位置】鼻翼中点旁开0.5寸，鼻唇沟凹陷中。

【操作】术者以两拇指桡侧或食指、中指按揉，称按揉迎香，按揉30～50次（图4-18）。

【作用】按揉迎香具有宣肺气、通鼻窍的作用。

【临床应用】感冒或慢性鼻炎引起的呼吸不畅、鼻塞流涕等症状，按揉迎香多与清肺经、拿风池等合用，配合外感四大手法治疗外感。

十、牙关（颊车）

【位置】下颌角前上方一横指，咬牙时咬肌隆起处。

【操作】术者以拇指或中指按或揉，称按牙关或揉牙关，按3～5次，揉30～50次（图4-19）。

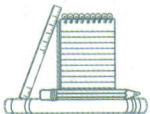

【作用】按牙关具有开窍功效；揉牙关具有疏风通络止痛的作用。

【临床应用】按牙关多用于牙关紧闭，常与掐人中、掐十宣等合用；揉牙关多用于口眼㖞斜，常与揉迎香、揉四白、揉地仓等合用。

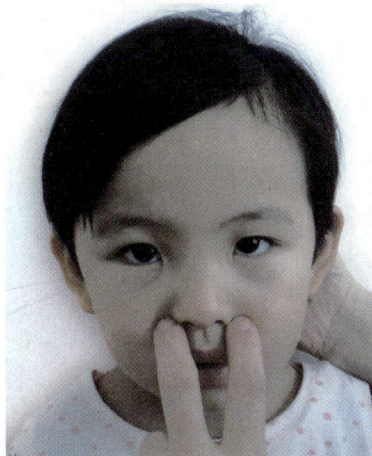

图 4-18　按揉迎香　　　　　　　　　　图 4-19　揉牙关

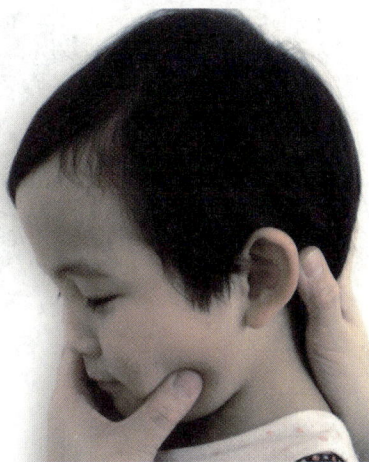

十一、百会

【位置】前发际正中直上 5 寸，两耳尖与头正中线连线交点。

【操作】术者以拇指或中指指腹按揉，称按揉百会，按揉 30 ～ 50 次（图 4-20）。

【作用】按揉百会具有镇静安神、升阳举陷的作用。

【临床应用】惊风、烦躁等证，按揉百会多与清肝经、清心经、掐揉小天心等合用；遗尿、脱肛等证，按揉百会多与补脾经、补肾经、揉丹田等合用；虚寒证可用灸百会。

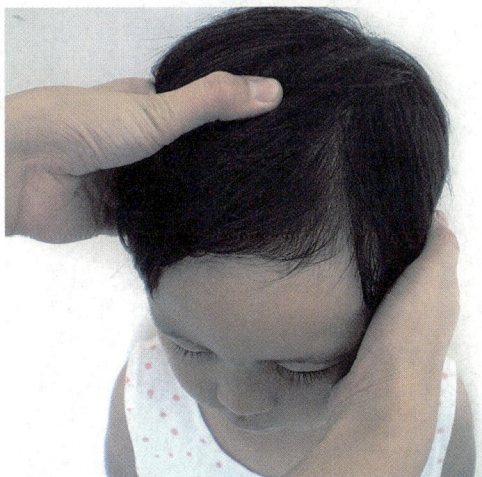

图 4-20　按揉百会

十二、风池

【位置】后发际上 1 寸，胸锁乳突肌与斜方肌之间的凹陷处，平风府。

【操作】术者以拇、食指或拇、中指相对用力，称拿风池或拿揉风池，拿或拿揉 5 ～ 10 次（图 4-21）。

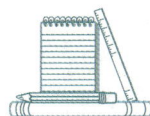

【作用】拿风池或拿揉风池具有发汗解表、祛风散寒、解痉止痛的作用。

【临床应用】感冒头痛、发热无汗等表证，拿风池多与外感四大手法、掐揉二扇门等合用，具有较强的发汗功能；落枕、项背强痛等证，多配合局部按揉风池。

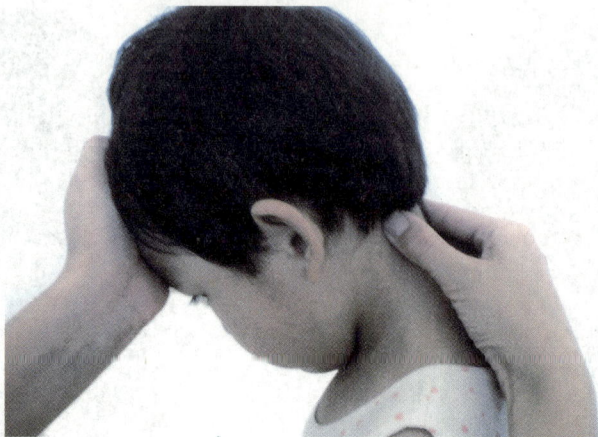

图 4-21   拿风池

项目三   胸腹部穴位

一、天突

【位置】胸骨上窝凹陷处。

【操作】术者以中指指端按揉，称按揉天突（图 4-22），按揉 10 ～ 30 次；以两手拇指对称挤，称挤捏天突，至皮下淤血。

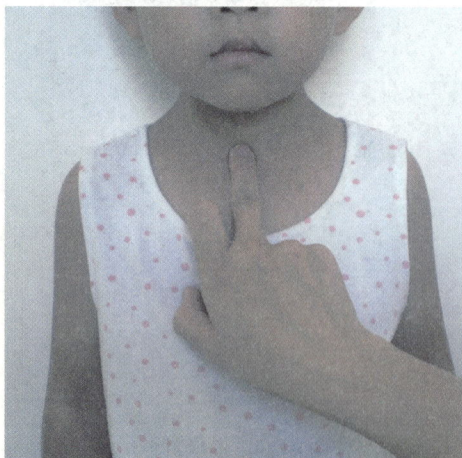

图 4-22   按揉天突

【作用】按揉天突具有理气化痰、降逆平喘、止呕的作用；挤捏天突具有清热解表的作用。

【临床应用】胃气上逆或痰涎壅盛引起的呕吐、咳喘等症，常用按揉天突与揉膻中、运内八卦、揉中脘等合用；外感发热，常用挤捏天突，在本穴两侧相隔 1 寸处再挤捏 1 次，配合清天

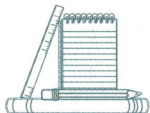

河水、拿风池、推脊等合用。

二、乳根、乳旁

【位置】乳头下 2 分为乳根；乳头旁 2 分为乳旁（图 4-23）。

【操作】术者以食指和中指指端按揉此二穴，称为揉乳根、乳旁，揉 10 ～ 30 次（图 4-24）。

【作用】揉乳根、乳旁具有宽胸理气、止咳化痰、消食化滞的作用。

【临床应用】胸闷、胸痛、咳喘等症，常用揉乳根、乳旁，配合推揉膻中、揉中府、揉云门、揉肺俞，对痰涎壅盛导致的肺不张有良好效果。

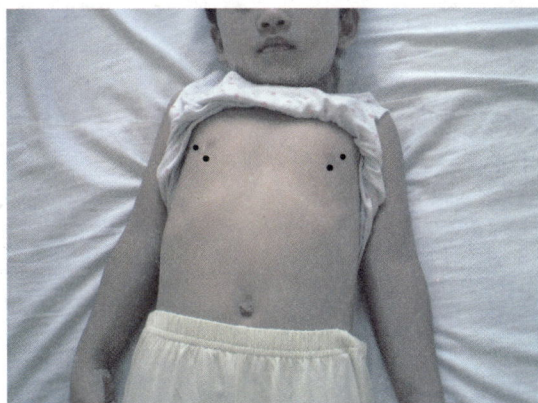

图 4-23　乳根、乳旁

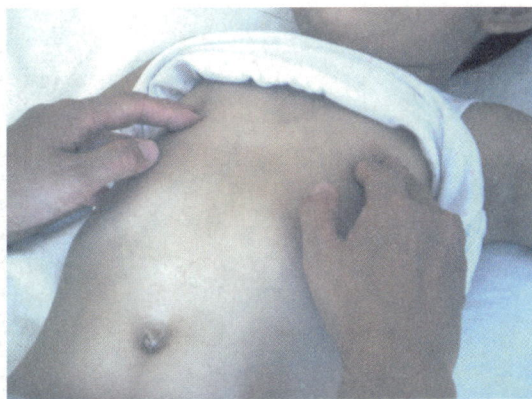

图 4-24　揉乳根、乳旁

三、胁肋

【位置】从腋下两胁至天枢（图 4-25）。

【操作】术者以两手掌自两侧腋下搓摩至天枢，称搓摩胁肋，又称按弦走搓摩，搓摩 50 ～ 100 次（图 4-26）。

【作用】搓摩胁肋具有顺气化痰、开积聚、除胸闷的作用。

【临床应用】食积、痰涎壅盛、气逆所致的胸闷、气喘、腹胀等症。

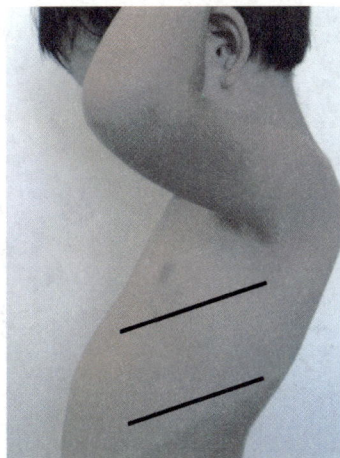

图 4-25　胁肋

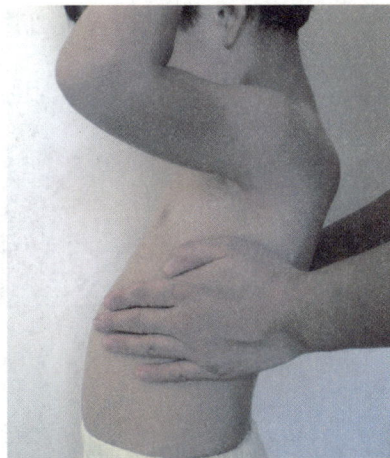

图 4-26　搓摩胁肋

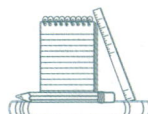

四、膻中

【位置】两乳头连线中点。

【操作】术者以中指指端揉，称揉膻中，揉 50 ～ 100 次；以两手拇指指端向两侧分推至乳头，称分推膻中，分推 50 ～ 100 次（图 4-27）；以食指、中指自胸骨切迹向下推至剑突，称推膻中，推 50 ～ 100 次。

【作用】本穴具有宽胸理气、止咳化痰的作用。

【临床应用】胸闷、呕吐、嗳气、呃逆等症，多与运内八卦、横纹推向板门等合用；喘咳等症，多与揉肺俞、推肺经等合用；痰吐不利等症，多与揉天突、按揉丰隆等合用。

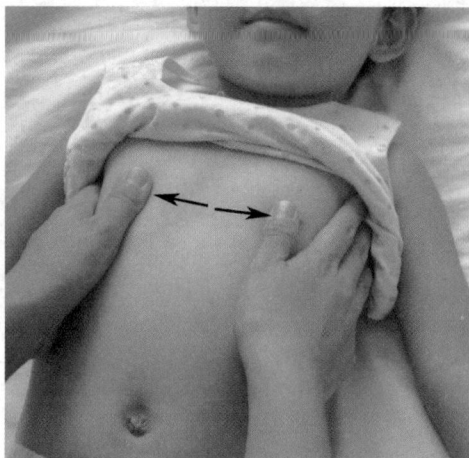

图 4-27　分推膻中

五、腹

【位置】腹部（图 4-28）。

【操作】术者以掌面或四指指腹摩，称摩腹，摩 5 分钟。顺时针摩腹为泻法，逆时针摩腹为补法（图 4-29）。

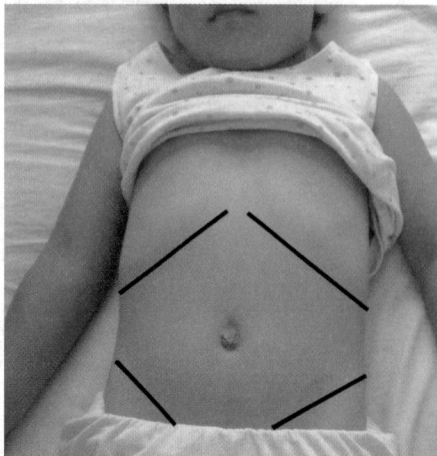

图 4-28　腹

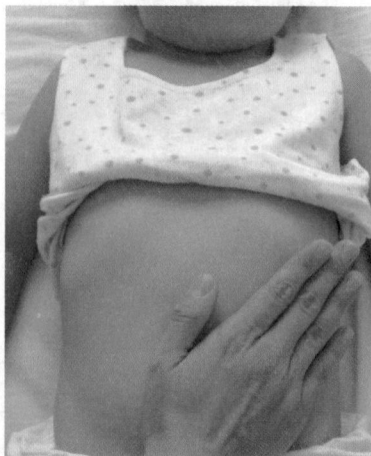

图 4-29　摩腹

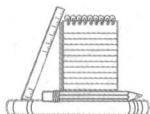

【作用】摩腹具有健脾和胃、理气消食的作用。

【临床应用】恶心、呕吐、腹痛、腹泻、腹胀、便秘、厌食等症，应用泻法能消食、导滞，应用补法能健脾止泻。摩腹在临床多作为小儿保健推拿手法，多与按揉足三里、捏脊等合用。

六、中脘（胃脘、太仓）

【位置】脐正中直上 4 寸。

【操作】术者以指端或掌根揉，称揉中脘，揉 100 ～ 300 次（图 4-30）；以掌心或四指摩，称摩中脘，摩 5 分钟；以食指、中指两指指端从中脘向上直推至喉下或从喉下向下直推至中脘，称推中脘，推 100 ～ 300 次（图 4-31）。

【作用】揉（摩）中脘具有健脾和胃、消食化滞的作用，自上而下推中脘有降胃气的作用。

【临床应用】食积、呕吐、腹胀、腹痛、食欲不振等症，揉（摩）中脘多与按揉足三里、推脾经合用。自上而下推中脘多用于胃气上逆、嗳气呕恶。

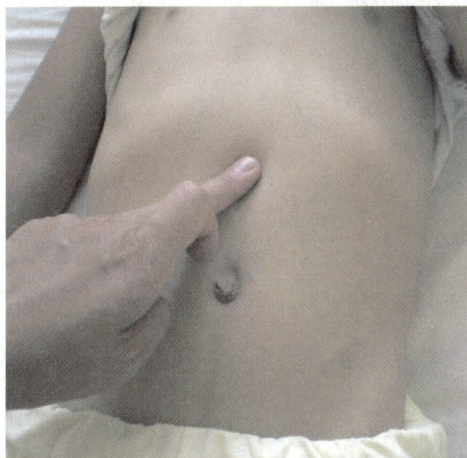

图 4-30 揉中脘

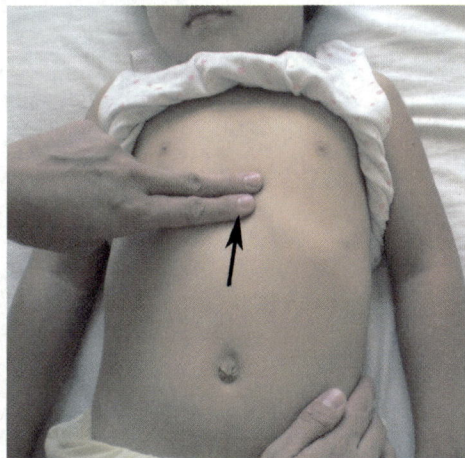

图 4-31 推中脘

七、腹阴阳

【位置】自中脘斜向两肋下软肉处呈一条直线（图 4-32）。

【操作】术者以两拇指指端沿肋弓边缘向两旁分推，称分推腹阴阳，推 50 ～ 100 次（图 4-33）。

【作用】分推腹阴阳具有健脾和胃、理气消食的作用。

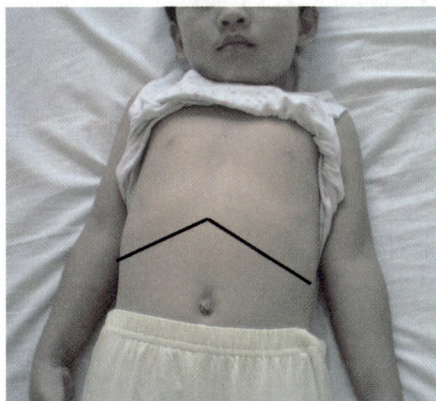

图 4-32 腹阴阳

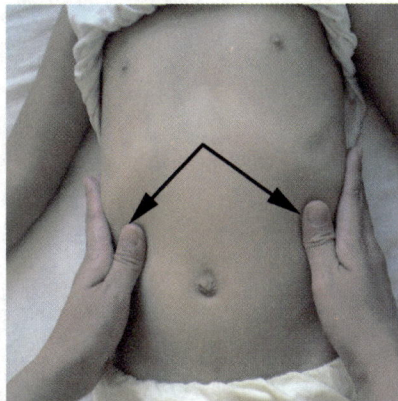

图 4-33 分推腹阴阳

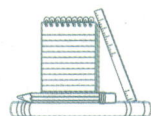

【临床应用】乳食内积、恶心、呕吐、腹胀、食欲不振等症。摩腹与分推腹阴阳均具有健脾和胃、理气消食的作用，但就其功效而言，摩腹较分推腹阴阳作用和缓。

八、脐（神阙）

【位置】肚脐。

【操作】术者以中指指端或掌根揉，称揉脐（图 4-34），揉 100 ～ 300 次；以掌面或指腹摩，称摩脐，摩 5 分钟。顺时针方向为泻，逆时针方向为补，顺逆各半为平补平泻。

【作用】补法具有温阳散寒、补益气血、健脾和胃的作用；泻法具有消食导滞的作用。

【临床应用】气虚便秘，寒湿、脾虚、肾虚型腹泻，小儿疳积等证，多用补法，以摩腹、推上七节骨、揉龟尾等合用，简称"摩腹揉脐，龟尾七节骨"；实热型便秘、湿热型泄泻、痢疾等，多用泻法；先天不足、后天失调，伤食泄泻等，多用平补平泻。

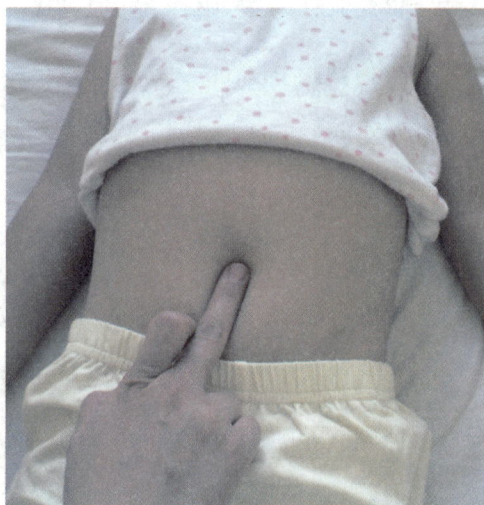

图 4-34　揉脐

九、天枢

【位置】脐旁 2 寸。

【操作】术者以食指、中指两指指端揉，称揉天枢，揉 50 ～ 100 次（图 4-35）。

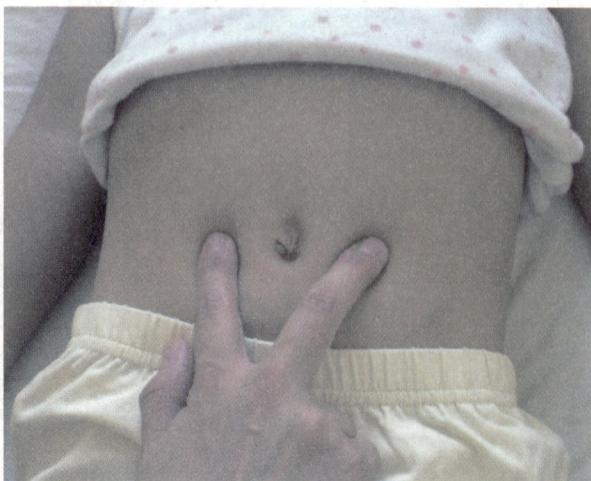

图 4-35　揉天枢

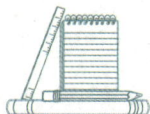

【作用】揉天枢具有疏调大肠、理气消滞的作用。

【临床应用】腹胀、腹泻、腹痛、呕吐、便秘等证，摩天枢多与摩腹、揉脐、推七节骨、揉龟尾等合用。

十、丹田

【位置】小腹部，脐下2寸与3寸之间（图4-36）。

【操作】术者以中指指腹或手掌揉，称揉丹田，揉50～100次（图4-37）；以手掌摩，称摩丹田，摩5分钟。

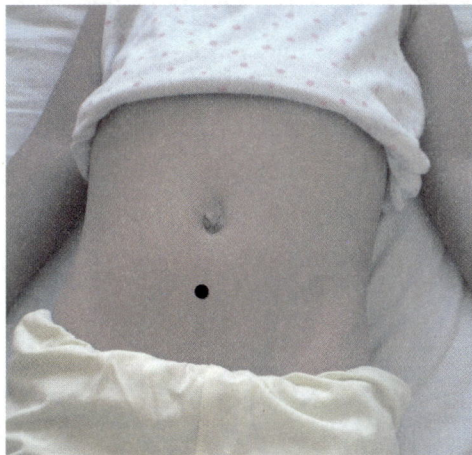
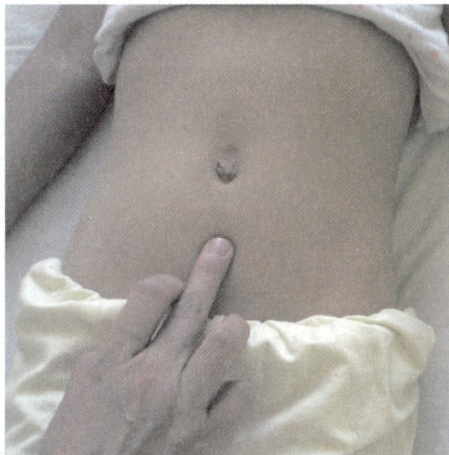

图4-36　丹田　　　　　　　　　　　　　图4-37　揉丹田

【作用】揉、摩丹田具有培肾固本、温补下元、泌别清浊的作用。

【临床应用】小儿先天不足，下元虚冷导致的遗尿、腹痛、脱肛等症，揉、摩丹田多与补肾经、揉外劳宫、推三关等合用；对癃闭等证，揉、摩丹田多与推箕门、揉关元、清小肠合用。

十一、肚角

【位置】脐下2寸，旁开2寸的两肚筋（图4-38）。

【操作】术者以两手拇指、食指、中指指腹提拿，称拿肚角，拿3～5次（图4-39）。

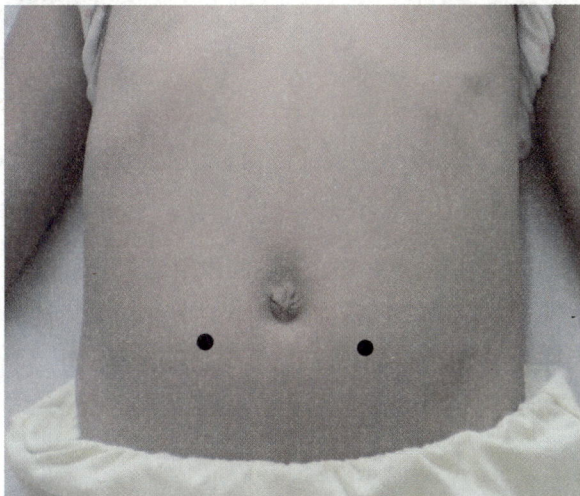

图4-38　肚角

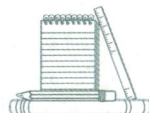

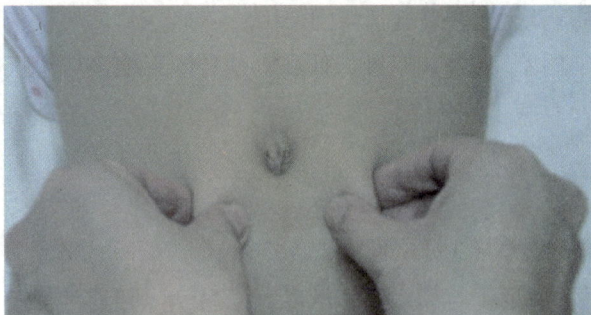

图 4-39 拿肚角

【作用】拿肚角具有理气消滞、止腹痛的作用。

【临床应用】治疗各种原因引起的腹痛，尤其对于寒性腹痛、食积腹痛效果更佳。拿肚角刺激量较大，一般拿 3 ~ 5 次即可，为防止小儿哭闹，一般在其他手法操作完毕再应用。

项目四 项背腰骶部穴位

一、天柱骨（天柱）

【位置】颈后发际正中至大椎呈一直线（图 4-40）。

【操作】术者以拇指或食指、中指指面自上而下直推，称推天柱骨，推 100 ~ 300 次（图 4-41）；或用汤匙边蘸水自上而下刮，称刮天柱骨，刮至皮下轻度瘀血即可。

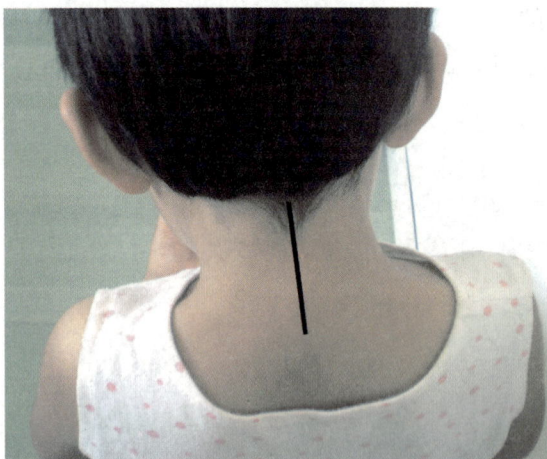

图 4-40 天柱骨

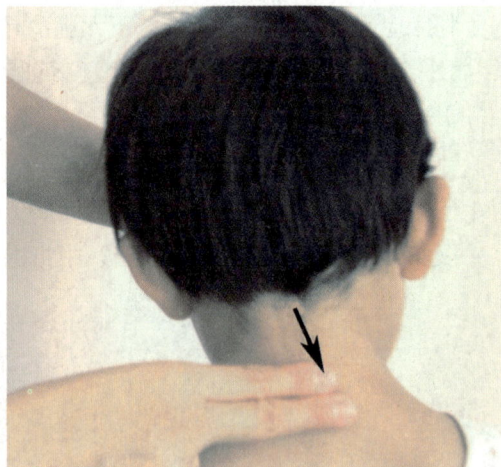

图 4-41 推天柱骨

【作用】推、刮天柱骨具有祛风散寒、降逆止呕的作用。

【临床应用】外感发热、颈项强痛等证，推、刮天柱骨多与拿风池、掐揉二扇门等合用；恶心、呕吐等证，推、刮天柱骨多与横纹推向板门、揉中脘等合用；外感风热、咽痛等证，推、刮天柱骨多与掐揉少商、清天河水等合用。

二、脊柱

【位置】从大椎至尾椎末端呈一条直线（图 4-42）。

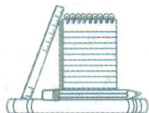

【操作】术者以食指、中指指腹自上而下直推，称推脊，推 100～300 次；以拇指与食指、中指两指对捏，称捏脊，捏 3～5 遍，每捏 3 下，再将脊背皮肤向上提一下，称捏三提一（图 4-43），捏脊前先轻轻抚摩背部，放松肌肉。

【作用】捏脊具有调阴阳、理气血、和脏腑、通经络、强身健体的作用；重推脊具有清热作用，轻推脊具有安神作用。

【临床应用】小儿腹泻、疳积、先后天不足等证，常以捏脊与补脾经、推三关、按揉足三里等合用；发热、惊风等证，常用重推脊，配合清天河水、退六腑等；小儿惊啼、夜寐不安等证，多用轻推脊，配合按揉百会、清肝经、掐揉小天心等。

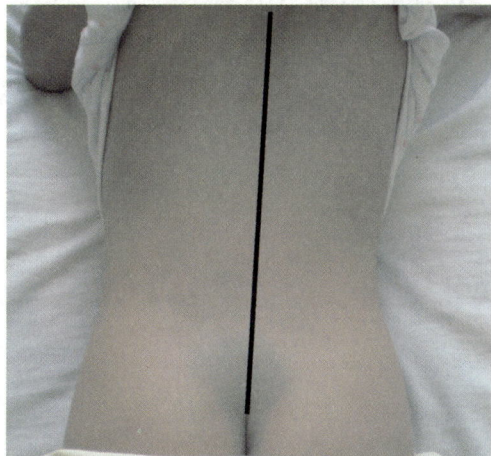

图 4-42　脊

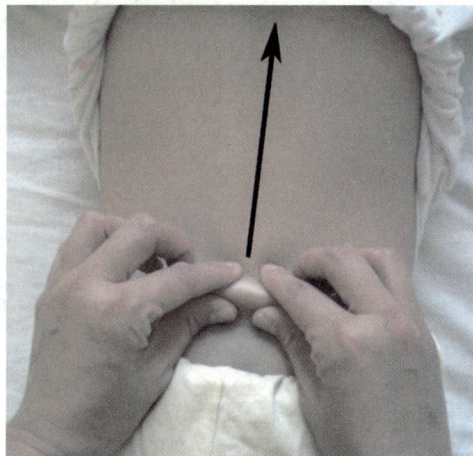

图 4-43　捏脊

三、七节骨

【位置】从第 4 腰椎至尾椎骨端呈一直线（图 4-44）。

【操作】术者以拇指或食指、中指指腹自下而上推，称推上七节骨；自上而下推，称推下七节骨，推 100～300 次（图 4-45）。

【作用】推上七节骨具有温阳止泻的作用；推下七节骨具有泄热通便的作用。

【临床应用】虚寒腹泻、气虚脱肛、久痢不愈、遗尿等证，常以推上七节骨与揉百会等合用；肠热便秘、痢疾等证，常以推下七节骨与清大肠等合用。

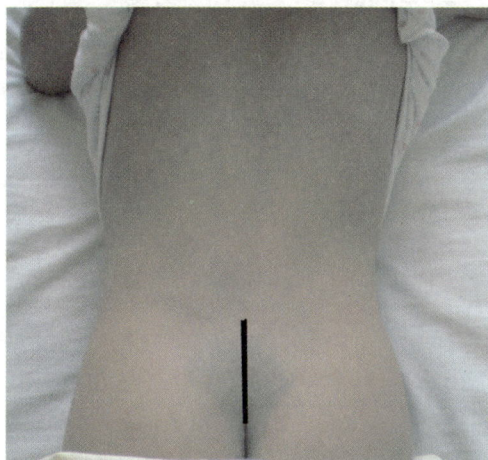

图 4-44　七节骨

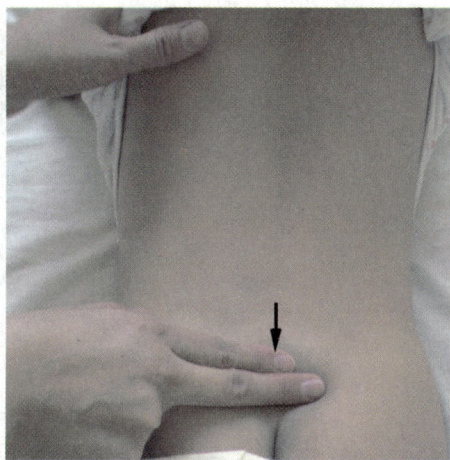

图 4-45　推下七节骨

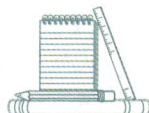

四、龟尾（长强、尾尻）

【位置】尾椎骨末端。

【操作】术者以拇指或中指指端揉，称揉龟尾，揉 100～300 次（图 4-46）。

【作用】揉龟尾具有通调督脉、调理大肠的作用。

【临床应用】本穴既能止泻又能通便，揉龟尾多与推七节骨、揉脐等合用治疗泄泻、便秘等症。

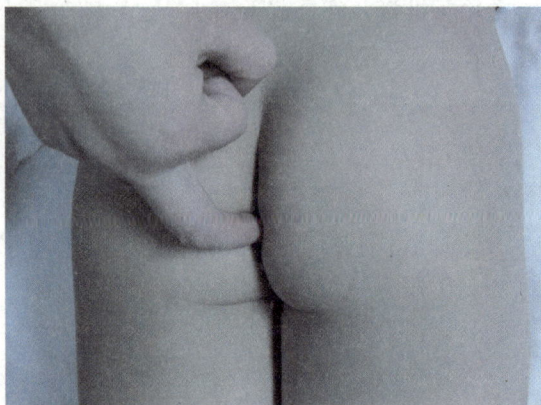

图 4-46　揉龟尾

五、肩井（膊井）

【位置】第 7 颈椎棘突与肩峰连线中点。

【操作】术者以拇指与食、中指用力提拿，称拿肩井，拿 3～5 次（图 4-47）；或以指端按压，称按肩井，按 10～30 次。

【作用】拿、按肩井具有宣通气血、发汗解表的作用。

【临床应用】拿、按肩井常作为治疗结束后的总收法（结束手法）；外感病，多配合外感四大手法；上肢抬举不利、臂丛神经麻痹等证，多配合拿曲池、拿合谷等。

六、大椎

【位置】第 7 颈椎棘突下凹陷处。

【操作】术者以拇指或中指指端揉，称揉大椎，揉 20～30 次（图 4-48）。

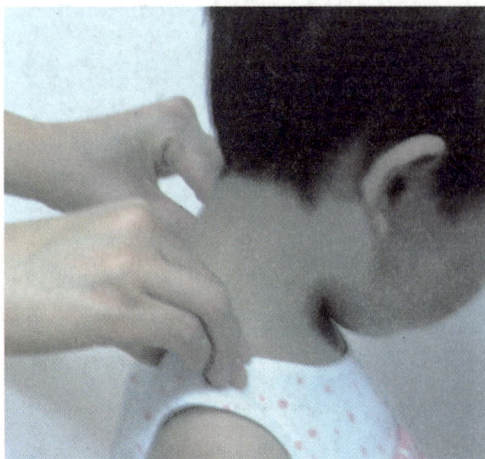

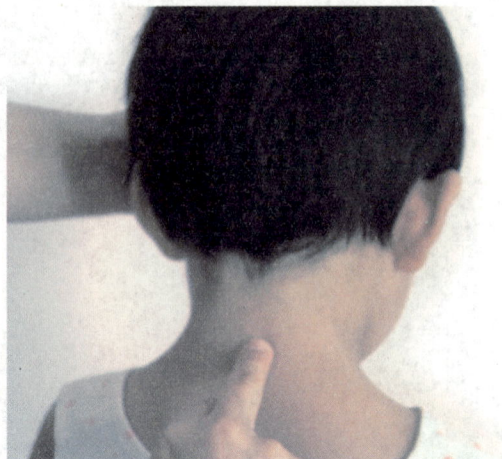

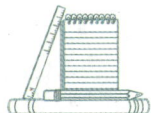

图 4-47　拿肩井　　　　　　　　　　　　　　图 4-48　揉大椎

【作用】揉大椎具有清热解表的作用。

【临床应用】感冒发热、咳嗽、项强等证。

七、风门

【位置】第 2 胸椎棘突下旁开 1.5 寸。

【操作】术者以双手拇指或食、中指指端揉，称揉风门，揉 20 ～ 30 次（图 4-49）。

【作用】揉风门具有解表通络、止咳平喘的作用。

【临床应用】感冒、咳嗽、鼻塞、气喘等证，多配合推肺经、揉肺俞、推揉膻中等；腰背肌肉疼痛等症，多配合拿委中、拿昆仑、拿承山等。

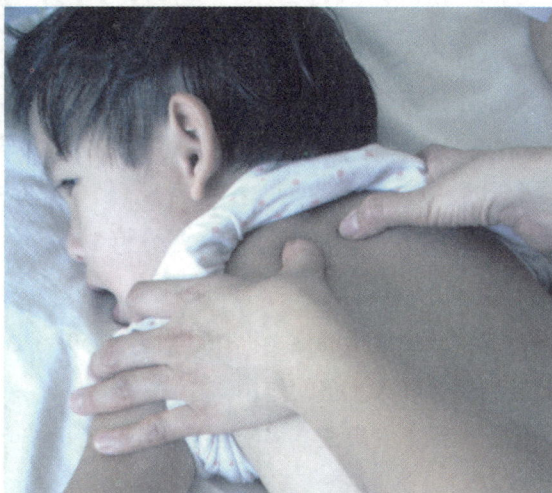

图 4-49　揉风门

八、肺俞

【位置】第 3 胸椎棘突下旁开 1.5 寸。

【操作】术者以双手拇指或食、中指指端揉，称揉肺俞，揉 50 ～ 100 次；或以拇指分别自肩胛骨内侧缘自上而下推，称推肺俞，或称分推肩胛骨，推 100 ～ 300 次（图 4-50）。

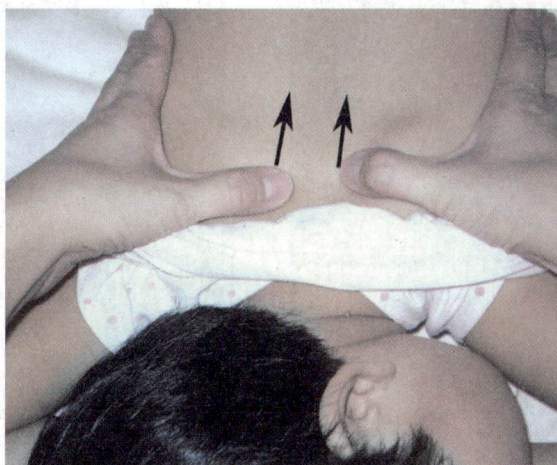

图 4-50　推肺俞

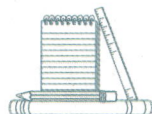

【作用】揉、推肺俞具有调理肺气、补益虚损、止咳化痰的作用。

【临床应用】外感咳嗽，常配合外感四大手法；胸闷咳喘、发热、胸痛，多配合清肺经、揉膻中等；久咳不愈，加补脾经、揉脾俞等。

九、心俞

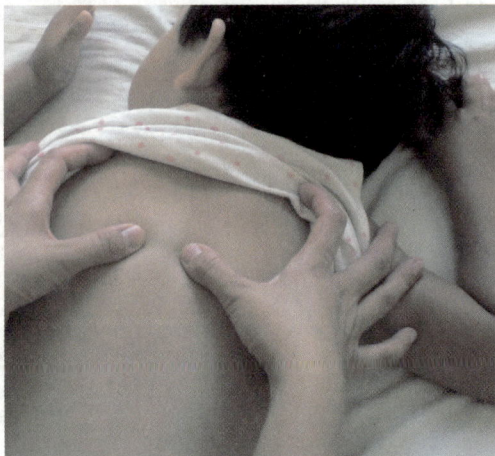

【位置】第 5 胸椎棘突下旁开 1.5 寸。

【操作】术者以拇指或食、中指指端揉，称揉心俞，揉 50～100 次（图 4-51）。

【作用】揉心俞具有镇静安神、清热泻心火的作用。

【临床应用】小儿惊啼、夜寐不安等证，配合按揉百会、清肝经、掐揉小天心等；高热神昏、口疮面赤、小便短赤等，多配合清天河水、清小肠等。

图 4-51　揉心俞

十、肝俞

【位置】第 9 胸椎棘突下旁开 1.5 寸。

【操作】术者以双手拇指或食、中指指端揉，称揉肝俞，揉 50～100 次（图 4-52）。

【作用】揉肝俞具有疏肝利胆、降火止痉的作用。

【临床应用】惊风、抽搐、烦躁不安等证，多配合掐揉小天心、掐老龙等。

十一、脾俞

【位置】第 11 胸椎棘突下旁开 1.5 寸。

【操作】术者以双手拇指或食、中指指端揉，称揉脾俞，揉 50～100 次（图 4-53）。

【作用】揉脾俞具有健脾助运、利水祛湿的作用。

【临床应用】食欲不振、呕吐、腹泻、水肿等，多与补脾经、按揉足三里等合用。

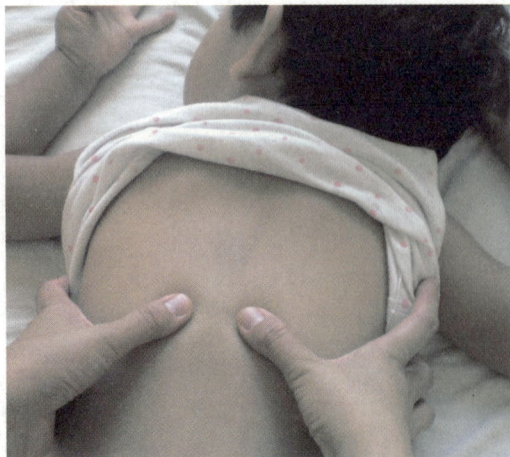

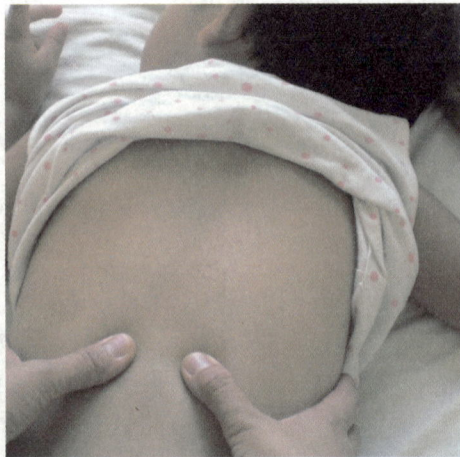

图 4-52　揉肝俞　　　　　　　　　　　图 4-53　揉脾俞

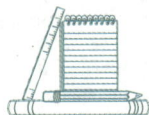

十二、肾俞

【位置】第2腰椎棘突下旁开1.5寸。

【操作】术者以双手拇指或食指、中指指端揉，称揉肾俞，揉50～100次（图4-54）。

【作用】揉肾俞具有滋阴壮阳、补益肾元的作用。

【临床应用】脾肾阳虚型泄泻、小儿遗尿等证，多配合补脾经、推上七节骨、推三关、揉丹田、按揉百会等。

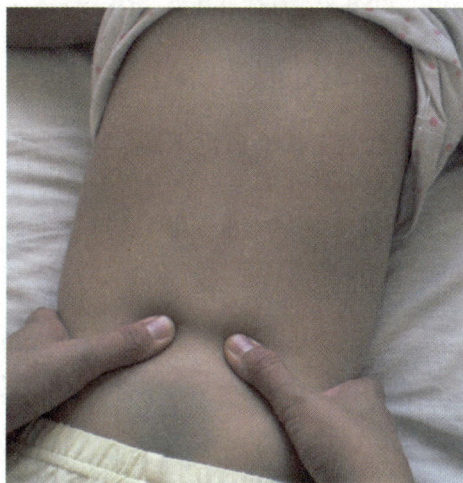

图4-54 揉肾俞

项目五 上肢部穴位

一、脾经（脾土）

【位置】拇指桡侧缘或拇指末节螺纹面（图4-55）。

【操作】术者将小儿拇指屈曲，循拇指桡侧由指尖直推向指根方向称补脾经（亦可旋推小儿拇指螺纹面）（图4-56）；由指根直推至指尖方向称清脾经；如来回直推为平补平泻，补脾经和清脾经统称为推脾经，推100～500次。

【作用】补脾经具有健脾胃、补气血的作用；清脾经具有化痰止呕、清热利湿的作用。

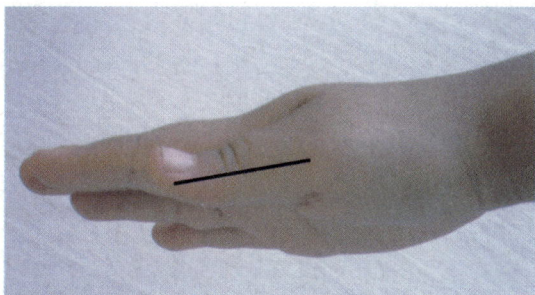

图4-55 脾经

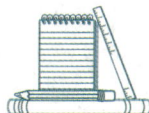

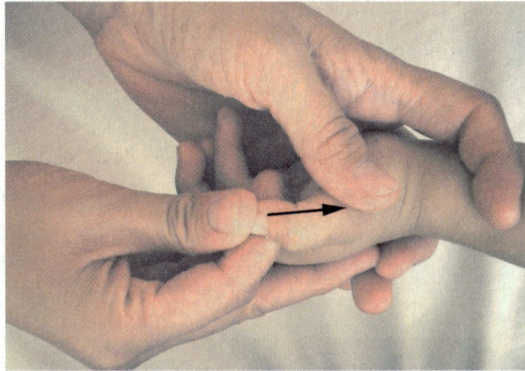

图 4-56　补脾经

【临床应用】脾胃虚弱引起的食欲不振、消化不良、腹泻、疳积等，常用补脾经，多与揉脾俞、揉中脘、揉足三里、摩腹、捏脊等合用；湿热熏蒸、恶心呕吐、皮肤发黄、腹泻痢疾等，常用清脾经，多与清胃经、清天河水、清大肠等合用。由于小儿脾胃薄弱，不宜攻伐太甚，在一般情况下，多用补法，体壮邪实者可用清法。

二、肝经（肝木）

【位置】食指末节螺纹面（图 4-57）。

【操作】术者循小儿食指由指尖直推向指根方向或旋推小儿食指末节螺纹面称补肝经；反之为清，称清肝经（图 4-58）；补肝经和清肝经统称为推肝经，推 100～500 次。

【作用】本穴具有平肝泻火、镇惊除烦的作用。

【临床应用】惊风、抽搐、烦躁不安、口苦、目赤、五心烦热等证，常用清肝经，多与掐人中、掐揉小天心、掐老龙等合用。肝经宜清不宜补，若肝虚应补时，则需补后加清；或以补肾经代之，为滋肾养肝法。

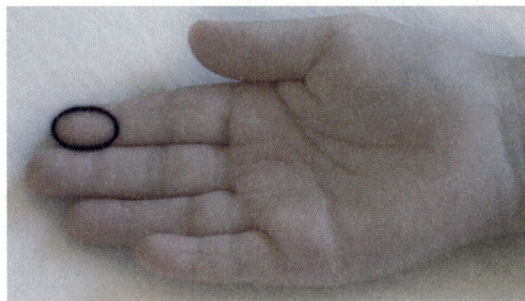

图 4-57　肝经

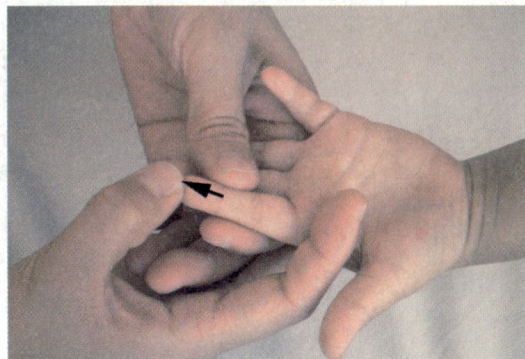

图 4-58　清肝经

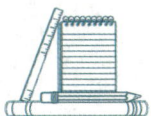

三、心经（心火）

【位置】中指末节螺纹面（图 4-59）。

【操作】术者循小儿中指由指尖直推至指根方向或旋推小儿中指末节螺纹面，称补心经；反之为清，称清心经（图 4-60）；补心经和清心经统称为推心经，推 100 ～ 500 次。

【作用】清心经具有清心火的作用；补心经具有补气血、养心神的作用。

【临床应用】心火亢盛所致高热神昏、小便赤涩、口舌生疮等症，常用清心经，多与清天河水、清小肠、退六腑等合用。本穴宜清不宜补，恐动心火之故，若气血不足，而见心烦不安、睡卧露睛等症，需用补法时，可补后加清，或以补脾经代之。

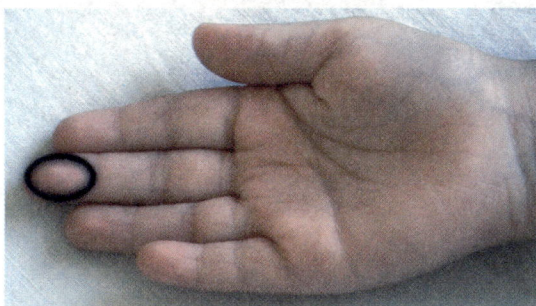

图 4-59　心经

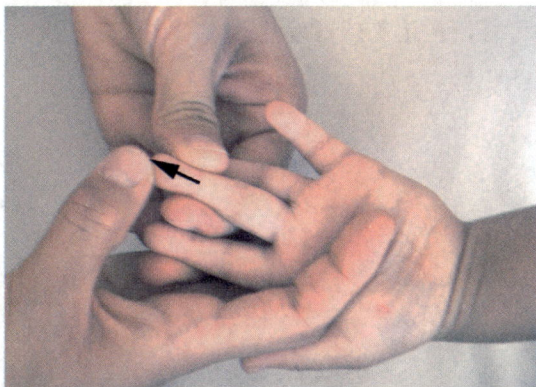

图 4-60　清心经

四、肺经（肺金）

【位置】无名指末节螺纹面（图 4-61）。

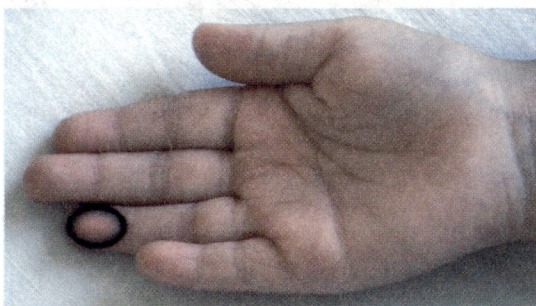

图 4-61　肺经

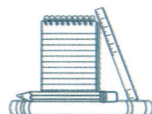

【操作】术者循小儿无名指由指尖直推向指根方向或旋推小儿无名指末节螺纹面，称补肺经；反之为清，称清肺经（图4-62）；补肺经和清肺经统称为推肺经，推100～500次。

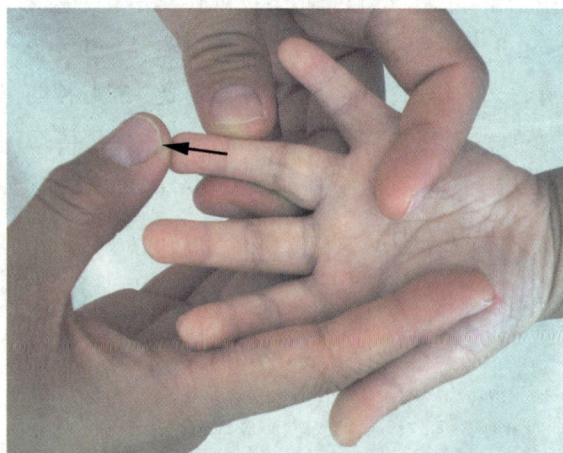

图4-62   清肺经

【作用】补肺经具有补益肺气的作用；清肺经具有疏风解表、宣肺清热、止咳化痰的作用。

【临床应用】用于肺气虚损所致的咳嗽气喘、虚汗怕冷等肺经虚寒证，常以补肺经与补脾经、揉二人上马、推三关等合用；用于感冒发热、咳嗽、气喘、痰鸣等肺经实热证，常以清肺经与清天河水、退六腑等合用。

五、肾经（肾水）

【位置】小指末节螺纹面（图4-63）。

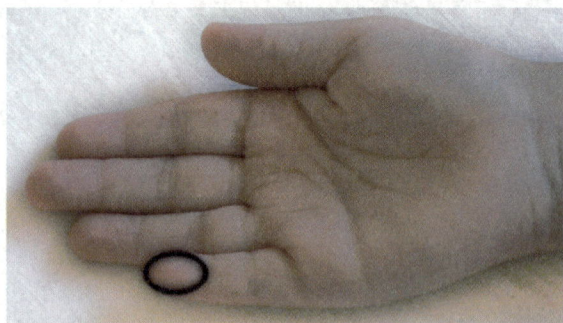

图4-63   肾经

【操作】术者循小儿小指由指根直推至指尖方向或旋推小儿小指螺纹面，称补肾经（图4-64）；反之为清，称清肾经；补肾经和清肾经统称为推肾经，推100～500次。

【作用】补肾经具有补肾益脑、温养下元的作用；清肾经具有清下焦湿热的作用。

【临床应用】先天不足、体虚久病、遗尿等，常以补肾经与补脾经、揉肾俞、捏脊、揉足三里等合用；膀胱蕴热、小便淋沥赤涩等，常以清肾经与清天河水、清小肠、推箕门等合用。

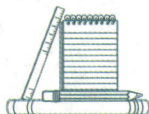

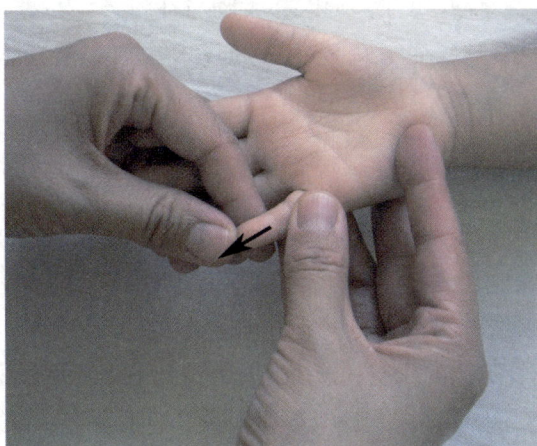

图 4-64 补肾经

六、大肠

【位置】食指桡侧，自食指尖至虎口呈一条直线（图 4-65）。

【操作】术者以拇指指腹由小儿食指尖推向虎口，称补大肠；反之为清，称清大肠（图 4-66）；补大肠和清大肠统称为推大肠，推 100～500 次。

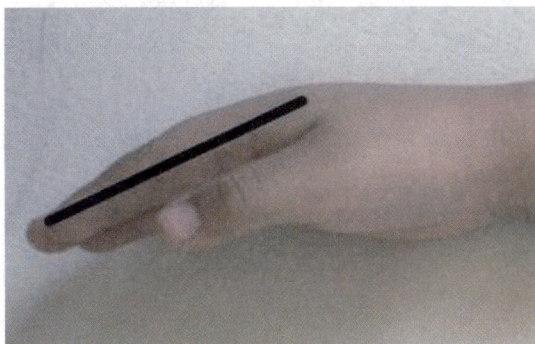

图 4-65 大肠

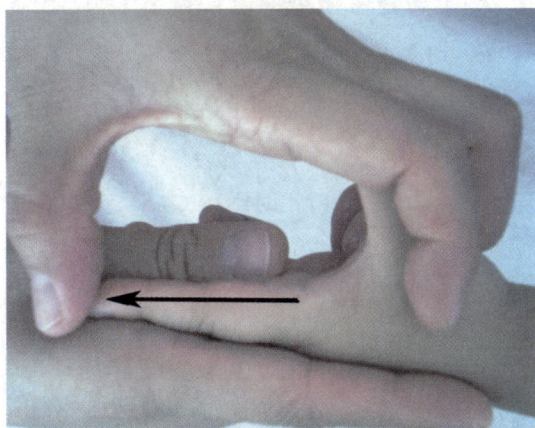

图 4-66 清大肠

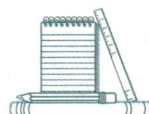

【作用】补大肠具有温中止泻、涩肠固脱的作用；清大肠具有清利肠腑、除湿导滞的作用。

【临床应用】虚寒腹泻、脱肛等证，常以补大肠与补脾经、补肾经、摩腹、推上七节骨等合用；湿热留滞肠道，症见身热腹痛、痢下赤白、便秘等，常以清大肠与退六腑、推下七节骨、揉龟尾等合用。

七、小肠

【位置】小指尺侧缘，自指尖至指根呈一条直线（图4-67）。

【操作】术者以拇指指腹由小儿小指指尖直推向指根，称补小肠；反之为清，称清小肠（图4-68）；补小肠和清小肠统称为推小肠，推100～500次。

【作用】补小肠具有温补下焦的作用；清小肠具有清利下焦湿热、泌别清浊的作用。

【临床应用】下焦虚寒所致的多尿、遗尿等症，常以补小肠与补肺经、补肾经、揉肾俞等合用；小便短赤、尿闭等症，常以清小肠与清天河水、掐揉小天心等合用。

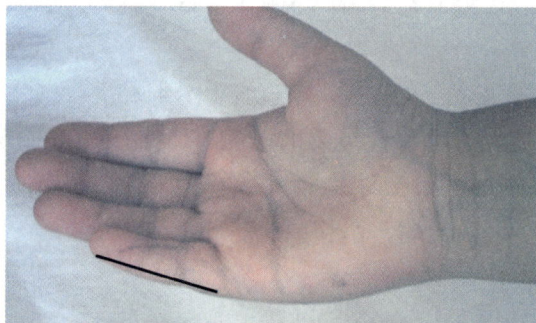

图4-67 小肠

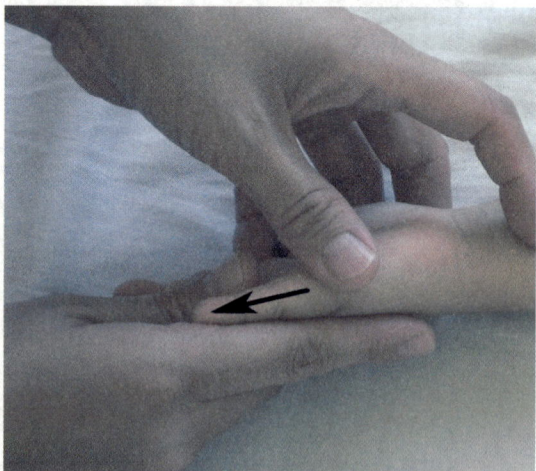

图4-68 清小肠

八、肾顶

【位置】小指顶端（图4-69）。

【操作】术者用中指或拇指指端按揉，称按揉肾顶，按揉100～500次（图4-70）。

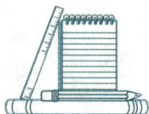

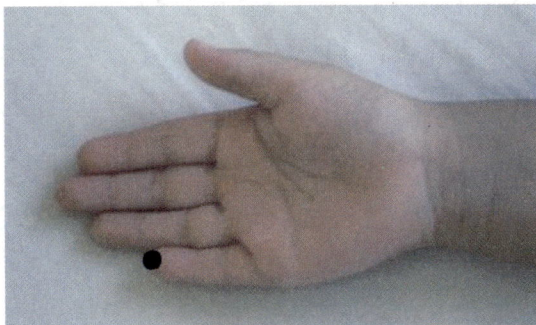

图 4-69　肾顶

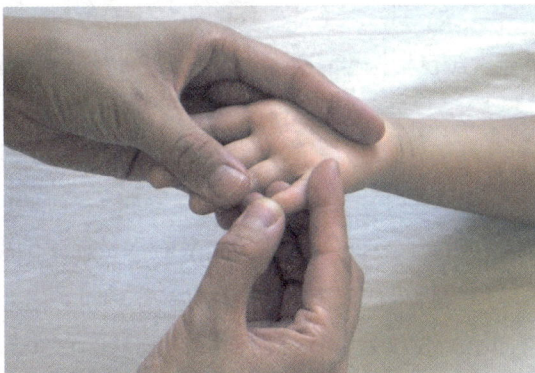

图 4-70　按揉肾顶

【作用】本穴具有滋肾壮阳、强筋健骨、收敛元气、固表止汗的作用。

【临床应用】揉肾顶止汗功能显著，对自汗、盗汗、大汗淋漓者有良效，常与补脾经、补肾经、揉二人上马等合用；亦可用于先天不足、久病体虚、肾虚久泻、遗尿等，多与补脾经、揉二人上马、推三关等合用。

九、肾纹

【位置】手掌面，小指远端指间关节横纹处（图 4-71）。

【操作】术者用中指或拇指指端按揉，称揉肾纹，揉 100 ～ 500 次（图 4-72）。

【作用】本穴具有祛风明目、清热散结的作用。

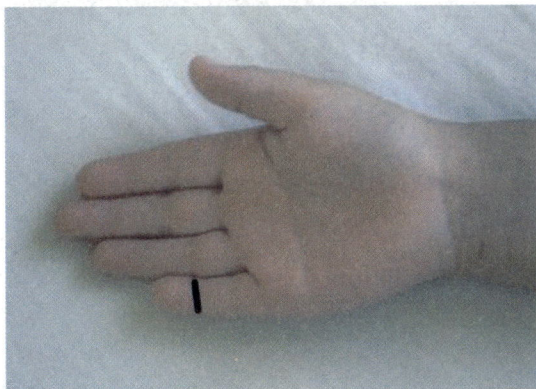

图 4-71　肾纹

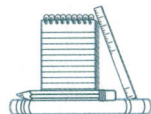

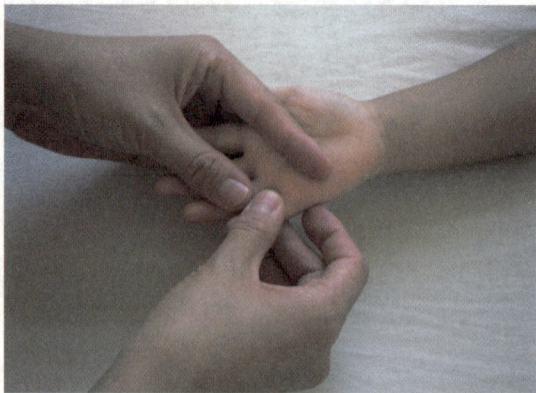

图 4-72　揉肾纹

【临床应用】用于目赤肿痛或热毒内陷、瘀结不散所致的高热、手足逆冷等症，揉肾纹多与清天河水、退六腑等合用。

十、四横纹

【位置】掌面食指、中指、无名指、小指近端指间关节横纹处（图 4-73）。

【操作】术者以拇指指甲掐，称掐四横纹，又称掐四缝，掐 3 ~ 5 次（图 4-74）；小儿四指并拢，术者从食指横纹处推向小指横纹处，称推四横纹；推 100 ~ 300 次。

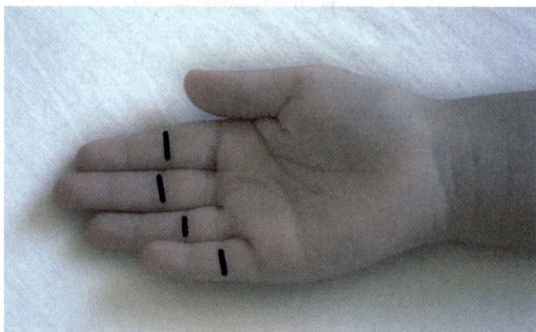

图 4-73　四横纹

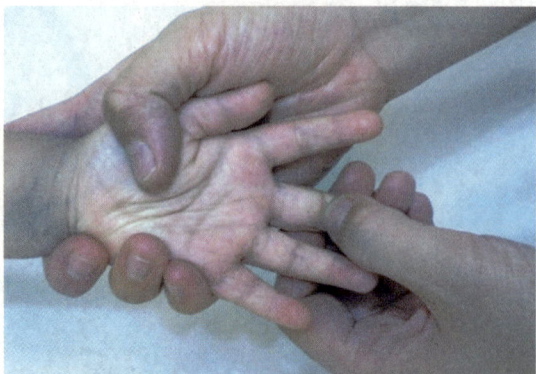

图 4-74　掐四横纹（掐四缝）

【作用】掐四横纹具有退热除烦、散瘀结的作用；推四横纹具有和气血、除胀满、调中行气的作用。

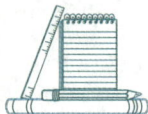

【临床应用】用于腹胀、消化不良、疳积等，多以推四横纹与补脾经、揉中脘、分推腹阴阳等合用。四横纹用毫针或三棱针点刺放血，可治疗小儿疳积。

十一、小横纹

【位置】掌面食指、中指、无名指、小指掌指关节横纹处（图4-75）。

【操作】术者以拇指指甲掐，称掐小横纹，掐3～5次；用拇指桡侧从食指推向小指横纹处，称推小横纹，推100～300次（图4-76）。

【作用】本穴具有退热、消胀、散结的作用。

【临床应用】用于脾胃热结、腹胀等症，常与补脾经、运内八卦、清胃经、清小肠等合用。推小横纹治疗肺部干啰音，有一定疗效，常与揉肺俞合用。

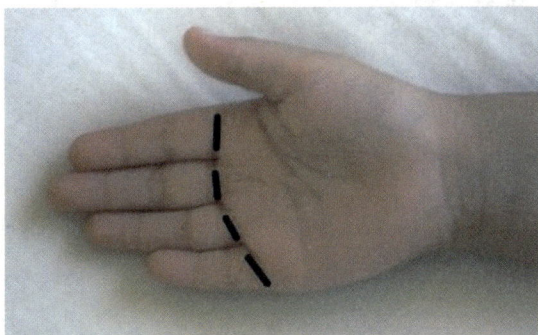

图4-75　小横纹

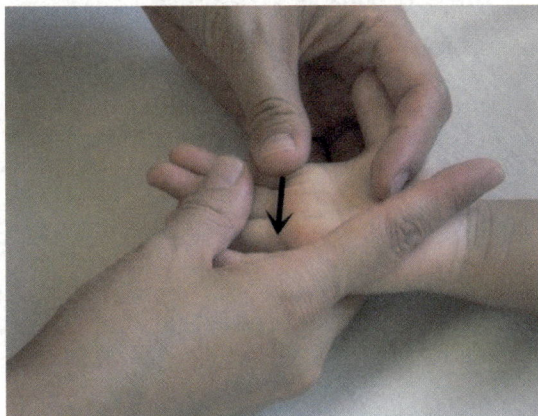

图4-76　推小横纹

十二、掌小横纹

【位置】掌面小指根下，尺侧掌纹头（图4-77）。

【操作】术者以中指或拇指按揉，称揉掌小横纹，揉100～500次（图4-78）。

【作用】本穴具有清热散结、化痰止咳的作用。

【临床应用】用于咳喘、口舌生疮等症，为治疗肺炎、百日咳的要穴。临床上用揉掌小横纹治疗肺部湿啰音有一定疗效。

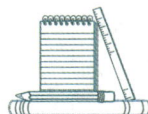

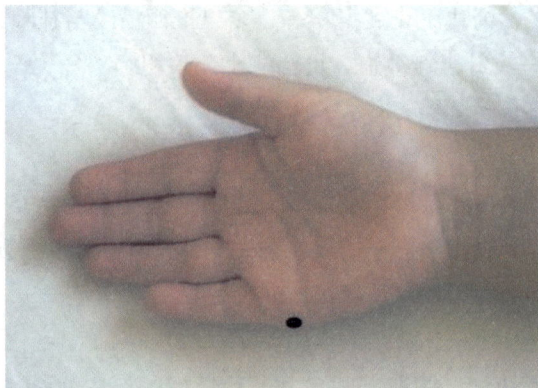

图 4-77　掌小横纹

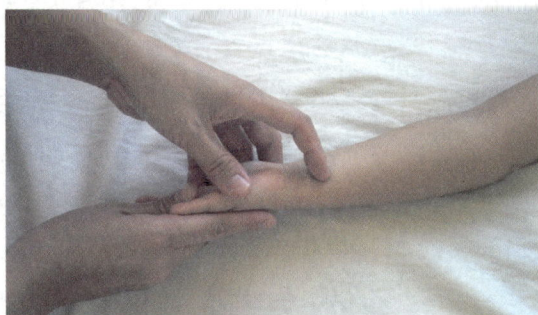

图 4-78　揉掌小横纹

十三、内劳宫

【位置】掌心中，屈指时中指与无名指之间中点（图 4-79）。

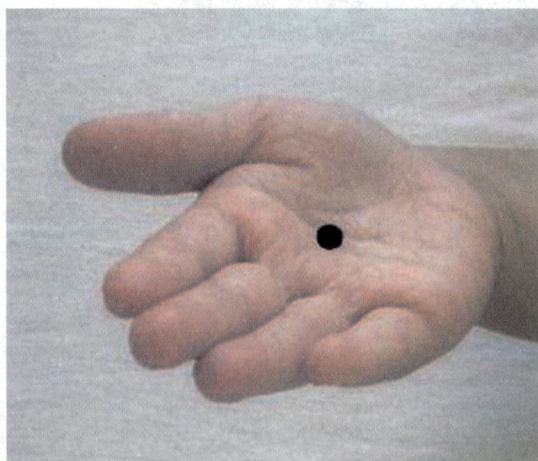

图 4-79　内劳宫

【操作】术者以拇指或中指指端揉，称揉内劳宫，揉 100 ～ 300 次；以拇指或中指在内劳宫穴上做运法称运内劳宫；以拇指或中指指腹自小指指根或小指指尖推运起，经掌小横纹、小天心至内劳宫，称水底捞明月。揉内劳宫一般操作 100 ～ 300 次，水底捞明月一般操作 30 ～ 50 次（图 4-80）。

【作用】本穴具有清热除烦的作用。

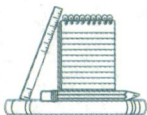

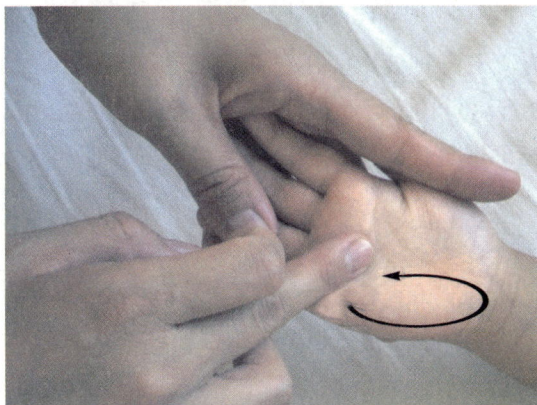

图 4-80 水底捞明月

【临床应用】用于心经有热而致发热、口舌生疮等症，常以揉内劳宫与清心经、清天河水等合用；运内劳宫能清虚热，对心、肾两经虚热最为适宜。

十四、小天心

【位置】手掌面，大、小鱼际交接凹陷处（图 4-81）。

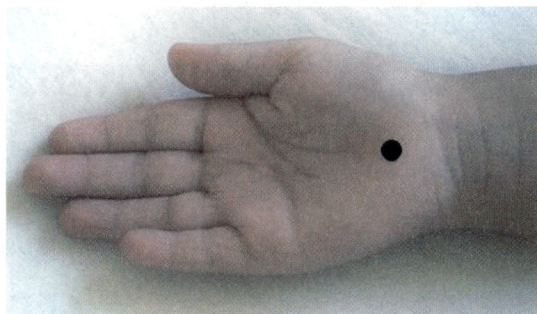

图 4-81 小天心

【操作】术者以中指指端揉，称揉小天心，揉 100～300 次；以拇指指甲掐，称掐小天心，掐 3～5 次；以中指指尖或屈曲的指间关节捣，称捣小天心（图 4-82），捣 5～20 次。

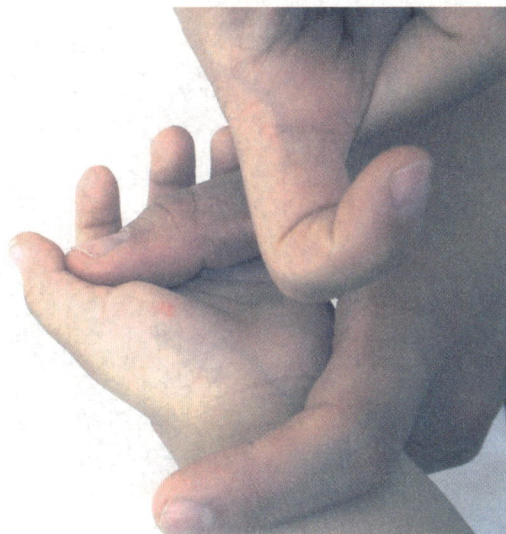

图 4-82 捣小天心

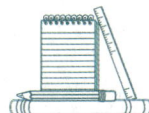

【作用】掐、揉小天心具有清热明目、利尿、透疹的作用；捣小天心具有镇惊安神的作用。

【临床应用】小天心为清心安神要穴。用于心经有热而致的口舌生疮、目赤肿痛、小便短赤、惊惕不安等，常以揉小天心与清天河水、清心经、清肝经等合用，还可以用于新生儿硬皮症、水肿、遗尿、痘疹欲出不透等证；惊风抽搐、惊惕不安等证，常以掐、捣小天心与掐老龙、掐人中、清肝经等合用。

十五、内八卦

【位置】手掌面，以掌心为圆心，以圆心至中指根横纹约 2/3 处为半径作圆周。小天心之上为坎属北，中指指根下为离属南，小鱼际侧离至坎半圆的中点为兑属西，大鱼际侧离至坎半圆的中点为震属东，西南为坤，西北为乾，东北为艮，东南为巽（图 4-83）。

【操作】术者以拇指指腹自乾卦运至兑卦，顺着卦次运，称顺运内八卦，运 100～300 次（图 4-84）；如从兑卦运至乾卦，逆着卦次运，称逆运内八卦，运 100～300 次；如按部分运，称分运内八卦，运 100～200 次。

【作用】顺运内八卦具有宽胸理气、化痰消滞的作用；逆运内八卦具有降气平喘的作用。

【临床应用】乳食内伤、腹胀纳呆等，常以顺运内八卦与推脾经、推肺经、揉板门、揉中脘等合用；咳嗽、痰喘、呕吐等症，常以逆运内八卦与揉天突、推膻中、推天柱骨等合用。

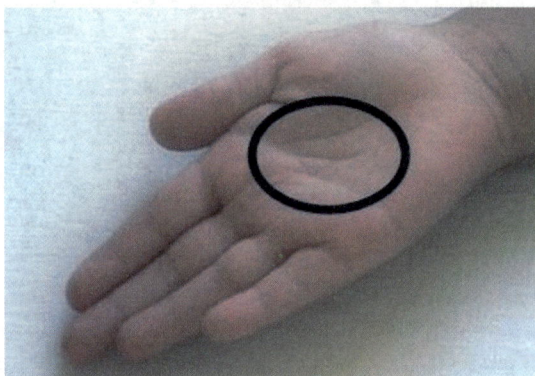

图 4-83　内八卦

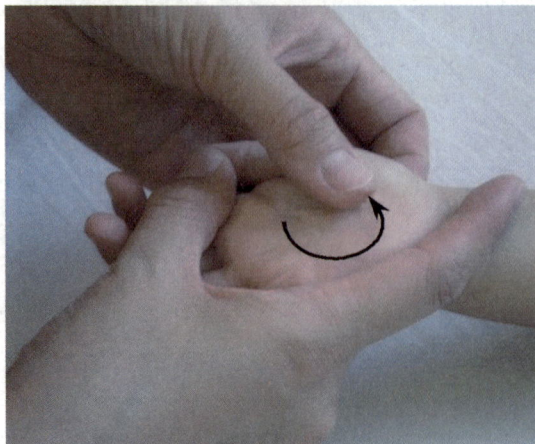

图 4-84　顺运内八卦

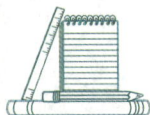

十六、板门

【位置】手掌大鱼际平面（图4-85）。

【操作】术者以拇指揉大鱼际平面，称揉板门，揉50～100次（图4-86）；术者以拇指桡侧从拇指根推向腕横纹，称板门推向横纹；反之称横纹推向板门，推100～300次。

【作用】揉板门具有健脾和胃、消食化滞的作用；推板门，板门推向横纹具有止泻的作用，横纹推向板门具有止呕的作用。

【临床应用】乳食积滞、腹胀、食欲不振、嗳气等，常以揉板门与补脾经、运内八卦、揉中脘、分推腹阴阳等合用；脾虚泄泻等，常以板门推向横纹与补脾经、推上七节骨等合用；呕吐等，常以横纹推向板门与推天柱骨、清胃经等合用。

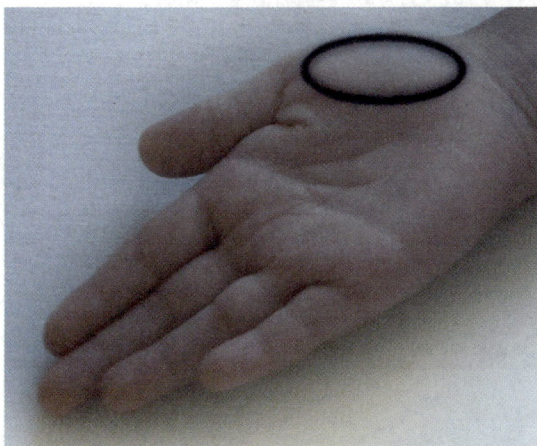

图4-85　板门

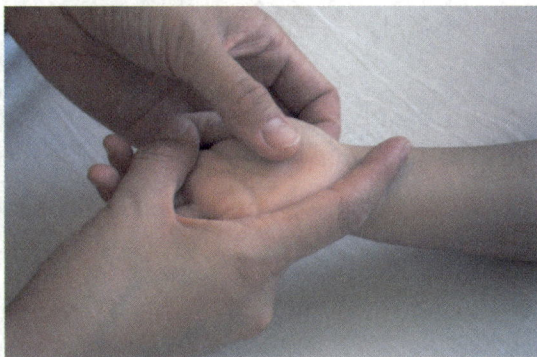

图4-86　揉板门

十七、胃经

【位置】大鱼际桡侧赤白肉际，从拇指根至掌根部（图4-87）。

【操作】术者用拇指或食指、中指从拇指根部推向掌根，称补胃经；反之为清，称清胃经（图4-88）；补胃经和清胃经统称为推胃经，推100～300次。

【作用】补胃经具有健脾胃、助运化的作用；清胃经具有清中焦湿热、泻火降逆的作用。

【临床应用】脾胃虚弱引起的消化不良、纳呆腹胀等，常以补胃经与补脾经、揉中脘、摩腹、按揉足三里等合用；呃逆呕恶、脘腹胀满、便秘纳呆、发热烦渴、衄血等，常以清胃经与清脾经、清大肠、推下七节骨等合用。

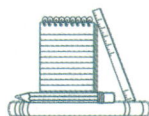

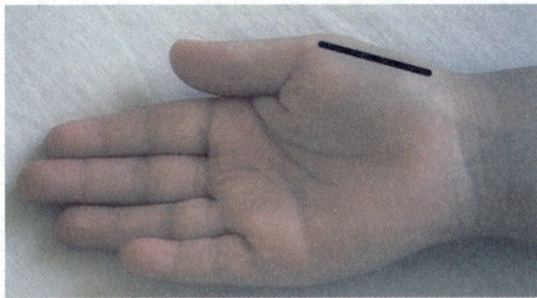

图 4-87　胃经

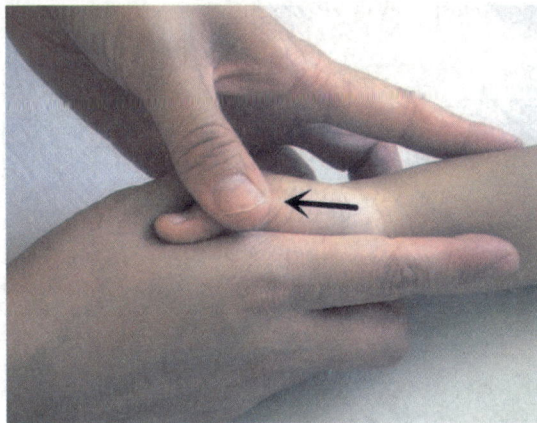

图 4-88　清胃经

十八、运土入水

【位置】手掌面，大指根至小指根，沿手掌边缘一条弧形曲线。

【操作】自拇指根沿手掌边缘，经小天心运至小指根，称运土入水（图 4-89），运 100～300 次。

【作用】本穴具有清脾胃湿热、利尿止泻的作用。

【临床应用】运土入水常用于新病、实证，如因湿热内蕴而见少腹胀满、小便赤涩、泄泻、痢疾等，多与清脾胃、清大肠合用。

十九、运水入土

【位置】手掌面，小指根至大指根，沿手掌边缘一条弧形曲线。

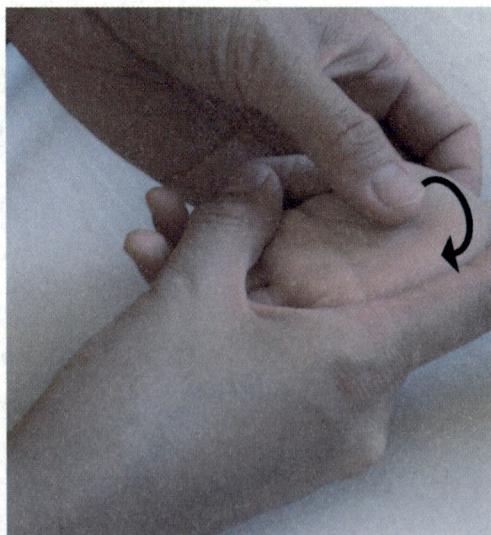

图 4-89　运土入水

【操作】自小指根沿手掌边缘，经小天心运至拇指根，称运水入土（图 4-90），运 100～300 次。

【作用】本穴具有健运脾胃、润燥通便的作用。

【临床应用】运土入水常用于久病、虚证，如因脾胃虚弱而致完谷不化、食欲不振、腹胀、疳积、便秘、泻痢等，多与补脾经、捏脊等合用。

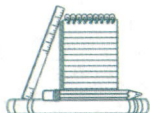

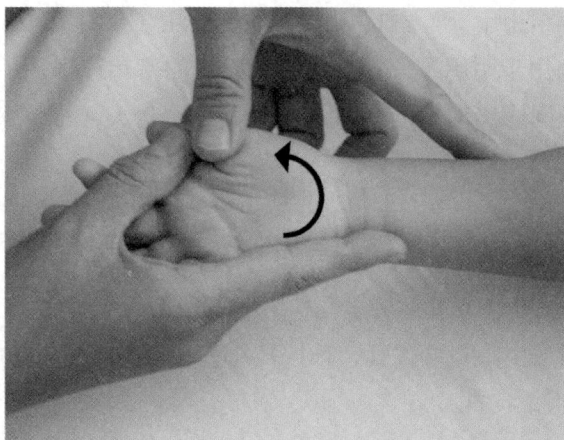

图 4-90　运水入土

二十、大横纹

【位置】仰掌，掌后横纹（图 4-91）。

【操作】术者用两拇指自掌后横纹中点向两旁分推，称分推大横纹（图 4-92），又称分阴阳；自两旁向横纹中点推，称合推大横纹，又称合阴阳。分阴阳、合阴阳统称为推阴阳，操作 100 ～ 300 次。

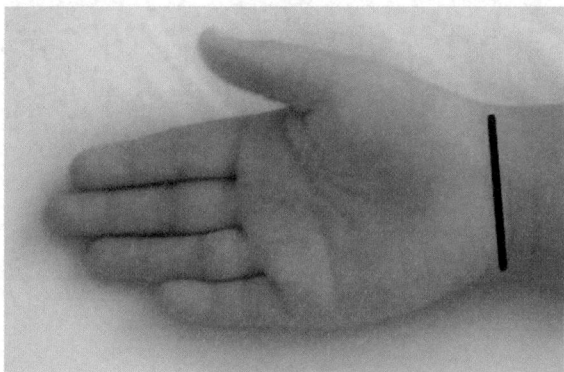

图 4-91　大横纹

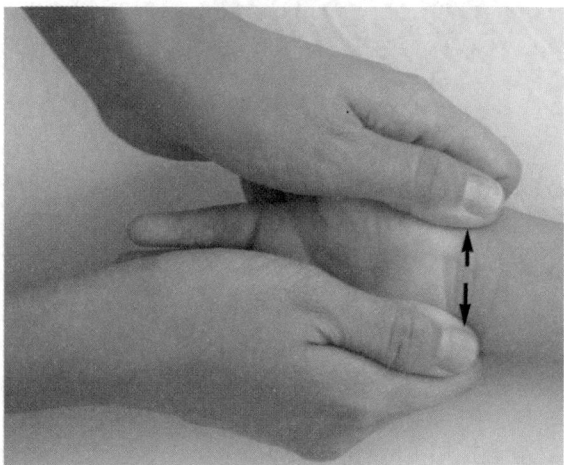

图 4-92　分推大横纹

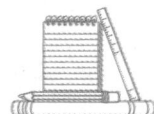

【作用】分阴阳具有调阴阳、理气血、行气消食的作用；合阴阳具有行痰散结的作用。

【临床应用】分阴阳用于阴阳不调，气血不和而致的寒热往来，烦躁不安，以及腹胀、腹泻、乳食停滞等症；合阴阳用于胸闷、痰喘等症，多配合清天河水、揉肾纹，加强化痰散结的作用。

二十一、总筋

【位置】掌后，腕横纹中点（图4-93）。

【操作】术者以拇指或中指指端按揉，称按揉总筋，揉100～300次；术者以拇指指甲掐，称掐总筋，掐3～5次（图4-94）。

【作用】揉总筋具有清热除烦、通调气机的作用；掐总筋具有镇静安神的作用。

【临床应用】五心烦热、口舌生疮、潮热夜啼、烦躁不安等症，常用按揉总筋，多与清心经、清天河水、揉小天心等合用；惊风抽搐等症，常以掐总筋与掐人中、掐老龙等合用。

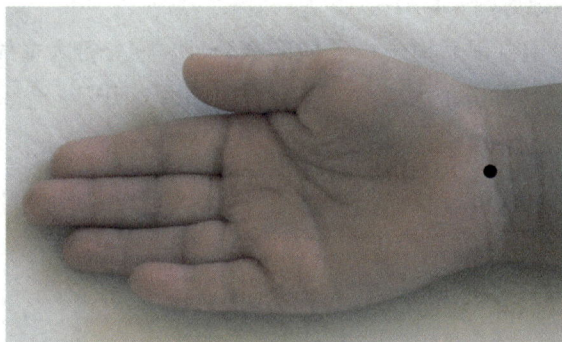

图4-93　总筋

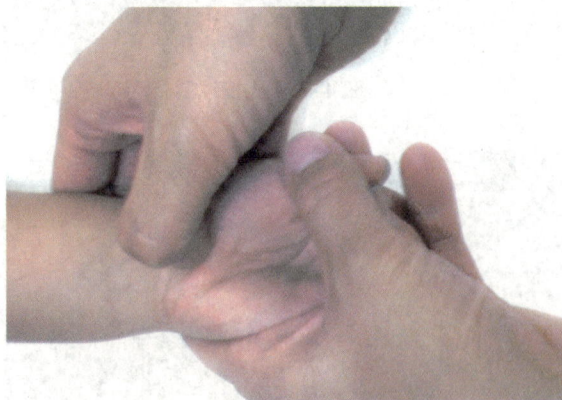

图4-94　掐总筋

二十二、十王（十宣）

【位置】两手十指尖，靠近指甲处（图4-95）。

【操作】术者用拇指指甲依次掐之，称掐十王，掐3～5次（图4-96）。

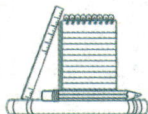

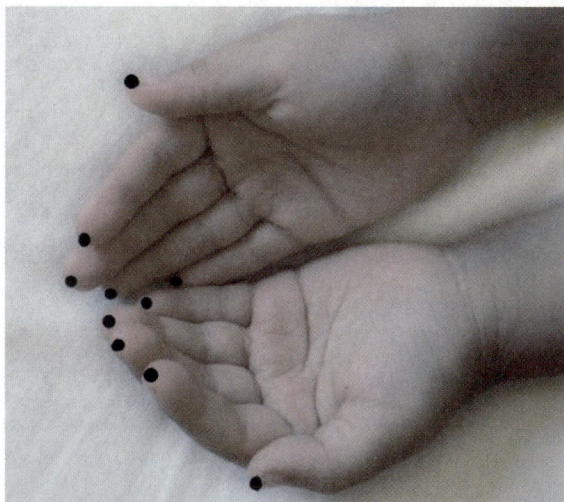

图4-95 十王

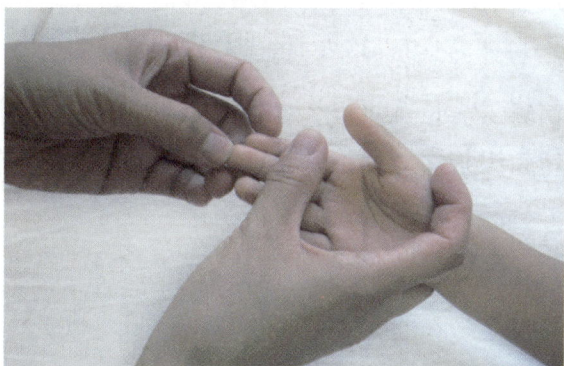

图4-96 掐十王

【作用】掐十王具有开窍醒神的作用。

【临床应用】用于急救，掐十王多与掐人中、掐老龙等合用。

二十三、老龙

【位置】中指背，距指甲根中点一分处（图4-97）。

【操作】术者用拇指指甲掐，称掐老龙，掐3～5次（图4-98）。

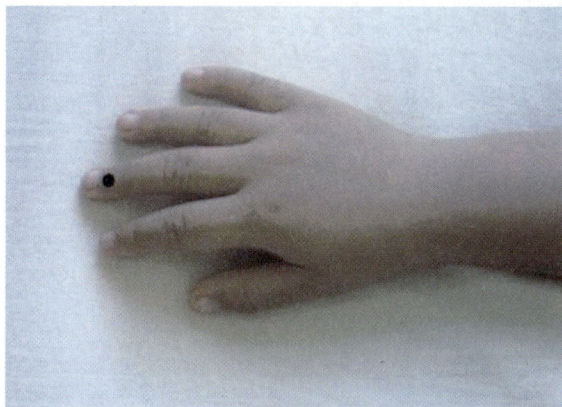

图4-97 老龙

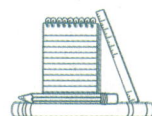

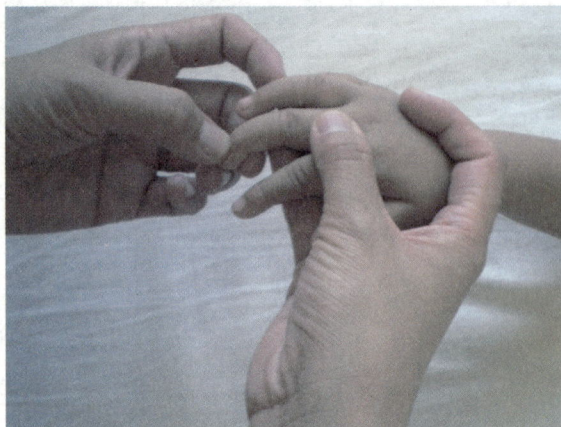

图 4-98　掐老龙

【作用】掐老龙具有开窍醒神的作用。

【临床应用】掐老龙用于急惊风、昏迷不醒、高热抽搐等症，多与掐人中合用。

二十四、端正

【位置】中指指甲根两侧一分处，桡侧为左端正，尺侧为右端正（图 4-99）。

【操作】术者用拇指指甲掐之，称掐端正，掐 3～5 次；用拇指揉之，称揉端正，揉 50～100 次（图 4-100）。

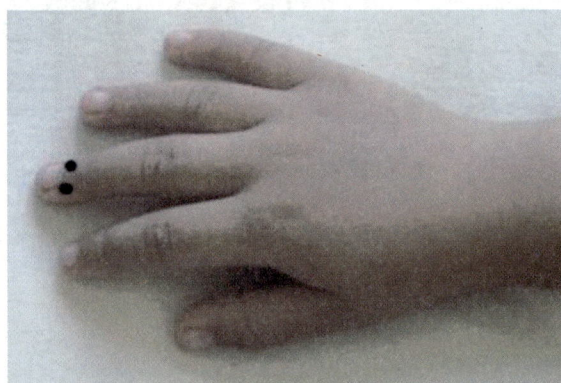

图 4-99　端正

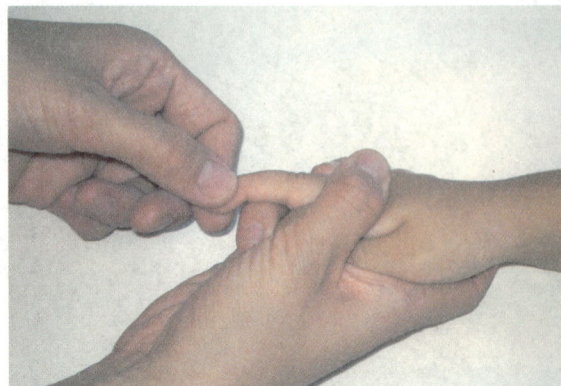

图 4-100　揉端正

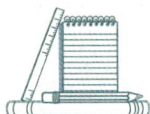

【作用】掐、揉右端正具有降逆止呕的作用；掐、揉左端正具有升阳止泻的作用。

【临床应用】胃气上逆而致的恶心呕吐等症，常以掐、揉右端正与推脾经、运内八卦等合用；治疗水泻、痢疾等症，以掐、揉左端正与推脾经、推大肠等合用；亦可治疗小儿惊风，掐端正常与掐老龙、清肝经等配合。

二十五、五指节

【位置】掌背五指近端指间关节（图4-101）。

【操作】术者用拇指指甲掐后继揉，称掐揉五指节（图4-102），各掐揉3～5次；用拇指面揉，称揉五指节，揉30～50次。

【作用】掐揉五指节具有安神镇惊、祛风痰、通关窍的作用。

【临床应用】惊惕不安、惊风等症，常以掐揉五指节与清肝经、掐老龙等合用；胸闷、咳嗽、痰喘等症，掐揉五指节多与运内八卦、揉膻中等合用。

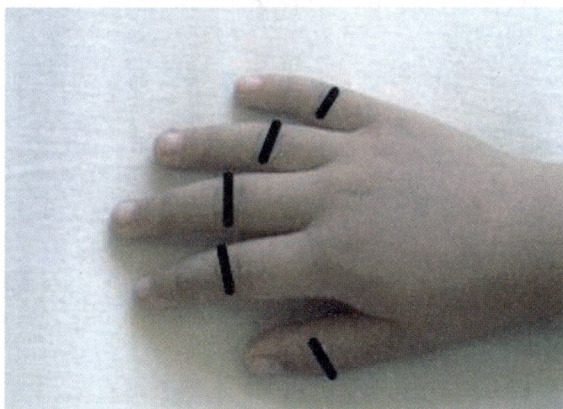

图4-101　五指节

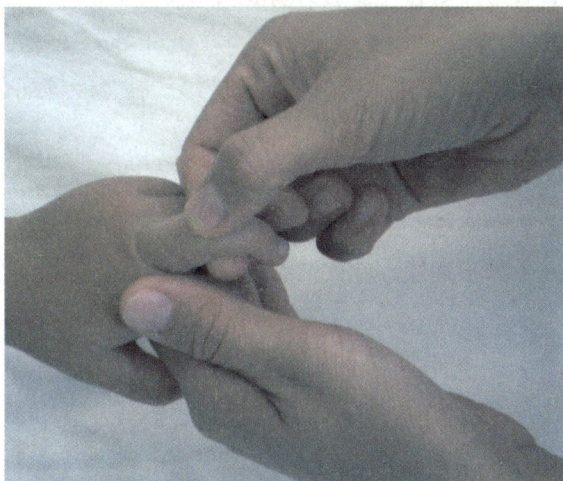

图4-102　掐揉五指节

二十六、二扇门

【位置】掌背，中指根本节两侧凹陷处（图4-103）。

【操作】术者以食指、中指指端按揉，称按揉二扇门，揉100～300次（图4-104）。

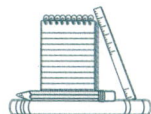

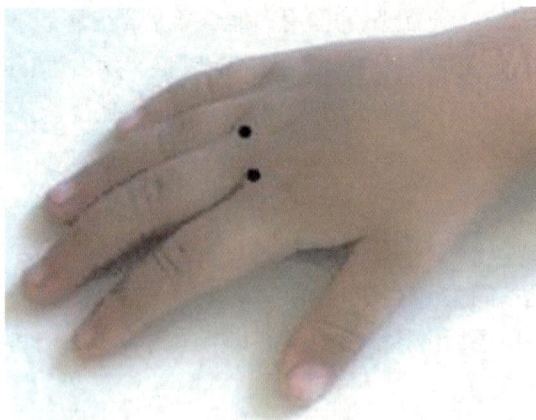

图 4-103 二扇门

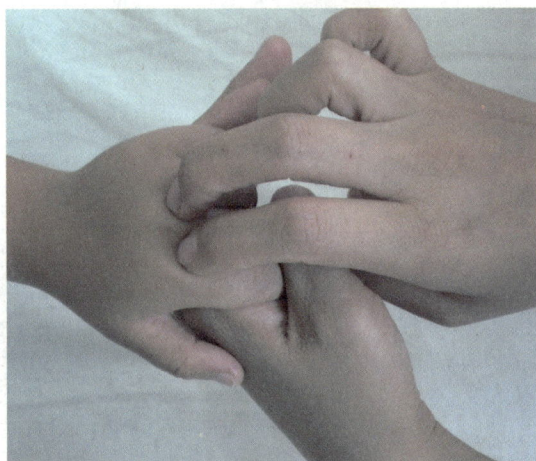

图 4-104 按揉二扇门

【作用】按揉二扇门具有发汗透表、退热平喘的作用。

【临床应用】二扇门是发汗效穴。外感风寒、身热无汗等，按揉二扇门多与开天门、推坎宫、运太阳等合用；体虚外感时，按揉二扇门多与补脾经、补肾经等配合应用。

二十七、二人上马

【位置】手背第4、第5掌指关节后方凹陷处（图4-105）。

【操作】术者以拇指或中指指端揉，称揉二人上马，揉100～300次（图4-106）。

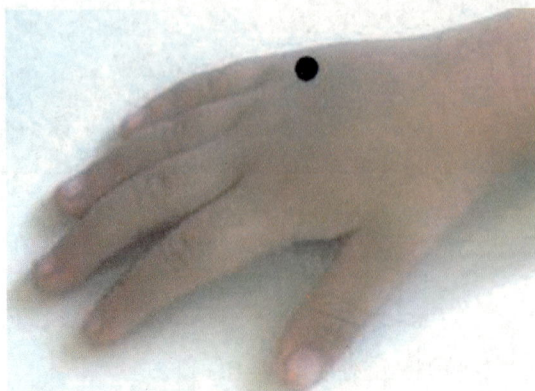

图 4-105 二人上马

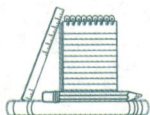

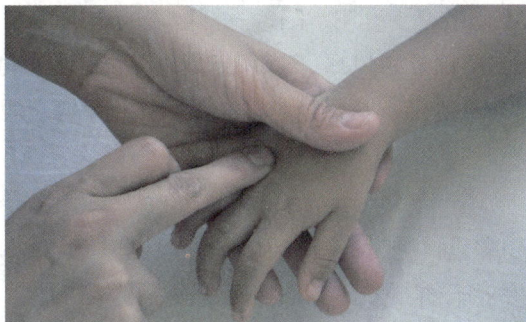

图 4-106　揉二人上马

【作用】揉二人上马具有滋阴补肾、利水通淋、顺气散结的作用。

【临床应用】揉二人上马为滋肾阴的要法。阴虚阳亢引起的潮热烦躁、小便赤涩、牙痛等症，可以揉二人上马与补脾经、补肾经、补肺经等合用；体质虚弱，肺部感染有干啰音，久不消失者，配揉小横纹；湿啰音，配揉掌小横纹，多有一定疗效。

二十八、外劳宫

【位置】手掌背面，与内劳宫相对处（图 4-107）。

【操作】术者用中指指端揉，称揉外劳宫，揉 100 ～ 300 次（图 4-108）。

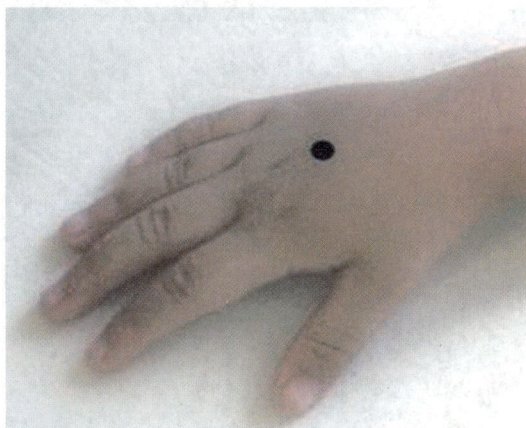

图 4-107　外劳宫

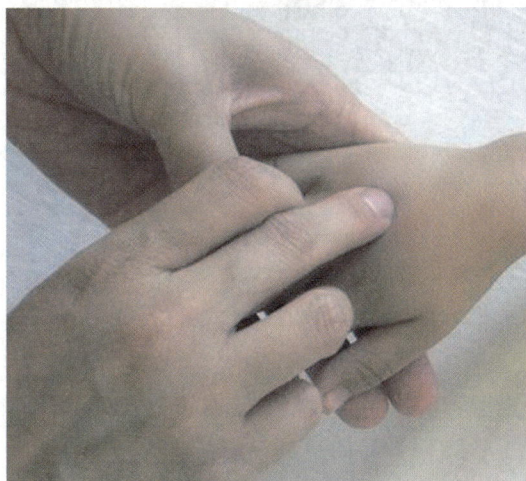

图 4-108　揉外劳宫

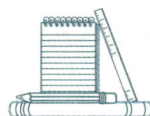

【作用】揉外劳宫具有温阳散寒、升阳举陷、发汗解表的作用。

【临床应用】一切寒证。不论外感风寒、鼻塞流涕，以及脏腑积寒、完谷不化、肠鸣腹泻、腹痛等证皆宜。揉外劳宫常与补脾经、补肾经、推三关、揉丹田等合用。

二十九、威灵

【位置】手背第2、第3掌骨歧缝间（图4-109）。

【操作】术者以拇指指甲掐，称掐威灵，掐3～5次（图4-110）。

【作用】掐威灵具有开窍醒神的作用。

【临床应用】惊风抽搐、昏迷不醒等症。

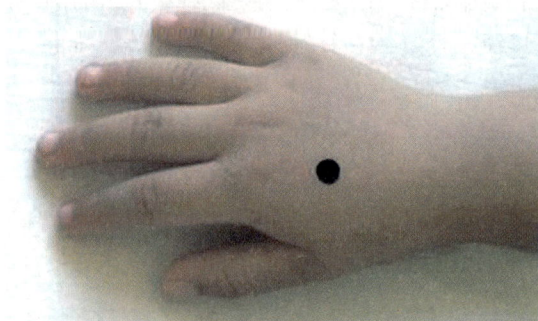

图4-109　威灵

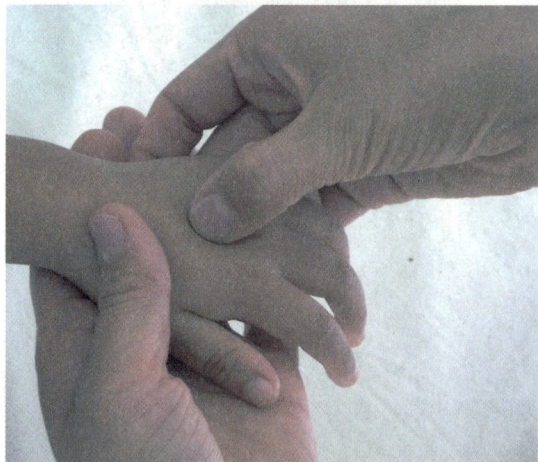

图4-110　掐威灵

三十、精宁

【位置】手背第4、第5掌骨歧缝间（图4-111）。

【操作】术者以拇指指甲掐，称掐精宁（图4-112），掐3～5次，也可用中指指面揉，称揉精宁。

【作用】掐精宁具有开窍醒神的作用，揉精宁具有行气、化痰、消积的作用。

【临床应用】惊风抽搐，掐精宁常与掐威灵合用。痰食积聚、痰喘等，常以揉精宁配合推四横纹、合阴阳。

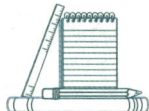

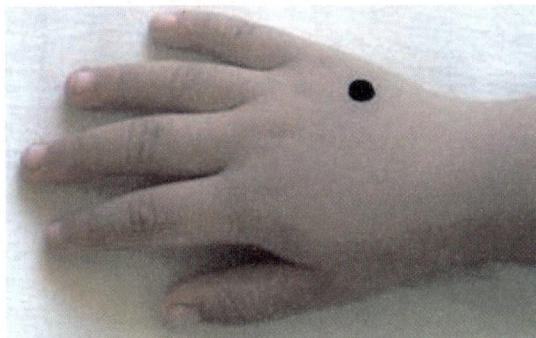

图 4-111　精宁

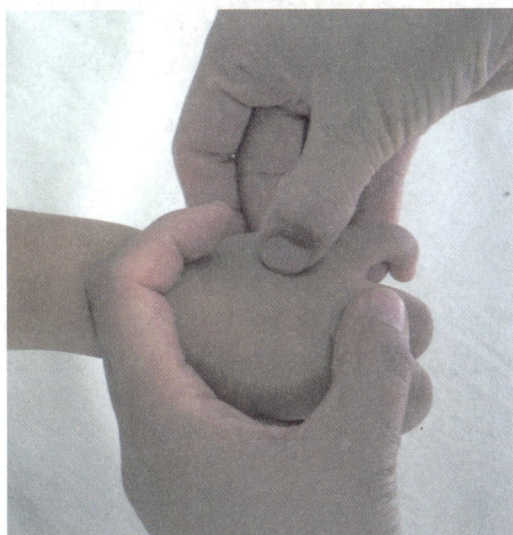

图 4-112　掐精宁

三十一、一窝风

【位置】腕背横纹正中凹陷处（图 4-113）。

【操作】术者用中指或拇指指端揉，称揉一窝风，揉 100 ～ 500 次（图 4-114）。

【作用】揉一窝风具有温中行气、止痹痛、利关节、发散风寒的作用。

【临床应用】受寒、食积等原因引起的腹痛等证，揉一窝风多与揉中脘、拿肚角、推三关等合用。本法亦可用于寒滞经络引起的痹痛或风寒感冒等证。

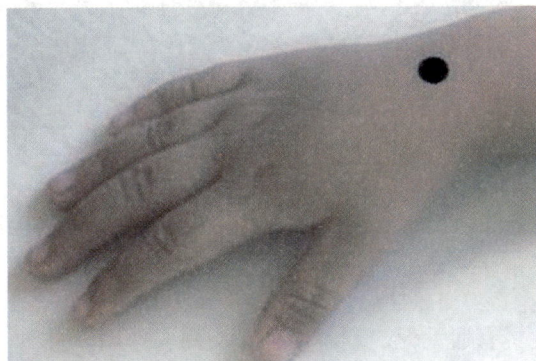

图 4-113　一窝风

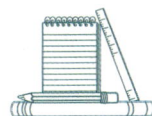

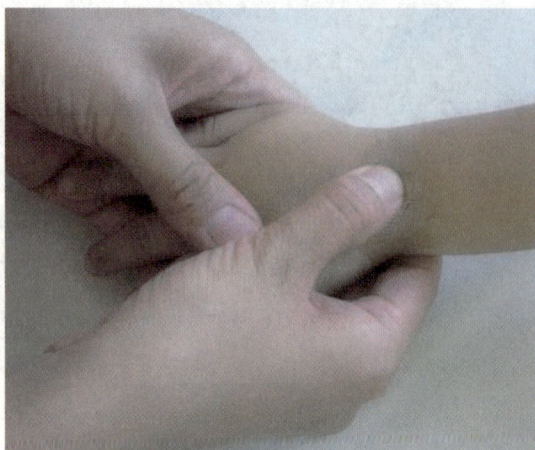

图 4-114 揉一窝风

三十二、膊阳池

【位置】手背腕横纹上 3 寸处，尺桡骨缝间（图 4-115）。

【操作】术者用拇指或中指指端揉之，称揉膊阳池，揉 100～500 次；用拇指指甲掐之，称掐膊阳池，掐 3～5 次（图 4-116）。

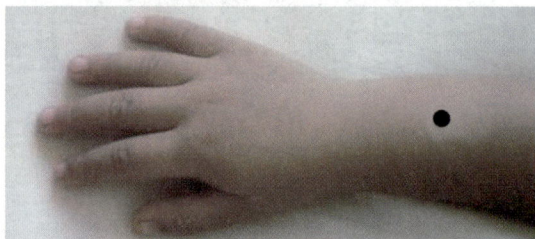

图 4-115 膊阳池

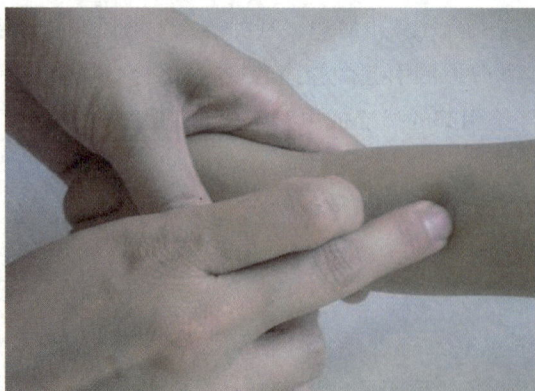

图 4-116 揉膊阳池

【作用】掐、揉膊阳池具有通大便、利小便、止头痛的作用。

【临床应用】大便秘结，多与运内八卦、清大肠、推下七节合用；感冒头痛，配外感四大手

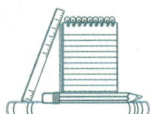

法；小便赤涩，配清小肠等。

三十三、三关

【位置】前臂桡侧，阳池至曲池呈一直线（图4-117）。

【操作】术者以拇指桡侧缘或食指、中指指腹从小儿阳池推至曲池，称推三关；屈小儿拇指，自拇指外侧端推向肘称大推三关。推100～300次（图4-118）。

【作用】本穴具有发汗解表、温阳散寒、培元益气的作用。

【临床应用】本法主治一切虚寒证。气血虚弱、下元虚冷、命门火衰、食欲不振等证，多与补脾经、补肾经、捏脊、摩腹等合用；风寒感冒、疹出不透等证，多与清肺经、推攒竹等合用。

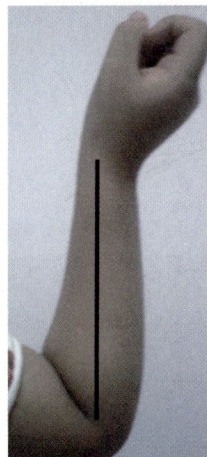

图 4-117　三关

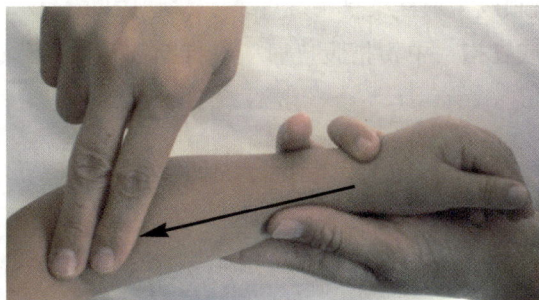

图 4-118　推三关

三十四、天河水

【位置】前臂正中，总筋至洪池（曲泽）呈一条直线（图4-119）。

【操作】术者以食指、中指指腹从小儿腕横纹推向肘横纹，称推天河水，又称清天河水（图4-120），推100～300次；用食指、中指指腹蘸凉水自总筋处一起一落弹打至洪池，称打马过天河，操作10～20次。

【作用】本穴具有清热解表、泻火除烦的作用。

【临床应用】清天河水性微凉，清热之力较平和，主要用于清卫分和气分之热。外感风热所致发热、头痛、咽痛等症，常以清天河水与开天门、推坎宫、运太阳等合用；治疗目赤肿痛、口舌生疮、五心烦热、咽干口燥等症，清天河水多与清肝经、退六腑、揉小天心等合用；打马过天河清热之力大于清天河水，常用于实热证、高热等。

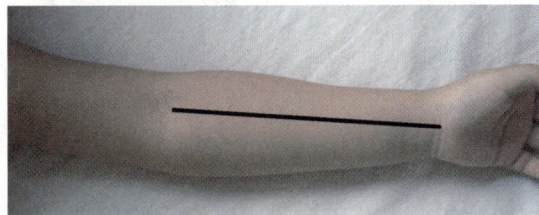

图 4-119　天河水

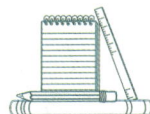

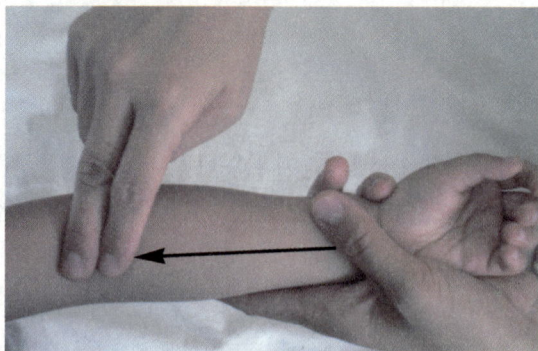

图 4-120   清天河水

三十五、六腑

【位置】前臂尺侧，腕横纹至肘横纹呈一条直线（图 4-121）。

【操作】术者以拇指或食指、中指指腹自肘横纹推至腕横纹，称退六腑，推 100 ～ 300 次（图 4-122）。

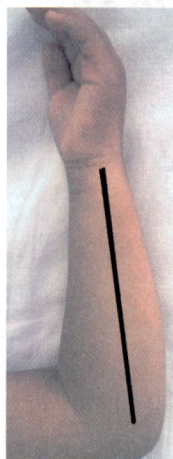

图 4-121   六腑

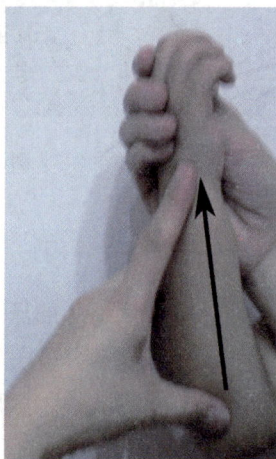

图 4-122   退六腑

【作用】退六腑具有清热、凉血、解毒的作用。

【临床应用】退六腑性寒凉，主清营分、血分之热，用于脏腑郁热、壮热烦渴等一切实热证。

项目六   下肢部穴位

一、箕门

【位置】大腿内侧，膝盖上缘至腹股沟呈一直线（图 4-123）。

【操作】术者用食指、中指指面自膝盖内侧上缘推至腹股沟，称推箕门，推 100 ～ 300 次（图 4-124）。

【作用】推箕门具有清热利尿的作用。

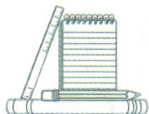

【临床应用】尿闭，推箕门多与揉丹田、按揉三阴交等穴合用；心经有热下移小肠所致的小便赤涩不利等症，推箕门多与清小肠合用。

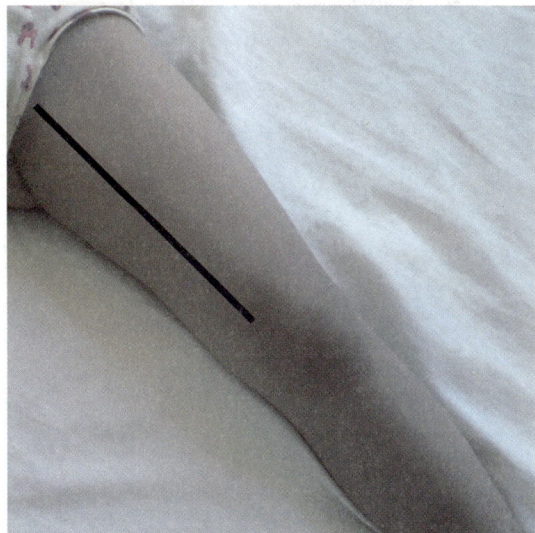

图 4-123　箕门

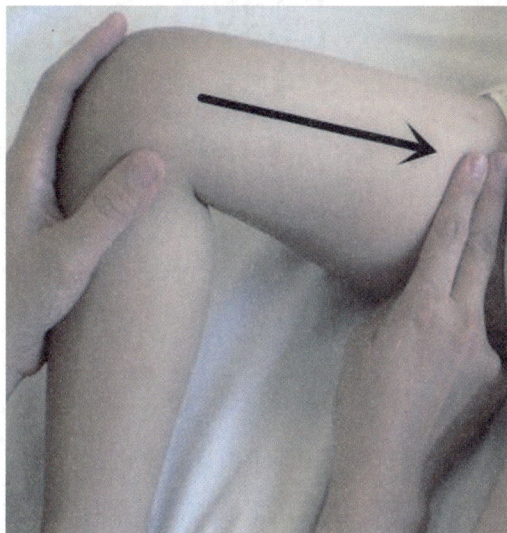

图 4-124　推箕门

二、百虫

【位置】屈膝，在大腿内侧，髌底内侧端上 3 寸，血海穴上 1 寸（图 4-125）。

【操作】术者用拇指和食指、中指二指对称提拿，称拿百虫，拿 3 ～ 5 次（图 4-126）。

【作用】拿百虫具有通经络、止抽搐的作用。

【临床应用】下肢瘫痪及痹痛等证，拿百虫常与拿委中、按揉足三里等合用；惊风、抽搐，手法刺激宜重。

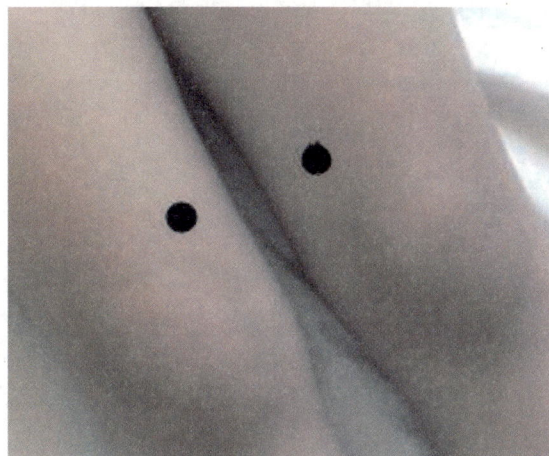

图 4-125　百虫

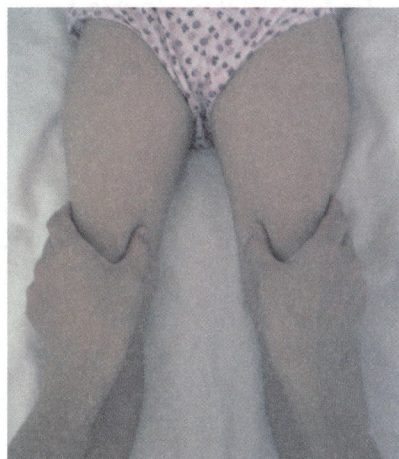

图 4-126　拿百虫

三、前承山

【位置】前腿胫骨旁，与后承山相对处（图 4-127）。

【操作】术者用拇指和食指、中指二指对称提拿，称拿前承山，或与后承山对拿，拿 3 ～ 5 次。用拇指指端揉之，称揉前承山，揉 30 次（图 4-128）。

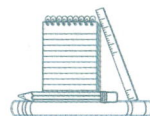

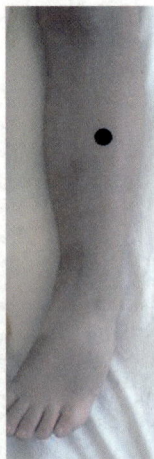

图 4-127　前承山

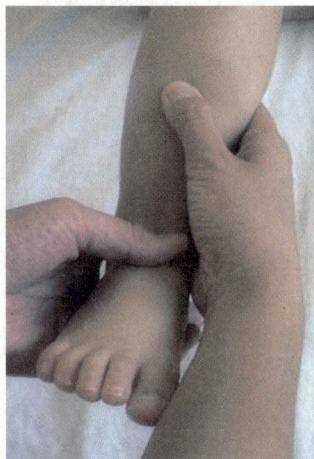

图 4-128　揉前承山

【作用】拿、揉前承山具有息风镇惊、行气通络的作用。

【临床应用】惊风下肢抽搐，常与拿百虫、拿委中、拿仆参等合用；下肢痹痛，常与揉足三里、揉三阴交等合用。

四、涌泉

【位置】屈趾，足掌心前 1/3 与后 2/3 交界的凹陷中（图 4-129）。

【操作】术者用拇指面向足趾推，称推涌泉（图 4-130），推 50～100 次；用拇指指端揉，称揉涌泉，揉 50～100 次。

【作用】推涌泉具有引火归原、退虚热的作用；揉涌泉，左揉具有止吐的作用，右揉具有止泻的作用。

【临床应用】五心烦热、烦躁不安等症，常以推涌泉与揉二人上马、运内劳宫等合用；吐泻，常以揉涌泉与推天柱骨、推七节骨等合用。

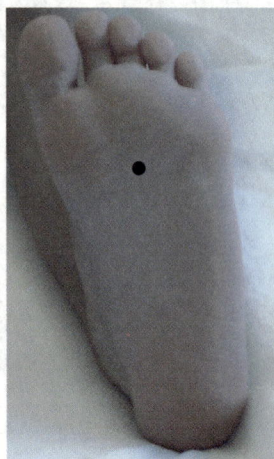

图 4-129　涌泉

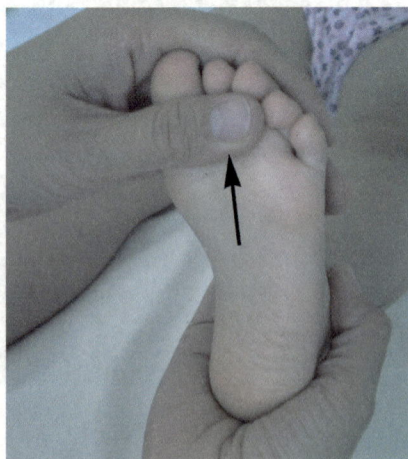

图 4-130　推涌泉

五、膝眼

【位置】屈膝，髌韧带两侧凹陷中（图 4-131）。

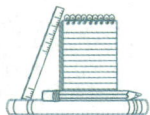

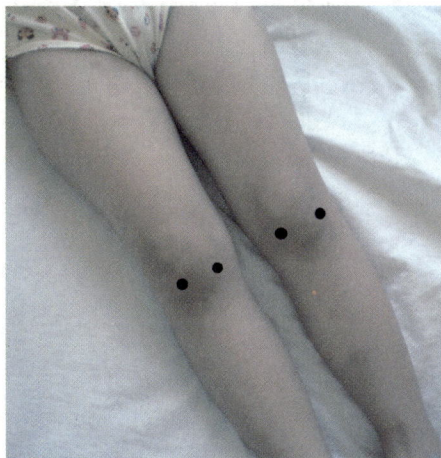

图 4-131　膝眼

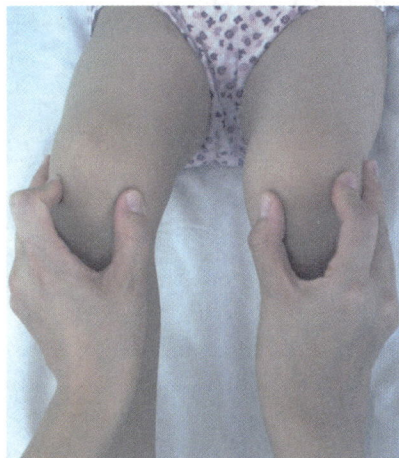

图 4-132　拿膝眼

【操作】术者用拇指、食指二指按揉或拿之，称按揉膝眼或拿膝眼，按揉 50 ~ 100 次，拿 3 ~ 5 次（图 4-132）。

【作用】按揉、拿膝眼具有息风止搐、通经活络的作用。

【临床应用】治疗惊风、抽搐等症，按揉、拿膝眼多与清肝经、拿总筋、拿百虫、拿委中等合用；治疗下肢痿软无力，按揉、拿膝眼多与按揉足三里等配合。

六、委中

【位置】腘窝中央，两大筋（股二头肌腱、半腱肌腱）中间（图 4-133）。

【操作】术者用拇指、中指二指拿腘窝中筋腱，称拿委中，拿 3 ~ 5 次（图 4-134）。

【作用】拿委中具有疏通经络、息风止痉的作用。

【临床应用】治疗四肢抽搐，下肢痿软无力，拿委中与拿百虫、揉膝眼、对拿前后承山配合使用。

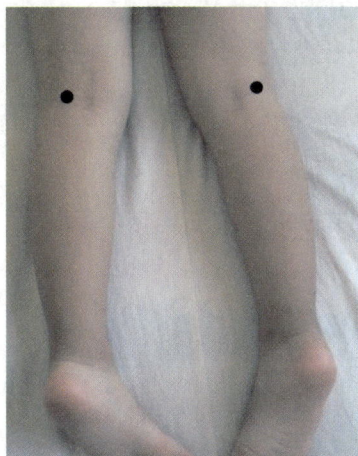

图 4-133　委中

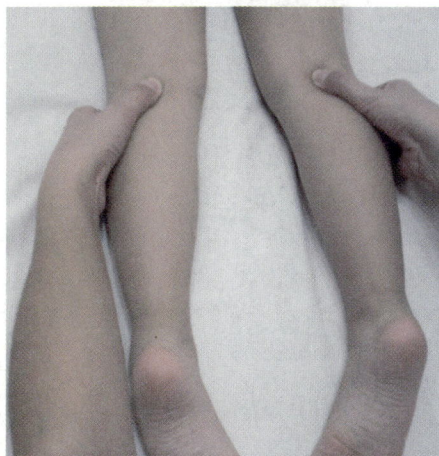

图 4-134　拿委中

七、足三里

【位置】外膝眼下 3 寸，胫骨前嵴外一横指处（图 4-135）。

【操作】术者以拇指指端揉，称揉足三里，揉 30 ~ 50 次（图 4-136）。

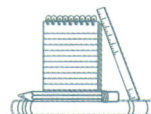

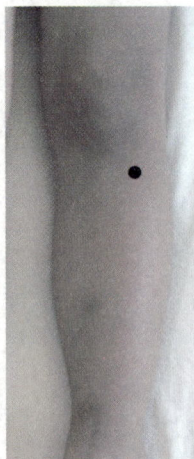

图 4-135　足三里

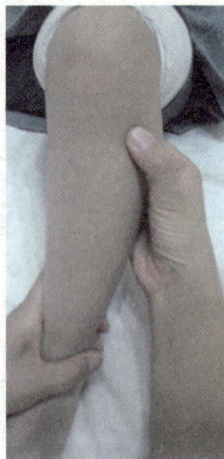

图 4-136　揉足三里

【作用】揉足三里具有健脾和胃、消食导滞、强身健体的作用。

【临床应用】用于脾虚腹泻、腹胀、食欲不振等症，揉足里多与推上七节骨、补大肠、捏脊、摩腹等合用；与摩腹、捏脊配合常用于小儿保健。

八、丰隆

【位置】外踝尖上 8 寸，胫骨前缘外侧两横指（图 4-137）。

【操作】术者以拇指或中指指端揉，称揉丰隆，一般揉 30 ～ 50 次（图 4-138）。

【作用】揉丰隆具有和胃化痰的作用。

【临床应用】痰涎壅盛、咳嗽气喘等证，多以揉丰隆与揉膻中、运内八卦等合用。

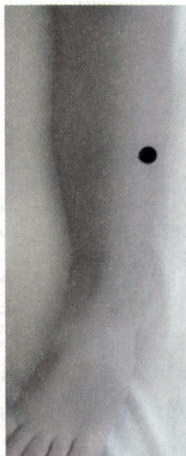

图 4-137　丰隆

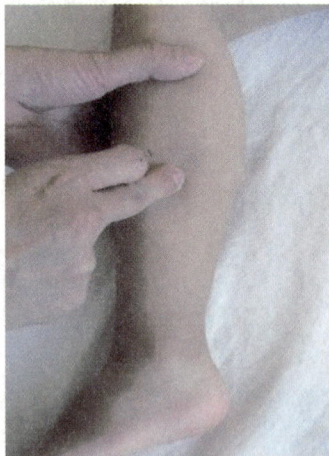

图 4-138　揉丰隆

九、承山

【位置】腓肠肌两肌腹之间凹陷的顶端（图 4-139）。

【操作】术者用拇指、食指、中指三指拿，称拿承山，一般拿 3 ～ 5 次（图 4-140）。

【作用】拿承山具有通经活络、止痉的作用。

【临床应用】治疗惊风抽搐、下肢痿软、腿痛转筋，拿丰隆常与揉膝眼、承山配合。

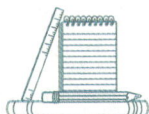

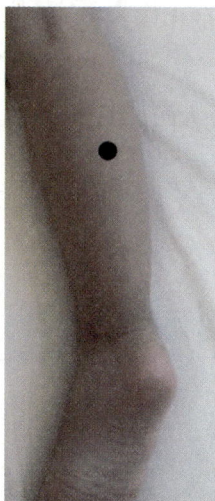

图 4-139　承山

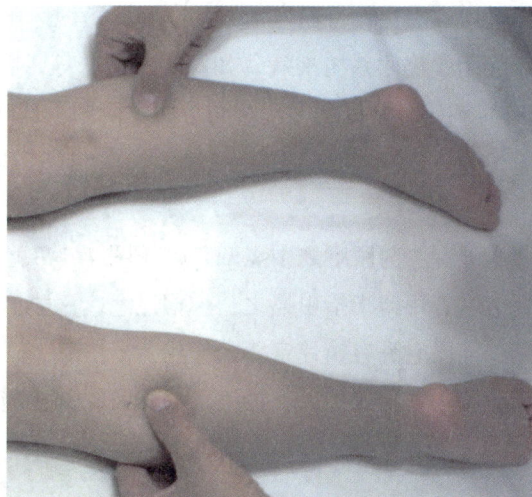

图 4-140　拿承山

十、三阴交

【位置】内踝尖上 3 寸，胫骨内侧面后缘（图 4-141）。

【操作】术者用拇指指端或中指指端揉，称揉三阴交，一般揉 30 ～ 50 次（图 4-142）。

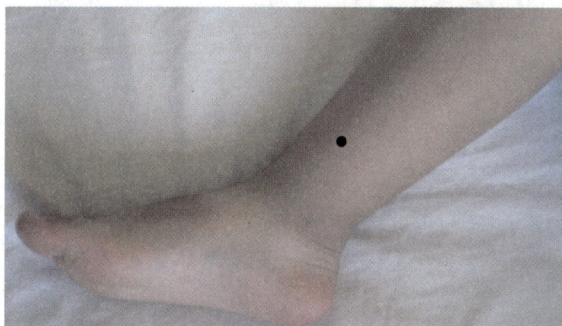

图 4-141　三阴交

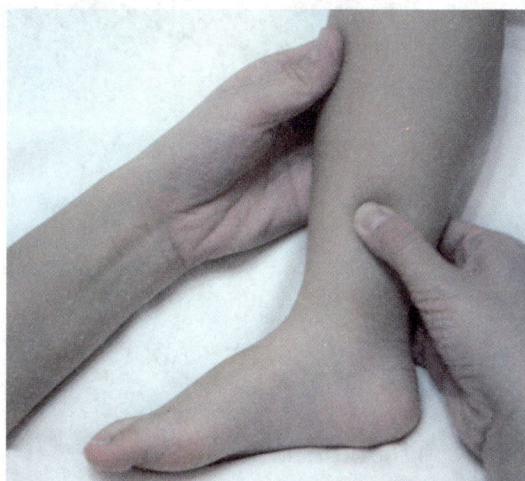

图 4-142　揉三阴交

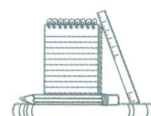

【作用】揉三阴交具有通经活络、健脾胃、助运化、清利下焦湿热的作用。

【临床应用】泌尿系统疾病，如癃闭、遗尿等，以揉三阴交与推箕门、揉丹田等合用；脘腹胀满、肠鸣腹泻等，常以揉三阴交与分腹推阴阳、运八卦、补脾经、补大肠等配合。

十一、昆仑

【位置】外踝尖与跟腱之中点凹陷处（图4-143）。

【操作】术者用拇指指甲掐之，称掐昆仑，一般掐3～5次（图4-144）。

【作用】掐昆仑具有镇惊定痫的作用。

【临床应用】可治疗惊风、抽搐、项强及踝部疼痛等症。

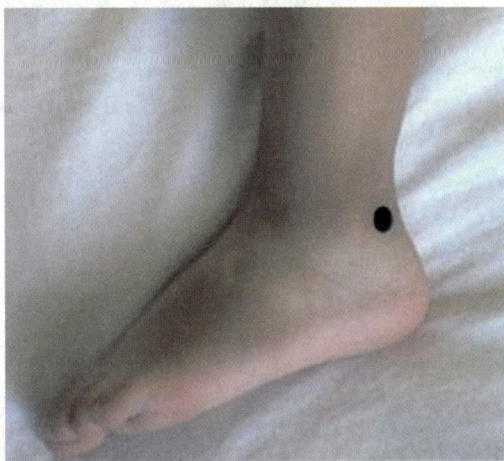

图4-143　昆仑

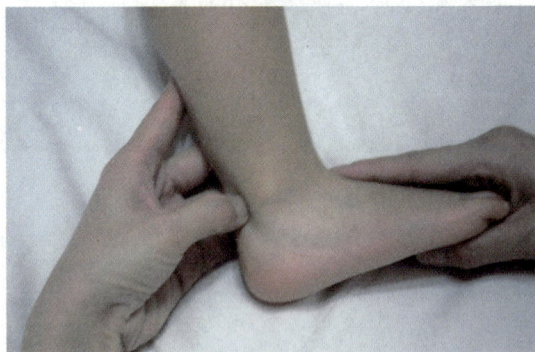

图4-144　掐昆仑

十二、仆参

【位置】外踝下凹陷中（图4-145）。

【操作】术者用拇指指甲掐之，称掐仆参，掐3～5次（图4-146）；用拇、中指相对用力拿之，称拿仆参。

【作用】本穴具有镇惊安神、舒筋活络的作用。

【临床应用】治疗昏厥，惊风等，掐仆参与掐人中、掐十王等配合；治疗小腿转筋、足痿不收，拿仆参与揉阳陵泉、揉三阴交合用。

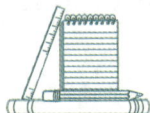

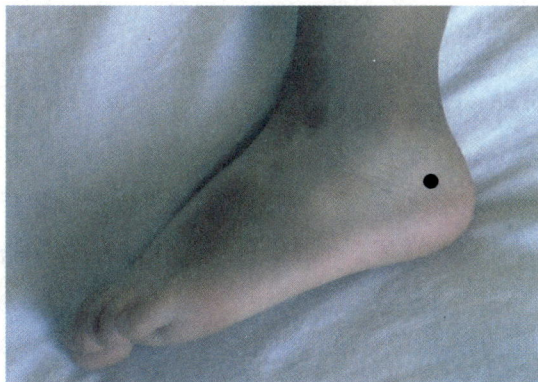

图 4-145 仆参

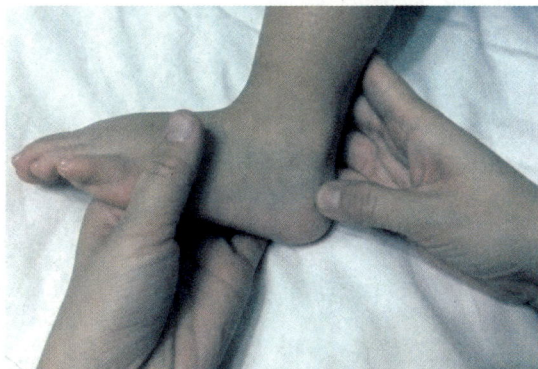

图 4-146 掐仆参

复习思考

一、选择题

1. 小儿推拿特定穴多分布在（　　）

　　A. 头面　　　　　B. 上肢肘以下　　　　C. 下肢膝以下　　　　D. 腰背　　　　E. 胸腹

2. 开天门能疏风解表，治疗外感发热，常合用（　　）

　　A. 推太阳　　　　B. 清肝经　　　　　　C. 掐小天心　　　　　D. 按揉百会　　E. 退六腑

3. 发汗效果显著，且有祛风散寒功效的推拿法是（　　）

　　A. 开天门　　　　B. 推坎宫　　　　　　C. 揉太阳　　　　　　D. 拿风池　　　E. 揉耳后高骨

4. 面部不推而专用掐法，常为小儿望诊部位的穴位是（　　　）

　　A. 印堂　　　　　B. 山根　　　　　　　C. 太阳　　　　　　　D. 迎香　　　　E. 人中

5. 下列可主治一切虚寒病证的推拿法是（　　）

　　A. 补脾经　　　　B. 补肾经　　　　　　C. 清天河水　　　　　D. 推三关　　　E. 运内八卦

二、判断题

1. 山根为小儿望诊部位之一，色青为惊为痛。（　　　）

2. 轻推脊，多与清天河水、退六腑等合用以清热。（　　　）

3. 心经宜用清法，不宜用补法，需用补法时，以补肾经代之。（　　　）

4. 掌小横纹是治疗百日咳、肺炎的要穴，可以治疗肺部干啰音。（　　　）

5. 板门推向横纹常配合推脾经、推大肠、推上七节骨等用于止吐。（　　　）

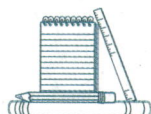

三、简答题

1. 举例说明小儿推拿特定穴的特点。

2. 头面部治疗外感表证常用的推拿法有哪些，如何运用？

3. 试比较揉中脘、摩腹、分推腹阴阳、拿肚角四法作用异同点。

4. 试比较掐揉四横纹、揉掌小横纹、推小横纹三种操作功效的异同点。

5. 揉二扇门、清天河水、揉外劳宫、掐揉一窝风、推三关都能治疗外感病，在临床运用中有何不同？

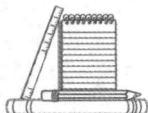

扫一扫，查阅
复习思考题答案

下篇　治疗与保健篇

模块五　常见病证推拿治疗

【学习目标】

知识要求

1. 掌握　发热、咳嗽、泄泻、疳积、厌食、口疮、便秘、夜啼、惊风、遗尿、小儿肌性斜颈的概念、临床表现、鉴别诊断、治疗（治则、处方）。

2. 熟悉　哮喘、腹痛、呕吐、小儿脑性瘫痪、近视、踝关节扭伤、臂丛神经损伤、小儿桡骨头半脱位的概念、病因病机、临床表现、鉴别诊断、治疗（治则、处方）。

3. 了解　各病的方义、推拿处方方义、注意事项。

能力要求

通过练习，能够在带教老师的指导下，灵活运用中医辨证对19个儿科常见病证进行初步诊断，熟练运用推拿手法进行针对性治疗。

素质要求

1. 对患者充满耐心和爱心，具备从事小儿推拿临床工作必备的专业素质和思想品德。

2. 树立爱岗敬业、争创一流的劳动模范精神和精益求精、追求卓越的工匠精神。

项目一　发　热

小儿体温异常升高，高于正常标准（腋温36～37℃）者称发热。发热是小儿时期疾病的常见症状之一。由于小儿具有"阳常有余，阴常不足"的生理病理特点，很多急、慢性病证均有发热的症状。

小儿发热一般分为外感发热、食积发热、惊恐发热、阴虚发热、气虚发热5种。其中以外感发热最为常见，但除感冒以外，某些急性传染病的初期也有不同程度的发热，如麻疹、流行性乙型脑炎、丹痧、水痘等；年幼体弱小儿，在发热性病程中常易出现兼证、变证，临证应严加注意。

中医学认为，本病常以外感、食积、惊恐、阴虚、气虚等原因多见，治多以清热为主。推拿对小儿发热疗效明显，尤其对小儿外感发热取效迅捷，可使小儿体温平稳下降至正常。对其他原因导致的小儿发热，也具有很好的治疗或辅助治疗作用。

一、病因病机

1. 外感发热　小儿脏腑娇嫩，形气未充，肌肤薄弱，卫外不固，抗邪能力不足，寒暖不知

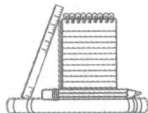

自调，当气候骤变，冷热失常，或看护不周时，外邪乘虚袭表，卫阳被郁而致外感发热。

2.食积发热 小儿肠胃脆弱，且乳食不知自节，若恣食肥甘炙煿，损伤脾胃，运化失司而成积滞，积而化热，熏灼胃肠，蒸发肌表，导致发热。

3.惊恐发热 小儿禀属纯阳之体，心肝有余，目触异物，耳闻异声，跌仆惊恐，致令心气不宁，心火上炎，引动肝经之火，也可导致小儿发热。

4.阴虚发热 小儿体属稚阴，阳常有余，阴常不足，若温邪迁延，或吐泻日久，或过用温燥，或久病伤阴，均致阴液亏损，阴不制阳，阳气偏盛而发热。

5.气虚发热 患儿素体脾胃虚弱，久病气虚，阳浮于外而致气虚发热。

二、临床表现

1.外感发热 发热轻，恶寒重，头痛，无汗，鼻塞流清涕，打喷嚏，喉痒，苔薄白，指纹鲜红者，为风寒；发热重，恶风，微汗出，鼻流黄涕或浊涕，口干，咽痛，苔薄黄，指纹红紫者，为风热。

2.食积发热 发热以入暮为甚，腹壁、手心发热，两颧红赤，夜卧不宁，嗳腐吞酸，胸腹胀满，疼痛拒按，便秘或泻下酸臭，唇红，苔黄腻，脉滑数，指纹紫滞。

3.惊恐发热 发热不甚，昼轻夜重，伴有面色青黄，心悸不宁，睡梦虚惊，甚则睡卧手足掣动，惊啼，舌红，苔黄，脉弦数，指纹青紫。

4.阴虚发热 午后发热，手足心热，盗汗，形体瘦削，食欲减退，心烦少寐，舌红苔少或无苔，脉细数，指纹淡紫。

5.气虚发热 发热，语音低微，懒言乏力，动则自汗，形体消瘦，或食后即泻，食欲不振，舌质淡，苔薄白，脉虚弱或沉细无力，指纹色淡。

三、鉴别诊断

1.时行疾病 如麻疹、风痧、丹痧、奶麻、水痘、痄腮等，初期均有不同程度的发热，有明显流行性和传染性。根据其初期症状、发热与出疹的关系、皮疹特点、特殊体征，加以鉴别。①麻疹初期，除一般上呼吸道症状外，眼部症状突出，结膜发炎，目赤胞肿，畏光流泪，口腔颊黏膜出现灰白小点、外有红色晕圈的麻疹黏膜斑。②风痧发热较轻，伴耳后、颈后、枕部淋巴结肿大，有触痛，疹点呈淡红色斑丘疹。③丹痧发热较高，皮疹呈猩红色丘疹，伴咽喉肿痛或腐烂，有杨梅舌、环口苍白圈等典型表现。④水痘除发热外，皮肤及黏膜分批出现红色斑或丘疹，迅速发展为清亮、卵圆形、泪滴状小水疱样疱疹，其易溃结痂，各期皮疹可同时出现，呈向心性分布。⑤痄腮除发热外，还表现为以耳垂为中心的腮部漫肿疼痛。

2.夏季热 多见于 3 岁以下小儿，其发病主要集中在每年夏季 6 月、7 月、8 月，临床以长期低热、口渴、多饮、多尿、汗闭为特征，秋凉后好转。

3.结核病 小儿结核病以原发性肺结核多见，临床常表现为午后低热、盗汗、乏力、体重不增等，多有结核病密切接触史，结核菌素试验（OT 试验）多为强阳性，胸部 X 线摄片可见结核病灶。

4.其他 如乳蛾、肺炎喘嗽也可出现发热，但乳蛾可见扁桃体肿大或红肿疼痛，肺炎喘嗽伴明显咳嗽、喘急、鼻翼翕动等。

四、治疗

发热的治疗原则以清热为主。外感者，佐以发散解表；肺胃实热者，佐以清泄里热，理气

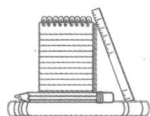

消食；阴虚者，佐以滋阴；气虚者，佐以健脾益气。

1. 外感发热

（1）治则 疏风解表，清热利咽，宣肺散寒。

（2）处方

主方 开天门、推坎宫、揉太阳、运耳后高骨、清肺经、清天河水各200次。风热者，加推脊、揉大椎、揉曲池、揉外关、揉合谷各200次；风寒者，加推三关、揉二扇门、推天柱骨、拿风池各200次。

配方 咳嗽、痰鸣、气急者，加推揉膻中、揉肺俞各200次，运内八卦100次；痰多者，加揉丰隆200次；鼻塞者，加黄蜂入洞20次；咽痛者，加掐揉少商、拿合谷、清板门各200次；脘腹胀满、不思乳食、嗳酸呕吐者，加揉中脘、分推腹阴阳、揉板门、推天柱骨各200次；惊惕不安，夜寐不宁，加清肝经、捣揉小天心、掐揉五指节各200次。

方义 开天门、推坎宫、揉太阳、运耳后高骨能开通经络，激活气血，调和阴阳，祛除在上在外之邪气，以疏风解表；清肺经、清天河水可宣肺清热；风热者，加推脊、揉大椎、揉曲池、揉合谷、揉外关以清热解表；风寒者，加推三关、揉二扇门、推天柱骨、拿风池以散寒解表。

2. 食积发热

（1）治则 清泄里热，理气消食。

（2）处方

主方 清肺经、清胃经、清大肠、揉板门、运内八卦、清天河水、退六腑、水底捞明月、揉天枢、摩腹各200次。

配方 若大便干燥难以排出者，加推下七节骨、顺时针摩腹、掐揉膊阳池、按弦走搓摩各200次；夜寐不安者，加掐揉小天心、掐揉五指节各200次。

方义 清肺经、清胃经能清肺胃实热；清大肠、揉天枢可调理大肠、通腑泄热；清天河水、退六腑、水底捞明月能清热除烦；揉板门、运内八卦、摩腹可理气消食。

3. 惊恐发热

（1）治则 镇惊清热。

（2）处方

主方 推三关300次，清天河水200次。

配方 惊悸者加捣小天心200次，大便色绿者加揉外劳宫200次。

方义 推三关使惊热外散，清天河水以清心火、安神志、退惊热。

4. 阴虚发热

（1）治则 滋阴清热。

（2）处方

主方 揉二人上马、补脾经、补肺经、清天河水、按揉足三里、推涌泉、运内劳宫各200次。

配方 自汗或盗汗者，加揉肾顶、补肾经各200次，捏脊5次；烦躁不安者，加清肝经、清心经、开天门、掐揉五指节、揉百会各200次。

方义 揉二人上马、补肺经能滋阴补肾养肺；清天河水、运内劳宫可退虚热；补脾经、按揉足三里以健脾和胃；推涌泉以滋阴清热，引火归原。

五、注意事项

1. 发热小儿应卧床休息，多饮开水，冷暖适度，饮食有节。

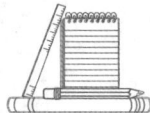

2.中医发热指体温高于正常，或体温不高，但自觉发热或扪之发热。推拿对小儿功能性发热、夏季热、食积热、外感发热疗效显著，而对其他原因引起的发热如肺炎等，虽有退热作用，但只能作为辅助治疗，必须采用综合疗法。

3.腋温 37.5 ～ 38℃为低热，38.1 ～ 39℃为中热，39.1 ～ 40℃为高热，高于 41℃为超高热。高热小儿如出现频繁呕吐、烦躁不安或昏睡，应及时会诊，进行综合治疗，切不可大意。

4.对危及小儿生命的急性传染病，要早期诊断，中西医结合治疗，切勿痛失治疗良机。

5.为加强退热作用，手法操作时，需配合使用凉水、乙醇、薄荷水等推拿介质。

项目二 咳 嗽

凡是外感或脏腑功能失调，影响肺正常宣肃，造成肺气上逆作咳，咳吐痰涎者，称咳嗽。咳嗽是儿科常见的肺系病证，一年四季均可发病，而以冬春多见，3 岁以下婴幼儿尤易罹患。

关于咳嗽，最早在《素问·宣明五气》中便有"五气所病……肺为咳"的记载，后世医家对本病亦多有论述。如《幼幼集成》说："凡有声无痰谓之咳，肺气伤也；有痰无声谓之嗽，脾湿动也；有声有痰谓之咳嗽。"不论外邪袭肺或其他脏腑病变累及肺脏，均可引起咳嗽。本节着重讨论外感风寒、风热及内伤痰热、痰湿、阴虚、气虚等所致的咳嗽。咳嗽常见于西医学的气管炎、支气管炎、肺炎、肺纤维化等。

中医学认为，本病常以外感、内伤等原因多见，治多以宣降肺气为主。推拿治疗小儿外感咳嗽疗效显著。对于服药困难的小儿，推拿可作为治疗本病的首选方法，也可作为治疗肺炎、肺纤维化等导致的咳嗽的重要辅助手段。

一、病因病机

1.外邪犯肺 肺为娇脏，外合皮毛，小儿形气未充，肌肤柔弱，卫外不固，外邪侵袭，首当犯肺。当风寒或风热外侵，邪客肌表，肺气郁闭不宣，清肃失职，痰液滋生；或燥邪外袭，伤津灼肺，痰涎黏结，阻塞气道，肺气上逆，均可引起咳嗽。

2.内伤咳嗽 多责之肺、脾。肺为贮痰之器，脾为生痰之源。饮食所伤，或情志不遂，或素体痰盛等，致脾失健运，脾虚生痰，上贮于肺，肺失清肃而发为痰热或痰湿咳嗽；或禀赋不足，素体虚弱，或外感咳嗽日久不愈，耗伤肺肾气阴，发展为阴虚或气虚咳嗽。

总之，咳嗽的病因虽有外感与内伤之别，但其基本病机均为肺失宣降，肺气上逆。外感咳嗽因邪直伤于肺，内伤咳嗽因肺病迁延，或他脏所累，其主要病理产物为痰。

二、临床表现

（一）外感咳嗽

1.风寒咳嗽 咳嗽频作，痰白质稀，头痛，身痛，咽痒，声重，鼻流清涕，恶寒无汗，苔薄白，脉浮紧，指纹淡红。

2.风热咳嗽 咳嗽，痰黄质稠，不易咳出，咽喉疼痛，鼻流浊涕，发热口渴，恶风，舌红，苔薄黄，脉浮数，指纹鲜红或紫红。

（二）内伤咳嗽

1.痰热咳嗽 感冒咳嗽日久，咳声深沉，痰黄质稠，或成结块，面红，唇红，身热或热已

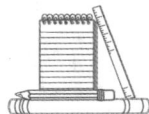

退，口苦口渴，烦躁不宁，尿少色黄，舌红苔黄腻，脉滑数，指纹色红绛。

2. 痰湿咳嗽　咳声重浊，痰多壅盛，色白质稀，胸闷纳呆，呕恶，神倦乏力，舌淡，苔白腻，脉滑。

3. 阴虚咳嗽　咳嗽日久，咽喉不利，干咳无痰，或痰少黏稠，口渴咽干，喉痒声嘶，手足心热，或午后潮热，盗汗，舌红少苔，脉细数，指纹色紫。

4. 气虚咳嗽　咳嗽日久，声低无力，痰白质稀，面色㿠白，气短懒言，语音低微，畏寒肢冷，动则汗出，舌质淡嫩，脉细无力，指纹色淡而细。

三、鉴别诊断

1. 百日咳　本病临床亦为咳嗽，但表现为阵发性、痉挛性咳嗽，咳毕有特殊的吸气性吼声，最后吐出痰沫而止。肺部极少出现阳性体征。

2. 肺炎喘嗽　本病亦有咳嗽，但临床常伴有发热、喘急、鼻翼翕动、痰涎上壅，甚则张口抬肩等症状。胸部 X 线摄片可见小片状、斑片状阴影，或见不均匀的大片状阴影。

3. 肺结核　临床亦以咳嗽为主症，但多伴有咯血、午后潮热、盗汗、身体逐渐消瘦等症状。结核菌素试验多呈阳性。胸部 X 线摄片可见肺有结核病灶。

四、治疗

咳嗽的治疗原则以宣降肺气为主。外感咳嗽者，佐以疏风解表；内伤咳嗽者，佐以燥湿化痰，或养阴润肺等法。

（一）外感咳嗽

1. 风寒咳嗽

（1）治则　解表散寒，宣肺止咳。

（2）处方

主方　开天门、推坎宫、揉太阳、运耳后高骨、推三关各 200 次；掐揉二扇门、顺运内八卦各 100 次；清肺经、推揉膻中各 200 次；分推肩胛骨，揉肺俞，揉乳根、乳旁各 100 次。

配方　发热者，加清天河水 200 次；发热无汗、流清涕者，加揉迎香 100 次，拿风池 100 次。

方义　开天门、推坎宫、揉太阳、运耳后高骨、推三关、掐揉二扇门可解表散寒；顺运内八卦，清肺经，推揉膻中，分推肩胛骨，揉肺俞，揉乳根、乳旁可宣肺化痰止咳。

2. 风热咳嗽

（1）治则　疏风清热，宣肺止咳。

（2）处方

主方　开天门、推坎宫、揉太阳、运耳后高骨各 200 次；清天河水，清肺经，推揉膻中，揉乳旁、乳根，揉风门，揉肺俞各 200 次；顺运内八卦 100 次。

配方　痰多咳喘者，加揉丰隆、揉脾俞各 200 次；肺部有湿啰音者，加揉掌小横纹 200 次；肺部有干啰音者，加推小横纹 200 次。

方义　开天门、推坎宫、揉太阳、运耳后高骨能解表清热；清天河水、清肺经可宣肺清热，疏风解表，化痰止咳；推揉膻中，揉乳旁、乳根可宽胸理气，止咳化痰；揉风门、揉肺俞、运内八卦可宣肺化痰止咳。

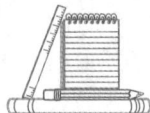

（二）内伤咳嗽

1. 痰热咳嗽

（1）治则　清热宣肺，化痰止咳。

（2）处方

主方　清天河水、清肺经各200次；掐四横纹、掐小横纹、掐肾纹各30次；推揉膻中，揉乳旁、乳根各200次；掐揉板门、揉掌小横纹、顺运内八卦、按揉天突、按弦走搓摩各100次。

配方　痰多者，加揉丰隆、揉脾俞各200次；心烦甚者，加揉小天心200次。

方义　清天河水、清肺经可宣肺清热，化痰止咳；掐四横纹、掐小横纹、掐肾纹、掐揉板门、揉掌小横纹可清热化痰，散结排痰；按揉天突、按弦走搓摩可化痰散结，降气平肝；推揉膻中，揉乳旁、乳根，顺运内八卦可宽胸理气，化痰止咳。

2. 痰湿咳嗽

（1）治则　健脾除湿，化痰止咳。

（2）处方

主方　补脾经、补肺经、揉脾俞、揉肺俞、摩中脘、按揉足三里、按揉阴陵泉各200次；按揉天突，推揉膻中，揉乳旁、乳根各200次；顺运内八卦、按弦走搓摩各100次。

配方　痰多者，加揉丰隆200次；腹泻者，加补大肠、推上七节骨、揉龟尾各100次；久咳体虚者，加捏脊5次，揉肾俞、补肾经各100次。

方义　补脾经、揉脾俞、摩中脘、按揉足三里、按揉阴陵泉可健脾和胃，除湿化痰；补肺经、揉肺俞可补益肺气，化痰止咳；按揉天突、按弦走搓摩可降气平肝，化痰散结；推揉膻中，揉乳旁、乳根，运内八卦可宽胸理气，化痰止咳。

3. 阴虚咳嗽

（1）治则　滋阴润肺，清热止咳。

（2）处方

主方　清肺经，清肝经，补肾经，推揉膻中，揉乳旁、乳根各200次；揉二人上马、水底捞明月、点揉天突、按弦走搓摩各100次；揉肾俞、揉三阴交、推擦涌泉各200次。

配方　久咳体虚者，加捏脊5次，揉足三里100次；虚热甚者，加清天河水100次。

方义　清肺经、清肝经可清肺平肝，降气化痰；补肾经、推擦涌泉、揉肾俞、揉二人上马、揉三阴交、水底捞明月可补肾滋阴退虚热，润肺止咳；点揉天突、按弦走搓摩可化痰散结，降气平肝，引气下行而止咳；推揉膻中，揉乳旁、乳根可宽胸理气，化痰止咳。

4. 气虚咳嗽

（1）治则　补益肺气，敛肺止咳。

（2）处方

主方　补肺经，补脾经，补肾经，推揉膻中，揉乳旁、乳根各200次；按弦走搓摩、揉肺俞、揉脾俞、揉肾俞各100次；点揉天突、推擦涌泉各100次。

配方　久咳体虚者，加捏脊5次，揉足三里100次。

方义　补肺经、补脾经、揉肺俞、揉脾俞可补土生金，补肺止咳；补肾经、揉肾俞、推涌泉可滋肾敛肺止咳；按弦走搓摩，推揉膻中，揉乳旁、乳根，点揉天突可宽胸理气除胸闷，化痰散结，降逆止咳。

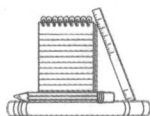

五、注意事项

1. 推拿治疗咳嗽，对于外感和一般内伤疗效为佳。对于服药困难的小儿，推拿可作为首选治疗方法；也可作为肺炎、肺结核、肺化脓症等引起的咳嗽的重要辅助治疗手段，但应以其他疗法为主进行综合治疗；对于高热，经推拿治疗效果不明显者，应及时进行中西医结合治疗。

2. 注意防寒保暖，以防风寒侵袭病情加重。

3. 饮食宜清淡，少食过咸、过甜、辛辣香燥、肥甘厚味等食物。

4. 小儿起居室要保持定时空气对流，保持一定温度、湿度；适当进行户外锻炼，起居有常，依据气候变化，灵活增减衣服。

项目三　哮　喘

哮喘是一种以反复发作、喉间痰鸣、呼吸急促，甚至张口抬肩、难以平卧为主要特征的肺系疾病。本病好发于春秋季节。多数小儿经治疗和随着年龄增长可以痊愈，少数小儿治疗不当，病程迁延，影响生长发育。

哮喘最早在《黄帝内经》中便有记载，后世医家对本病多有论述。如《幼科发挥·喘嗽》说："或有喘疾，遭寒冷而发，发则连绵不已，发过如常，有时复发，此为宿疾，不可除也。"认识到本病有反复发作、不易根治的临床特点。本病相当于西医的小儿支气管哮喘和喘息性支气管炎。

中医学认为，本病以内有伏痰为主要病因，常因感受外邪、接触异物、饮食失调等而引发，治多以扶正祛邪、降气化痰、止哮平喘为主。推拿有扶正祛邪之功，应重视缓解期的扶正治本，是治疗小儿哮喘的有效辅助方法。

一、病因病机

小儿哮喘的发生是外有诱因，内有伏痰。伏痰的产生与肺、脾、肾三脏功能有关。诱因多为感受外邪，接触异物，饮食失调。

1. 内因　素体肺、脾、肾不足，痰饮内伏，是导致本病发生的主要因素。小儿肺脏娇嫩，脾常不足，肾常虚。人体水液的正常代谢，依赖于肺、脾、肾三脏，若肺气不足，卫外不固，易被外邪所侵，致肺失肃降，痰饮内伏；脾气不足，运化失司，则聚湿生痰；肾气不足，不能化气行水，水湿停聚，聚湿生痰，痰饮内伏，阻塞气道而成哮喘。

2. 外因　感受外邪、接触异物、饮食失调是本病发作的首要诱因。气候骤变，寒温失调，风寒外袭，肺失宣降，肺气上逆，与痰搏结；或接触花粉、油漆、绒毛、尘埃、煤气等物，刺激气道，引动伏痰，诱发哮喘。

3. 发病　感触诱因，引动伏痰，痰随气升，气因痰阻，痰气交阻，阻塞气道，肺失宣降，出现喉间痰鸣，呼吸急促而发病。

总之，本病的发生是外因作用于内因的结果。

西医学认为，本病的发生受遗传因素和环境因素的双重影响，主要是机体过敏状态所致。患者接触某些过敏原（如花粉、尘埃、鱼虾、油漆、煤气等），致使细小支气管平滑肌发生痉挛，从而产生一系列症状。气候变化、过度疲劳、情绪激动等亦常为本病发生的诱因。

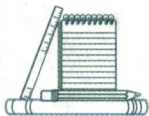

二、临床表现

（一）发作期

起病多急，发作时间长短则因人而异，少则数分钟，多则数日，通常辨证分为寒性哮喘、热性哮喘和外寒内热 3 类。

1.寒性哮喘 咳嗽气喘，不能平卧，喉间哮鸣，痰多清稀泡沫，形寒肢冷，鼻流清涕，咽痒不适，口淡不渴，大便溏薄，小便清长，唇色发绀，舌质淡，苔白，脉滑，指纹色青。

2.热性哮喘 呼吸急迫，声高息涌，咳痰稠黄，喉间哮吼痰鸣，胸膈满闷，身热面赤，口干咽红，鼻流浊涕，大便干，小便黄，舌质红，苔黄腻，脉滑数，指纹紫滞。

3.外寒内热 恶寒发热，喷嚏连连，泪涕满面，咳痰黄稠，咳吐不利，口渴喜饮，大便干，小便黄，舌红，苔薄白，脉滑数，指纹滞。

（二）缓解期

哮喘发作经过一定的时间，发作休止，邪气渐退，正气未复，此期主要是以肺、脾、肾亏虚为主症。

1.肺脾气虚 反复感冒，咳嗽无力，咽喉不利，时有痰鸣，动则汗出，神疲倦怠，气短懒言，面色苍白，纳差，便溏，舌淡苔薄白，脉细无力，指纹色淡。

2.脾肾阳虚 面浮肢肿，形寒肢冷，脚膝无力，动则气短，腹胀纳差，大便溏泻，舌淡苔白，脉细弱，指纹色青。

3.肺肾阴虚 形体消瘦，面颊红，干咳痰少，或痰中带血，潮热盗汗，气喘，五心烦热，小便短少，大便秘结，舌红苔少，脉细数，指纹深红。

三、鉴别诊断

1.肺炎 本病亦可出现哮喘，但多伴有发热、咳嗽等症，无突发突止、反复发作特点，肺部听诊多以湿啰音为主。

2.支气管淋巴结结核 本病可引起顽固性咳嗽及哮喘样呼吸困难，但无显著的阵发性发作现象。其常伴有不规则低热、盗汗、食欲不振、乏力消瘦等慢性结核中毒症状。结核菌素试验阳性。胸部 X 线摄片有助于诊断。

3.支气管异物 可见哮喘，但有异物吸入史，起病突然，无喉间痰鸣，胸部 X 线摄片可提示诊断。

四、治疗

（一）发作期

1.寒性哮喘

（1）治则 温肺散寒，化痰定喘。

（2）处方

主方 清肺经、拿肩井、揉肺俞各 200 次，按弦走搓摩、推揉膻中、揉外劳宫、顺运内八卦各 100 次，掐揉二扇门、推三关各 200 次。

配方 形寒无汗者，加揉小天心、揉风池各 100 次；痰多者，加揉天突、揉丰隆各 200 次。

方义 清肺经、拿肩井、揉肺俞可清肃肺金，宣散外邪，降气平喘；按弦走搓摩、推揉膻中、顺运内八卦可通调全身气机，宽胸理气，化痰平喘；揉外劳宫、掐揉二扇门、推三关可温

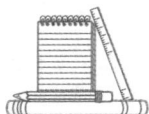

肺散寒，解肌发表，托邪外出，化痰定喘。

2. 热性哮喘

（1）治则　清肺化痰，止咳平喘。

（2）处方

主方　清肺经、清肝经、拿肩井、揉肺俞各200次，按弦走搓摩、掐揉二扇门、顺运内八卦各100次，推天柱骨300次。

配方　咳痰黄稠、面赤烦躁、便秘尿赤者，加掐总筋、清大肠、退六腑各200次，推脊50次。

方义　清肺经、清肝经可清泻肝火，肃降肺气；拿肩井、揉肺俞可宣散外邪，降气平喘；按弦走搓摩、顺运内八卦可开积聚，除胸闷，顺气化痰平喘；掐揉二扇门、推天柱骨二者配合能清能降，清热泻火，降气平喘。

3. 外寒内热

（1）治则　解表清里，定喘止咳。

（2）处方

主方　清肺经、拿肩井、拿风池、揉肺俞各200次，运内八卦、掐揉二扇门、按弦走搓摩、揉膻中各100次。

配方　发热重者，加清天河水、拿大椎各200次；便秘尿赤者，加清大肠、退六腑各200次；痰多者，加揉丰隆、揉脾俞各200次。

方义　拿风池、拿肩井、掐揉二扇门可宣散解表，透热外出，退热平喘；清肺经、揉肺俞、揉膻中可开宣肺气，畅通气机，化痰逐饮；顺运内八卦、按弦走搓摩可开积除闷，顺气化痰，止哮平喘。

（二）缓解期

1. 肺脾气虚

（1）治则　健脾益气，补肺固表。

（2）处方

主方　开天门、推坎宫、揉太阳、运耳后高骨、推三关各200次，补肺经、补脾经、补肾经各200次，揉脾俞、揉掌小横纹各100次。

配方　纳差者，加揉中脘、揉天枢各200次；气短懒言者，加揉肺俞、揉气海各200次；反复感冒者，加揉大椎、按揉足三里各300次。

方义　开天门、推坎宫、揉太阳、运耳后高骨可调和阴阳，开宣肺气；推三关可温阳散寒；补肺经、补脾经、补肾经可补肺气固卫表，补脾气健运化，补肾气壮元阳，提高机体免疫力；揉脾俞可补土生金，化痰止咳；揉掌小横纹可消痰逐饮，止咳平喘。

2. 脾肾阳虚

（1）治则　健脾温肾，固摄纳气。

（2）处方

主方　补肺经、补脾经、补肾经各300次，推三关、运土入水、运水入土各200次，揉脾俞、揉肾俞、推上七节骨、温运丹田各100次。

配方　水肿者，加横擦八髎穴、点揉腰阳关各200次；痰多者，加揉掌小横纹、揉丰隆各200次。

方义　补肺经、补脾经、补肾经可补肺，健脾，滋肾，固涩，纳气，平喘；运土入水、运

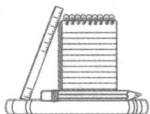

水入土可协调水土关系；推三关、推上七节骨可温补脾肾，升提气机；揉脾俞、揉肾俞、温运丹田可温肾散寒，益肾利水，纳气平喘。

3. 肺肾阴虚

（1）治则　养阴清热，补益肺肾。

（2）处方

主方　补肺经、补脾经、补肾经、揉肺俞、揉脾俞、揉肾俞各200次，揉二人上马、推下七节骨、推箕门、拿百虫各100次。

配方　痰中带血者，加揉孔最穴200次。

方义　补肺经、补脾经、补肾经、揉肺俞、揉脾俞、揉肾俞可补益肺肾，纳气平喘；揉二人上马、推下七节骨可滋阴补肾，清虚热，通大便，治淋浊；推箕门可滋阴清热；拿百虫可凉血养血，滋补肺肾，润肺平喘。

五、注意事项

1. 推拿只适用于哮喘缓解期和发作期的辅助治疗，对于哮喘持续状态，应以药物治疗为主，推拿治疗为辅。

2. 预防变应原，如花粉、尘螨、烟雾、空气污染、动物皮毛、蟑螂变应原，以及真菌、病毒、细菌感染等。

3. 加强体育锻炼，小儿在缓解期，应积极参加散步、爬山、跳绳、慢跑等体育锻炼。

4. 加强呼吸锻炼，小儿选择空气清新、环境优美之处，两脚自然站立，两手掌相叠轻轻按在肚脐部，做自然呼吸3～5分钟后，渐渐将呼吸变得深、长、细、匀，自觉腹部的起伏运动逐渐加大。每次练习15～30分钟，可改善人体肺活量，提高人体免疫机能，从而减少本病的发作。

项目四　泄　泻

泄泻是以大便次数增多，粪质稀薄甚至如水样便为主症的一种小儿常见病，亦称消化不良。本病四季皆可发生，尤以夏秋两季多见。本病多见于婴幼儿，其中6个月至2岁的小儿发病率高。本病轻者预后良好，如不及时治疗，迁延日久，可见气阴两虚，严重影响小儿生长发育。重症小儿还可出现阴津枯竭、阳气衰惫、阴阳两伤等一系列严重的症状，甚至危及生命。

泄泻最早在《黄帝内经》中便有详细记载，有"飧泻""濡泻""淌泻""洞泻""滑泄"等名称。后世医家对本病多有论述，如《医宗必读》论述其病理变化为"脾土强者，自能胜湿，无湿则不泄，故曰湿多成五泄。"认为泄泻多由脾虚湿盛所致。

中医学认为，本病常以感受外邪、内伤饮食、脾胃虚弱、惊骇恐惧等原因多见，治多以运脾止泻为主，针对不同病因，分别运用消食导滞、疏风散寒、健脾益气、温补脾肾、镇惊安神等方法。推拿对小儿腹泻具有很好的治疗效果，可作为本病临床治疗的首选方法。

一、病因病机

1. 感受外邪　小儿脏腑娇嫩，肌肤薄弱，卫外不固，易被外邪所袭，外感风、热、寒、暑

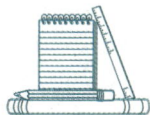

之邪常与湿邪相合，内扰脾胃，引起腹泻，尤以夏秋之季的暑湿之邪多见。脾喜燥恶湿，湿困脾阳，运化失司，对饮食水谷的消化、吸收发生障碍而致泄泻。

2. 内伤饮食　由于喂养不当，饥饱无度，或突然改变食物性质，或恣食油腻生冷，饮食不节等，均可导致脾胃损伤，运化失职，不能腐熟水谷而致泄泻。

3. 脾胃虚弱　小儿脾常不足，如后天喂养不当，则可损伤脾胃；或因久病迁延不愈，造成脾胃虚弱；或为早产、难产、低体重儿，脾胃素体不足，脾虚健运失调，水谷不得运化，则水反为湿，谷反为滞，水湿滞留，下注肠道形成泄泻。

4. 惊骇恐惧　小儿受惊吓后，易使脾胃气机功能紊乱，惊恐伤肾，惊则气乱，恐则气下；脾主运化，肾司二便，若脾肾受损，水谷滞留，下走大肠而致腹泻。

西医学认为，婴儿腹泻除与饮食、气候等因素有关外，尚与致病性大肠杆菌、病毒及其他感染有关。另外，婴幼儿消化系统发育不成熟，功能不完善，神经调节功能较差，胃酸与消化酶分泌较少，酶的活力低等，是发病的内在因素。

二、临床表现

1. 寒湿泻　大便清稀多沫，色淡不臭，肠鸣腹痛，面色淡白，不渴或渴不欲饮，小便清长，苔白腻，脉濡，指纹色红。

2. 湿热泻　大便稀水样，或如蛋花汤样，或有黏液，或色褐热臭，腹痛即泻，急迫暴注，身有微热，口渴引饮，烦躁，肛门灼热，小便短赤，舌红，苔黄腻，脉滑数，指纹色紫。

3. 伤食泻　大便稀溏夹有奶瓣或不消化的食物残渣，腹痛胀满，泻前腹痛哭闹，泻后痛减，大便酸臭，量多，嗳气纳呆，矢气频频臭秽，或伴呕吐酸馊，苔厚腻或黄垢，脉滑有力，指纹色紫。

4. 脾虚泻　久泻不愈，食后即泻，或反复发作，时轻时重，面色萎黄，形体消瘦，食欲不振，大便稀溏，夹有奶瓣或不消化的食物残渣，舌淡苔薄，脉濡，指纹色淡。

5. 脾肾阳虚泻　大便稀溏，完谷不化，形体消瘦，或面目虚浮，四肢欠温，舌淡苔白，脉细无力，指纹色淡。

6. 惊恐泻　受惊后即泻，大便色青。昼则惊惕，夜则紧偎母怀，头发竖立且无光泽，或夜间惊啼，或脉乍来乍数，山根色青，指纹色青。

三、鉴别诊断

1. 生理性腹泻　多见于6个月以下小儿，出生后不久即出现大便次数较多，但食欲好，不影响生长发育，体重不减，添加辅食后大便正常。

2. 痢疾（细菌性痢疾）　急性起病，便次频多，大便稀，有黏冻或脓血，腹痛明显，里急后重。大便常规检查可见红细胞、脓细胞、吞噬细胞，大便培养有痢疾杆菌生长。

四、治疗

1. 寒湿泻

（1）治则　温中散寒，化湿止泻。

（2）处方

主方　补脾经、补大肠、揉外劳宫、推三关、揉脐各200次，推上七节骨、揉龟尾、按揉

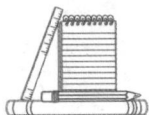

足三里各 200 次。

配方　腹痛、肠鸣重者，加揉一窝风 200 次、拿肚角 30 次；体虚者，加捏脊 5 次；惊惕不安者，加开天门、清肝经、掐揉五指节各 200 次。

方义　推三关、揉外劳宫可温阳散寒；补脾经、揉脐、按揉足三里可健脾化湿，温中散寒；补大肠、推上七节骨、揉龟尾可升清降浊，温中止泻。

2. 湿热泻

（1）治则　清热利湿，调中止泻。

（2）处方

主方　清脾经、清胃经、清大肠、清小肠、清天河水、退六腑、揉天枢、揉龟尾各 200 次。

配方　烦躁不安者，加掐揉小天心 200 次；湿盛者，加推箕门、揉三阴交各 200 次。

方义　清脾经、清胃经可清中焦湿热；清大肠、清小肠可清利肠腑湿热积滞；清天河水、退六腑可清脾胃湿热，利尿除湿；揉天枢、揉龟尾可升清降浊，理肠止泻。

3. 伤食泻

（1）治则　运脾和胃，消食化滞。

（2）处方

主方　补脾经、揉中脘、摩腹、顺运内八卦各 300 次；清大肠、退六腑、揉板门、掐揉四横纹各 200 次；揉天枢、揉龟尾各 200 次。

配方　呕吐者，加推天柱骨 200 次。

方义　补脾经、揉中脘、摩腹、顺运内八卦、揉板门可健脾和胃，消积导滞；清大肠、退六腑可疏调肠腑积滞，消食积郁热；四横纹是伤食经验要穴，掐揉四横纹可消食导滞；揉天枢、揉龟尾可升清降浊，理肠止泻。

4. 脾虚泻

（1）治则　健脾益气，温阳止泻。

（2）处方

主方　补脾经、补大肠、点揉足三里各 300 次，摩腹、揉脐、推上七节骨、揉龟尾、推三关各 200 次，捏脊 5 次。

配方　肾阳虚者，加补肾经、揉外劳宫各 200 次；腹胀者，加揉天枢、顺运内八卦各 200 次；久泻不止者，加按揉百会 200 次。

方义　补脾经、补大肠、点揉足三里可健脾益气，固肠实便；推三关、摩腹、揉脐、捏脊可调理脾胃，温阳补中；推上七节骨、揉龟尾可温阳，固肠止泻。

5. 脾肾阳虚泻

（1）治则　温补脾肾，涩肠止泻。

（2）处方

主方　补脾经、补肾经、揉肾顶、推三关、揉外劳宫各 300 次，摩丹田、揉脐、推上七节骨、揉龟尾各 200 次，横擦腰骶、揉百会各 100 次，捏脊 3～5 遍。

配方　面目虚浮者，加揉阴陵泉 200 次。

方义　补脾经、补肾经、揉肾顶可补肾益肾，涩肠实便；推三关、揉外劳宫摩丹田、揉脐、捏脊可温里散寒，温阳止泻；推上七节骨、揉龟尾可温补肾阳，固肠止泻；揉百会可升阳举陷；横擦腰骶可温补元阳，固脱止泻。

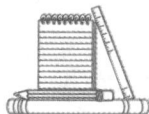

6. 惊恐泻

（1）治则　镇惊安神，调中止泻。

（2）处方

主方　清肝经、补脾经、补大肠、开天门、捣揉小天心、掐揉五指节、猿猴摘果各 300 次，摩腹、揉脐、揉龟尾、推上七节骨各 200 次。

配方　夜卧不安者，加清心经、顺运内八卦各 200 次。

方义　清肝经、补脾经、补大肠可平肝镇惊，健脾益气，温中止泻；开天门、捣揉小天心、掐揉五指节、猿猴摘果可祛风通窍，镇惊安神；摩腹、揉脐、揉龟尾、推上七节骨可健脾化湿，升清降浊，调整肠道气机，温阳止泻。

五、注意事项

1. 急性腹泻，除推拿外，应配合液体疗法进行治疗，以防气阴耗损过度，导致阴竭阳脱之危症。

2. 实证、热证腹泻不能见泻止泻，而应以祛邪、化积、顺气为务，祛邪与化积推拿会暂时增加大便次数，应事先向家长交代。

3. 泄泻期间，适当控制饮食，减轻胃肠道负担，不吃难消化食物，养成良好的饮食习惯。伴严重呕吐者，暂禁食 4～6 小时，可饮用淡盐水和糖水。腹泻好转后进食，应由稀到稠，由少到多。

4. 保持清洁，勤换尿布，保持臀部皮肤干燥，防止发生红臀。

5. 如小儿出现面色苍白、小便极少或无尿、眼眶凹陷、呕吐频繁、饮食难进、精神萎靡等症时，不要单独使用推拿疗法，应抓紧时机采用中西医结合综合治疗。

项目五　腹　痛

腹痛为小儿常见的临床症状，是指胃脘部、脐的两旁及耻骨以上部位发生的疼痛。腹痛的婴幼儿不能言语，多表现为啼哭。本病可见于任何年龄与季节。

小儿腹痛一证最早在《素问·举痛论》中，便有"胁肋与少腹相引而痛者""腹痛引阴股者""腹痛而后泄者"的记载，后世医家也多有论述。《小儿药证直诀》认为腹痛有积痛、虫痛、虚实腹痛之别。引起小儿腹痛的原因很多，应详加辨别，至于小儿外科急腹症引起的腹痛，不在本病治疗范畴。

中医学认为，本病常以感受寒邪、乳食积滞、虫积腹中、脾胃虚寒等原因多见。治多以理气止痛为主。推拿治疗小儿腹痛有明显的效果，但临证时应严格掌握适应证，排除急腹症后方可进行治疗。

一、病因病机

1. 感受寒邪　护理不当，腹部为风冷之邪所侵，或气候突变，或过食生冷，腹部中寒。寒为阴邪，性主收引，寒凝气滞，则经络不通，气机壅阻，气血不行则发为腹痛。

2. 乳食积滞　小儿脾常不足，运化力弱，乳食又不能自节，故易伤食，或暴饮暴食，或恣

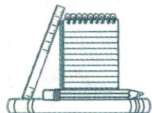

食生冷，以致脾胃受损，运化失常，食积中焦，壅塞气机，升降失调，传化失职，而致食积腹痛。

3.虫积 由于饮食或玩耍不洁之物，感染蛔虫，寄于肠中，或蛔入胆道，或虫多而扭结成团，阻滞气机，致虫积作痛。

4.脾胃虚寒 由于素体脾胃虚弱，脏腑虚冷，或久病脾虚，致中阳不振，脾运失职，寒湿内停，温煦失常，阴寒内盛，而致虚寒腹痛。

西医学认为，腹腔内、外许多因素都可能导致腹痛。①理化因素：寒冷环境，或进食寒凉食品，腹腔内脏器血管收缩，胃肠壁血供减少，平滑肌兴奋、收缩，腔壁痉挛引起腹痛；②炎症：炎症时胃肠壁充血、水肿，炎性致痛物质如 5- 羟色胺和组胺等释放增加，加之痛阈降低而引起腹痛；③精神神经因素：紧张、忧虑、恼怒时，自主神经功能紊乱，胃肠壁血管舒缩功能、平滑肌舒缩功能及胃肠道蠕动等均失调，腹部胀气，管腔扩张，管壁牵拉而产生痛觉；④胃肠道功能问题：胃肠道功能减退，正常蠕动减少，局部食物停积，胀气，腔壁扩张或痉挛而致腹痛。

二、临床表现

1.感寒腹痛 腹痛突发，阵阵发作，哭叫不安，得热则减，遇冷更甚，面色青白，甚则唇色紫暗，手足欠温，腹部拒按，或兼大便清稀，小便清长，舌淡、苔白滑，指纹色红。

2.伤食腹痛 腹部胀满，疼痛拒按，不思饮食，嗳腐吞酸，恶心呕吐，吐物酸腐，矢气频作，大便臭秽，腹泻或便秘，或腹痛欲泻，泻后痛减，夜卧不安，苔厚腻，脉滑，指纹色淡。

3.虫积腹痛 腹痛突然发作，以脐周为甚，时发时止，面黄肌瘦，食欲不佳，或嗜食异物，有时可在腹部摸到蠕动之块状物，按之腹软，可凹陷变形，时隐时现，多有便虫史；如有蛔虫窜行胆道，则剑突下痛如钻顶，时发时止，或伴呕吐。

4.虚寒腹痛 腹痛隐隐，时作时止，痛处喜按，得温则适，面色萎黄，精神倦怠，形体消瘦，食欲不振，大便溏薄，舌淡苔薄，指纹色淡。

三、鉴别诊断

1.肠套叠 多发生在婴幼儿，突然发生间歇性腹痛，伴呕吐，便血，腹部可触到腊肠样肿块。

2.肠扭转 除一般腹痛、腹胀、频繁呕吐等症状外，可触及大的肠袢，X 摄线检查可协助诊断。

3.急性阑尾炎 本病多见于年长儿，以脐周痛、转移性右下腹疼痛为主，有明显压痛、反跳痛及腹肌紧张，常伴有呕吐、发热，白细胞计数和中性粒细胞计数增高。

4.急性坏死性肠炎 腹痛呈阵发性加剧，排腥臭味、赤豆汤样大便。腹部 X 线摄片可协助诊断。

5.过敏性紫癜 腹型或混合型，常腹痛明显，下肢对称性紫癜及关节疼痛或肿胀。

6.肠痉挛（肠绞痛） 也可出现腹痛，但多由不消化食物刺激，以及食物过敏、寒冷、饥饿等导致肠蠕动过强，或肠内气体过多引起。

四、治疗

腹痛的治疗原则以理气止痛为主。外感者，佐以温经散寒；食积者，佐以消食导滞；虫积

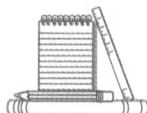

者，佐以安蛔；脾胃虚寒者，佐以温补脾胃。

1. 感寒腹痛

（1）治则　温中散寒，理气止痛。

（2）处方

主方　补脾经、推三关、揉外劳宫、掐揉一窝风各200次，拿肚角10次，揉中脘、摩腹、按揉足三里各200次。

配方　腹泻者，加补大肠200次。

方义　补脾经、揉中脘、摩腹可温中健脾；推三关、揉外劳宫、按揉足三里可助阳散寒，理气止痛；掐揉一窝风、拿肚角可理气、散寒、止腹痛。

2. 伤食腹痛

（1）治则　消食导滞，和中止痛。

（2）处方

主方　补脾经、揉板门、清大肠、揉一窝风各200次，分推腹阴阳、揉中脘、揉天枢各200次，拿肚角10次，摩腹、顺运内八卦、按揉足三里各200次。

配方　呕吐者，加清胃经、推天柱骨、横纹推向板门各200次；发热者，加清天河水、退六腑各200次。

方义　揉板门、补脾经、摩腹、揉中脘、按揉足三里可健脾和胃，消食导滞，理气止痛；清大肠、揉天枢可消食，化积，疏调肠腑积滞；揉一窝风可行气止痛；拿肚角、顺运内八卦可宽胸理气，调和气血，理气止腹痛；分腹阴阳能消腹胀，化食积。

3. 虫积腹痛

（1）治则　温中行气，安蛔止痛。

（2）处方

主方　揉一窝风、揉外劳宫、揉脐、推三关、摩腹各200次，按揉肝俞、胆俞、背部压痛点各100次。

配方　腹痛甚者，加拿肚角10次；按揉脾俞、胃俞各200次。

方义　揉一窝风、揉外劳宫、推三关可温中散寒，安蛔止痛；摩腹、揉脐可健脾和胃，行气止痛；按揉肝俞、胆俞、背部压痛点可疏通肝胆气机，理气止痛。

4. 虚寒腹痛

（1）治则　温补脾肾，益气止痛。

（2）处方

主方　补脾经、补肾经、推三关、揉外劳宫、揉中脘、揉脐、揉丹田、按揉足三里各200次。

配方　腹泻者，加补大肠、摩腹各200次。

方义　补脾经、补肾经、推三关、揉外劳宫可温阳散寒，补脾益肾，益气止痛；揉丹田可温补下元；揉中脘、揉脐、按揉足三里可温中和胃，散寒止痛。

五、注意事项

1. 推拿治疗小儿腹痛效果明显，但需明确诊断，排除非适应证。

2. 婴幼儿急性腹痛，临证时要排除急腹症；对于急腹症引起的腹痛，不宜用推拿治疗，应及时采取其他治疗方法，以免延误病情。

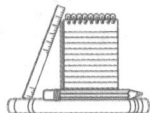

3. 部分内科性腹痛，除推拿治疗外，配合药物治疗效果更好。

4. 虫积腹痛者，推拿止痛后，应予以服驱虫药，以彻底治愈。

5. 治疗期间，应注意小儿腹部保暖，不要受寒和贪凉。

项目六　呕　吐

呕吐是由于胃失和降，胃气上逆，导致的以饮食、痰涎等胃内容物从胃中上涌，自口而出为临床特征的一种病证，是小儿的一种常见病。有声有物谓之呕，有物无声谓之吐，有声无物谓之哕。由于呕与吐常同时发生，临床很难截然分开，且病机相同，故并称为呕吐。本证以婴幼儿多见，以夏季多发。

小儿呕吐最早在《黄帝内经》中便有记载，如《素问·举痛论》载："寒气客于肠胃，厥逆上出，故痛而呕也。"《素问·脉解》载："食则呕者，物盛满而上溢，故呕也。"皆论述了呕吐的原因。

中医学认为，本病常以感受外邪、乳食积滞、胃中积热、脾胃虚寒、惊恐等原因多见。治多以和胃降逆为主。推拿对小儿呕吐疗效明显，在排除器质性病变前提下，推拿疗法可作为治疗首选。

一、病因病机

1. 感受外邪　小儿脾胃薄弱，外感六淫之邪，内扰胃腑，以致胃失和降，胃气上逆而发生呕吐。

2. 乳食积滞　小儿乳食不节，或喂养不当，过食生冷、油腻、不洁之物，或乳食过量，积滞胃中，损伤脾胃，胃失和降，气逆于上而致呕吐。

3. 胃中积热　胃为阳土，喜润恶燥，如因乳母过食辛辣之物，乳汁蕴热，儿食母乳，以致热积于胃，或儿童过食辛热之品，热积于胃，胃气上逆，而导致呕吐。

4. 脾胃虚寒　先天禀赋不足，脾胃虚弱，易受寒邪，或乳母平素喜食寒凉生冷之品，乳汁寒薄，儿食其乳，脾胃受寒；或小儿恣食瓜果生冷，冷积胃中；或寒凉攻伐太过，损伤中阳，皆可使寒凝胃脘，中阳不运，胃失和降，寒邪上逆，发为呕吐。

5. 惊恐呕吐　小儿神气怯弱，易受感触，若骤见异物，耳闻异声，暴受惊恐，惊则气乱，恐则气下，以致气机逆乱，胃气上逆，而发生呕吐。

二、临床表现

1. 外感呕吐　有受凉或外感史，表现为突然呕吐，呕吐物清冷不化，胃脘冷痛，喜热熨，伴打喷嚏、流涕，恶寒，发热，头身不适，脘腹满闷，舌淡红，苔薄白或白腻，脉浮紧，指纹浮红。

2. 胃寒呕吐　病程较长，反复发生，食久方吐，呕吐物为清稀水液或不消化乳食，不甚酸臭，伴面色苍白，神疲乏倦，四肢欠温，食少不化，腹痛绵绵，得温则舒，大便溏薄，小便清长，舌淡，苔薄白，脉迟缓无力，指纹色淡红。

3. 胃热呕吐　食入即吐，呕吐涎沫及食物，气味酸臭，身热口渴，烦躁不安，大便臭秽、秘结，小便短黄，舌红，苔黄腻，脉滑数，指纹色紫。

4. 伤食呕吐　呕吐频作，吐物酸馊，口气臭秽，拒食拒乳，脘腹胀痛，拒按，夜卧不安，大便酸臭，或溏或秘，苔白厚腻，脉滑数有力，指纹紫滞。

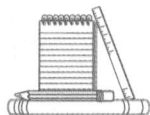

5. 惊恐呕吐　暴受惊恐或跌仆惊吓后呕吐，呕吐清涎，心神烦乱，神态紧张，睡卧不安，面色青白，或惊惕哭闹，脉弦数，指纹青紫。

三、鉴别诊断

1. 溢乳　为哺乳后，乳汁自婴儿口角溢出，多为哺乳过量或过急所致，并非病态。教其正确的哺乳方法，或随着年龄增大，可逐渐消除。

2. 中枢性呕吐　多因颅内压增高、神经官能症、代谢紊乱所致。其中颅内压增高引起的呕吐多为喷射性，常在剧烈头痛时发生，呕吐前无恶心。

3. 反射性呕吐　多由消化系统的炎症、胃肠道的梗阻、药物或毒性刺激、内耳疾患、呼吸系统或心脏疾患引起。

四、治疗

呕吐的治疗原则以和胃降逆止呕为主。外邪犯胃者，佐以疏散外邪；伤食者，佐以消食导滞；脾胃虚寒者，佐以温中散寒；胃中积热者，佐以清热和胃；惊恐呕吐者，佐以平肝镇惊安神。

1. 外感呕吐

（1）治则　疏风解表，和胃降逆。

（2）处方

主方　推攒竹、拿风池、推天柱骨、揉中脘、横纹推向板门各200次，顺运内八卦、分推腹阴阳各100次。

配方　外感症状甚者，加开天门、推坎宫、揉太阳、运耳后高骨各200次。

方义　推攒竹、拿风池可疏风解表；推天柱骨、揉中脘、横纹推向板门可健脾和胃，消食化滞，降逆止呕；顺运内八卦、分推腹阴阳可降气消导，化积理气，和胃止吐。

2. 胃寒呕吐

（1）治则　温中散寒，和胃降逆。

（2）处方

主方　补脾经、揉外劳宫、推三关、横纹推向板门、推天柱骨各200次，顺运内八卦、揉中脘、分推腹阴阳各100次。

配方　腹痛者，加揉一窝风100次。

方义　补脾经、揉中脘、运内八卦、分推腹阴阳可健脾和胃，顺气消导，降逆止呕；推天柱骨、横纹推向板门可和胃化滞，降逆止呕；揉外劳宫、推三关可温中散寒，理气止呕。

3. 胃热呕吐

（1）治则　清热和胃，降逆止呕。

（2）处方

主方　清脾经、清胃经、清大肠、清小肠、推天柱骨各200次，横纹推向板门、顺运内八卦各200次，推箕门、退六腑、推下七节骨各200次。

配方　发热者，加清天河水、水底捞明月各200次。

方义　清脾经、清胃经、推天柱骨可清中焦积热，顺气降逆；横纹推向板门可降逆止呕；退六腑可加强清热作用；顺运内八卦可宽胸理气，和胃止呕；清大肠、清小肠、推箕门、推下七节骨可清利肠腑，导热下行，泄热通便。

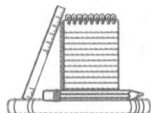

4. 伤食呕吐

（1）治则　消食导滞，和胃降逆。

（2）处方

主方　补脾经、揉板门、揉中脘、按揉足三里、掐揉四横纹、推天柱骨各200次，顺运内八卦、退六腑、苍龙摆尾、分推腹阴阳各100次。

配方　大便秘结者，加揉膊阳池、推下七节骨各100次。

方义　补脾经、揉中脘、按揉足三里可调理脾胃，促进纳运；四横纹是小儿伤食经验要穴；配揉板门可消食化滞，和胃止呕；退六腑、苍龙摆尾、推天柱骨可消食积郁热，退热通便，降逆止呕；顺运内八卦、分推腹阴阳可宽胸理气，消食导滞。

5. 惊恐呕吐

（1）治则　镇惊安神，和胃降逆。

（2）处方

主方　补脾经、清肝经、掐心经、顺运内八卦各200次，捣小天心、横纹推向板门各200次，揉中脘、推膻中、推天柱骨、按揉百会各200次。

配方　腹泻便绿者，加推三关、掐揉五指节各200次。

方义　补脾经、清肝经、掐心经、捣小天心可疏肝平肝，镇惊安神，和胃降逆；推膻中、揉中脘、推天柱骨、顺运内八卦可宽胸理气，健脾和胃，降逆止呕；按揉百会、横纹推向板门可安神镇惊，和胃降逆止吐。

五、注意事项

1. 呕吐即是多种疾病引起的症状，又是某些急性传染病，如流行性脑脊髓膜炎、流行性乙型脑炎和某些急腹症，如肠梗阻、肠套叠的先兆症状，推拿前应予以排除。

2. 呕吐严重或反复呕吐者，应以中西医结合治疗，同时要加强对小儿的护理，呕吐时令小儿侧卧位，以防呕吐物吸入肺，引起窒息或吸入性肺炎。

3. 呕吐小儿饮食宜清淡，宜少食多餐，勿暴饮暴食或过食生冷。

4. 西医学认为，呕吐为人类自我保护性反应，当食物中毒、饮食不洁或不节，或胃中过寒与过热时都可能发生呕吐。呕吐有助于腹腔压力调节，有助于排除不洁或有毒之物，并因腹肌收缩能产热，会使人出汗。所以，不能见呕止呕，宜分清虚实，实证宜消导，虚证才宜止吐。

5. 对于溢奶频发或经常呕吐，常规有体位、饮食和药物3种疗法。体位疗法，喂奶时将小儿身体立着斜向40°左右，边喂边轻拍背部；喂完后将小儿头靠在母亲肩上，轻拍小儿背部，使胃内空气得以排出；睡眠时，头部适当抬高，并使头保持侧卧位。饮食疗法是少量、多餐，每次不宜喂得过饱。药物疗法可用和胃降逆醒脾之药，如生姜、白豆蔻、砂仁、陈皮、紫苏叶等煎水灌服，或运用胃动力药。

项目七　疳　积

疳积是疳证和积滞的总称，是由喂养不当或多种原因影响，导致脾胃受损，脏腑失于濡养而形成的一种慢性营养障碍性疾病，临床以形体显著消瘦、面黄发枯、饮食异常为特征，相当于西医学慢性营养缺乏症。本病表现为虚实并见的夹杂证候，多发于5岁以下小儿。

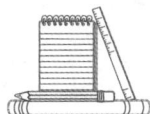

疳之含义，自古有两种解释："疳者，甘也。"言其病因，即疳证多由饮食不节、过食肥甘之物所致；"疳者，干也。"言其病机、主症，即疳证病机为气液干涸，主症为形体干瘦。疳之病名，首载于《诸病源候论·虚劳诸病候下·虚劳骨蒸候》，即"蒸盛伤内，则变为疳，食人五脏……久蒸不除，多变成疳"。指出疳为内伤慢性疾病，病可涉及五脏。《小儿药证直诀·脉证治法》中指出疳证的病变主要在脾胃。本病轻症若能及时治疗，预后良好；重症及有严重并发症者，若失于调治，则预后较差。

中医学认为，本病常以积滞伤脾、气血两亏等原因多见，治多以调理脾胃为主。推拿对小儿疳积有理想的治疗效果，可作为本病临床的首选治疗方法。

一、病因病机

1. 积滞伤脾　乳幼儿脾胃运化功能薄弱，易生积滞，若乳食无度，乳食聚于中焦，形成积滞，则损伤脾胃，日久可导致脾胃运化失职，水谷精微无法吸收，脏腑失于滋养，进而形体羸瘦。

2. 气血两亏　乳幼儿自身气血两亏，脾胃失于滋养，运化功能下降，则乳食难以腐熟，而使乳食停积，聚于中焦，阻碍气机，日久而致营养失调，形体羸瘦。

二、临床表现

1. 积滞伤脾　形体消瘦，体重不增，腹部膨胀，甚则青筋暴露，面色萎黄，发结如穗，纳食不香甚或纳呆厌食，精神不振，夜眠不安，大便有恶臭，舌淡，苔厚腻。

2. 气血两亏　面色萎黄无华，毛发枯黄如穗结，骨瘦如柴，精神萎靡或烦躁，懒言少动，不思饮食，夜眠不安，哭声低小，四肢不温，发育障碍，腹部凹陷，大便溏薄或便秘，舌淡苔薄，指纹色淡。

三、鉴别诊断

厌食　厌食主要以较长时间的食欲不振、食量减少、厌恶进食为主要特征，形体上无显著消瘦，精神尚好，病位主要在脾胃，不涉及其他脏腑，预后良好。

四、治疗

1. 治则　疳积的治疗总则是以调理脾胃为主。积滞伤脾者宜佐以消积导滞，气血两亏者宜佐以补益气血。

2. 处方

主方　补脾经 300 次，运内八卦 200 次，揉中脘 200 次，揉足三里 100 次，揉脾俞 100 次，揉胃俞 100 次，捏脊 3 遍。

配方　积滞伤脾者，加运板门 200 次，推四横纹 200 次，分推腹阴阳 150 次，揉天枢 100 次；气血两亏者，加推三关 200 次，揉外劳宫 200 次，掐揉四横纹 5 次。

方义　补脾经、揉中脘、揉足三里、揉脾俞、揉胃俞运内八卦能温中健脾，补益气血，消食导滞；捏脊能振奋全身阳气，推动全身气血的运行。积滞伤脾者佐以运板门、分推腹阴阳、揉天枢、推四横纹以增强消食导滞、调理积滞之功，从而达到理气调滞的目的。气血两亏者佐以推三关、掐揉四横纹、揉外劳宫以温阳助运，理气和血而收补益气血之功。

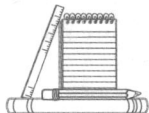

五、注意事项

1. 加强饮食调护，保证饮食卫生。小儿乳食不宜过饱，喂养宜定时、定量，给予易消化食物；按时添加辅食，确保小儿生长发育所需。

2. 合理安排小儿生活起居，保证充足睡眠，经常户外活动，多晒太阳，增强体质。

3. 乳母要保持心情舒畅，饮食不宜过寒，不宜过食辛辣、肥腻之品。

4. 及时发现并纠正小儿的不良饮食习惯，避免暴饮暴食、偏食、嗜食。

5. 定期测量小儿体重，发现小儿体重不增或食欲减退时，要及时找出原因并加以治疗。

项目八　厌　食

厌食是小儿常见的脾胃病证之一，临床上主要以较长时间的食欲不振、食量减少、厌恶进食为主要特征，多发于6岁以内小儿。

厌食在古代文献中无专门论述，多数作为并发症存在，或者归于"脾胃病""饮食""疳证""积滞""阳明病"等条目下论述，也没有专门的病名。宋代刘昉第一次将其作为独立病证引入儿科疾病，并将其命名为"乳食不下"；后世医家则多以"不思食""恶食""饥不能食"来论述本病。《灵枢·脉度》所云："脾气通于口，脾和则口能知五谷矣。"为后世认识本病奠定了理论基础。

中医学认为，本病常以饮食伤胃、情志不畅、脾胃虚弱等原因多见，治疗以运脾开胃为主。推拿对小儿厌食有理想的治疗效果，可明显增强食欲，增加食量，提高消化吸收，可作为本病临床的首选治疗方法。

一、病因病机

1. **饮食伤胃**　小儿智识未开，乳食不知自节，易暴饮暴食，饥饱不一，或因家长喂养不当，或因夏季养护不周，暑湿困脾，脾阳不展，皆可导致脾胃功能失健，运化失司，胃纳不开，形成厌食病证。

2. **情志不畅**　小儿情志不遂，气机不畅，肝气郁滞，乘脾犯胃或过于忧思，损伤脾气，皆可导致脾胃功能失健，运化失司，形成厌食病证。

3. **脾胃虚弱**　小儿若先天禀赋不足，脾胃素虚，后天又失于调养；或因他病伤及脾胃，未能及时调治；或因过用苦寒之物，损伤脾胃；或厌食日久，损伤脾胃，皆可导致脾胃运化失司，胃纳不开，产生厌食。

二、临床表现

1. **饮食伤胃**　食欲不振，食量减少，厌恶进食，口气臭秽，脘腹胀满，形体精神尚可，大便秘结或泻下酸臭，舌质淡红，苔厚腻，指纹紫滞。

2. **情志不畅**　食欲不振，不思饮食，食量减少，每因情志刺激而加重，胸胁胀痛，精神烦躁，易怒多啼，形体偏瘦，舌边红，苔薄腻，指纹紫。

3. **脾胃虚弱**　食欲不振，不思饮食，食量减少，食而不化，偶尔多食则脘腹胀满，大便溏薄夹有不消化食物，面色少华，形体偏瘦，体倦乏力，舌质淡，苔薄白，指纹淡。

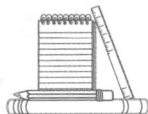

三、鉴别诊断

1. 疳证　疳证是由喂养不当或多种原因影响，导致脾胃受损，脏腑失于濡养而形成的一种慢性营养障碍性疾病，临床上主要以形体显著消瘦、面黄发枯、饮食异常为特征。本病轻症若能及时治疗，预后良好；重症及有严重并发症者，若失于调治，则预后较差。

2. 积滞　积滞也会出现不思乳食的症状，但它同时还伴有脘腹胀满、大便酸臭夹有不消化食物等特征，一般无形体消瘦症状。

四、治疗

1. 治则　厌食的治疗总则是以运脾开胃为主。饮食伤胃者宜消食和胃，情志不畅者宜疏肝理气，脾胃虚弱者宜健运脾胃。

2. 处方

主方　补脾经 300 次，运内八卦 200 次，揉中脘 200 次，揉足三里 100 次，捏脊 3 遍。

配方　饮食伤胃者加运板门 200 次，推四横纹 200 次，分推腹阴阳 150 次，揉天枢 100 次；情志不畅者加清肝经 150 次，点按三阴交 2 分钟，点按内关 2 分钟，点按神门 2 分钟，点按百会 2 分钟，点按四神聪 2 分钟；脾胃虚弱者加摩腹 3 分钟，揉脾俞 100 次，揉胃俞 100 次。

方义　补脾经、运内八卦、揉中脘、足三里、捏脊能补益气血，健脾开胃。饮食伤胃者佐以运板门、推四横纹、分推腹阴阳、揉天枢调理气机，升清降浊，健脾和胃，以助运化，从而达到运脾开胃、消食和胃之功。情志不畅者加清肝经，点按三阴交、内关、神门以疏肝理气健脾，以助运化；点按百会、四神聪以镇心安神柔肝，从而达到疏肝理气、镇心安神、运脾开胃之功。脾胃虚弱者加摩腹、揉脾俞、揉胃俞顺畅气机，健运脾胃。

五、注意事项

1. 饮食要规律，喂养宜定时、定量，保证饮食卫生。及时发现并纠正小儿的不良饮食习惯，避免暴饮暴食、偏食、嗜食。

2. 生活规律，睡眠充足，定时排便；营养要全面，多吃粗粮和水果蔬菜；节制零食和甜食，少喝饮料。

3. 改善进食环境，使小儿能够集中精力去进食，并保持心情舒畅。

4. 加强体育锻炼，增强体质。

5. 乳母要保持心情舒畅，饮食不宜过寒，不宜过食辛辣、肥腻之品。

6. 密切关注小儿的饮食状况，积极寻找小儿厌食的原因，及时对症治疗。

项目九　口　疮

口疮是指口腔内黏膜、舌、唇、齿龈及上腭部位发生溃疡的一种口腔疾病。

本病一年四季均可发生，是小儿临床常见病，最早记载见于《素问·气交变大论》："岁金不及，炎火乃行……民病口疮。"《诸病源候论·口疮候》亦载："小儿口疮，由血气盛，兼将养过

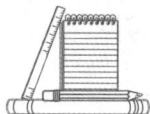

温，心有客热熏上焦，令口生疮也。"

中医学认为，本病主要因火而生，病位在心、脾，与心、脾、肾功能失常密切相关，有虚实之别，以实证多见。推拿治疗口疮疗效显著，小儿及家长均易接受。

一、病因病机

1. 风热乘脾　外感风热之邪，由口鼻而入，先犯于肺，继乘脾胃，熏灼齿龈黏膜，形成口疮。

2. 心脾积热　喂养或调护不当，恣食肥甘厚味，蕴积生热，邪热日久，积于心脾，循经上炎发为口疮。

3. 虚火上浮　患儿先天不足或病后体虚，气血两亏，阴津内耗，虚火上炎而口舌生疮。

二、临床表现

1. 风热乘脾　口舌糜烂，伴有咳嗽、咳痰，哭闹不止，口舌干燥，大便干，小便黄赤，指纹紫，脉浮数。

2. 心脾积热　口舌糜烂，口腔黏膜可见大小不一的溃疡面，啼哭不休，口臭，拒乳，大便腐臭，小便黄赤，指纹暗紫，脉滑数。

3. 虚火上浮　口舌糜烂，夜间盗汗，或见形体消瘦，腹胀便干，纳差，啼哭声微，指纹暗紫，脉细数。

三、鉴别诊断

本病多与鹅口疮进行鉴别。鹅口疮多见于初生儿及周岁内小儿，口腔内可见雪片状白屑，松软能拭去，拭后根基部可见少量出血，疼痛较轻，病发部位除口腔黏膜、舌上外，还有咽喉、软腭或鼻腔。口疮多见于婴儿、儿童，疼痛较重，口腔内有淡黄或白色溃疡面，周围黏膜红色不能拭去，拭去后出血，病发部位在口腔或舌上。

四、治疗

1. 治则　以清热降火、消肿止痛为基本原则，根据虚实辨证再加以清心泻脾、疏风清热或补肾健脾之法。

2. 处方

主方　清天河水 300 次，退六腑 300 次，揉总筋 100 次，揉小天心 100 次，推脊 200 次。

配方　风热乘脾者，加开天门 100 次，推坎宫 100 次，运太阳 300 次，揉耳后高骨 100 次，清脾经 300 次，清胃经 300 次，按揉足三里 100 次；心脾积热者，加清心经、清脾经、清大肠经各 300 次，揉板门 200 次，捣小天心 100 次，摩腹 2～3 分钟；虚火上浮者，加揉二人上马 300 次，掐揉肾顶 100 次，补肾经 300 次，擦涌泉以透热为度，捏脊 5～7 遍。

方义　清天河水、退六腑、推脊可清热泻火，通调气机；揉总筋、揉小天心可泻邪热，清口疮。风热乘脾者，加开天门、推坎宫、运太阳、揉耳后高骨，以加强疏风解表清热力；清脾经、清胃经、按揉足三里可健脾消积，理气除热。心脾积热者，加清心经、清脾经、清大肠经、揉板门，可清心脾积热，凉胃除热；捣小天心可通窍散结；摩腹可理气助运，消食除热。虚火上浮者，加揉二人上马、掐揉肾顶、补肾经滋阴补肾；擦涌泉引火下行；捏脊可以通督脉调和阴阳。

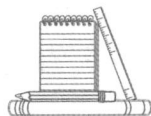

五、注意事项

1.注意观察小儿口腔情况及饮食调理，少食肥甘厚腻、油煎油炸食品，多食新鲜蔬菜、水果。

2.注意小儿体质调养，加强体质，避免感冒伤风，一旦感冒应及时治疗，防治感冒日久积存体热。

3.小儿体质娇弱，推拿手法不宜过重，以免伤及皮肉或正气。如配合用药，剂量亦不可过大。

附：流涎

流涎是指小儿唾液过多而引起口涎外流的一种病证。中医学认为，本病多由于脾胃湿热或脾气虚弱引起。

一、病因病机

1.**脾胃湿热**　由于母乳过热或嗜食厚味，致脾胃湿热，熏蒸于口，流涎黏稠。

2.**脾气虚弱**　先天不足或后天失养，脾气虚弱，固摄失职，致唾液外流而发病。

二、临床表现

1.**脾胃湿热**　流涎黏稠，口气臭秽，食欲不振，腹胀，大便秘结或腐臭，小便黄赤，舌红，苔黄腻，脉滑数，指纹色紫。

2.**脾气虚弱**　流涎清稀，口淡无味，面色萎黄，肌肉消瘦，懒言乏力，饮食减少，大便稀薄，舌质淡红，苔薄白，脉虚弱，指纹淡红。

三、鉴别诊断

本病注意与小儿手足口病、脑瘫等鉴别诊断。手足口病是一种传染病，开始发热，伴有头痛、咳嗽、流涕，发热1～2天后在口腔黏膜、唇、手掌、足底、臀部等处出现红色小丘疹，进而发展成为小水疱。脑瘫小儿可见出生后哺喂困难，吸吮无力，可见脑实质损害及中枢性运动功能障碍等。

四、治疗

1.**治则**　以运脾止涎为主，再根据辨证分别加以清热利湿或健脾益气。

2.**处方**

主方　运内八卦100次、掐揉四横纹10次、摩腹3分钟。

配方　脾胃湿热者，加清脾经、清胃经、清大肠各100次，掐揉小横纹、揉总筋各10次；脾气虚弱者加补脾经、补肺经、补肾经各100次，捏脊15次。

方义　运内八卦、掐揉四横纹、摩腹可以理气助运，清中焦湿热。脾胃湿热者，加清脾经、清胃经、清大肠可以醒脾除湿；掐揉小横纹、揉总筋可以通肠助运。脾气虚弱者，加补脾经、补肺经、补肾经可以调补肺肾，健脾利湿；捏脊可以扶正摄涎。

五、注意事项

1.小儿下颌部及前颈、胸部宜保持干燥。

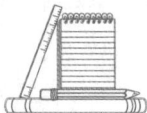

2.患病后家长不宜用手捏小儿腮部。

项目十 便 秘

便秘是指大便秘结不通,或排便时间过长,或虽有便意但排便困难的一种病证。

本病可单独出现,也可继发于其他疾病。单独出现的便秘见于两种情况。首先是习惯性便秘,与体质有关,中医学认为,阴虚体质多血燥,阳虚体质多气弱。其次是一时性便秘,与饮食起居多有关系,如生活不规律、未养成按时排便习惯等。继发于其他疾病引起的便秘应积极治疗原发病。

一、病因病机

1.饮食不节,过食辛热厚味之品,导致肠胃积热,气滞不行,或由于热病耗伤津液,引起肠道燥热,津液不能下润大肠,导致便秘。

2.先天不足,或病后体虚,气血两亏,气亏而大肠传送无力,津少而肠失滋润,导致大便困难。

二、临床表现

便秘根据病情分为实秘和虚秘。

1.实秘 大便干结不下,伴有面赤身热,口干唇燥,烦热口臭,或纳差,腹胀,小便黄少,苔黄燥,指纹色紫。

2.虚秘 排便时间延长,或大便不硬,但努责难下,伴有面唇枯白无华,形瘦气怯,或腹中冷痛,喜热恶寒,四肢欠温,小便清长,舌淡苔薄,脉虚,指纹淡。

三、鉴别诊断

本病需与肛裂、肛管闭锁、先天性巨结肠进行鉴别。肛裂排便时可伴有剧烈疼痛和出血,必要时进行局部检查。肛管闭锁即新生儿出生后无胎便排除,伴腹鼓胀、呕吐,检查肛门即可证实。先天性巨结肠有典型的出生后排便延迟,数日无排便,伴呕吐、加重性的腹鼓胀和排便困难,必要时可进行钡灌肠造影检查。

四、治疗

1.治则 润肠通便为基本原则,实秘者加以顺气行滞,清热通便;虚秘者加以益气养血,滋阴润燥。

2.处方

主方 推下七节骨200次,揉龟尾200次,摩腹2分钟,揉天枢100次,按揉膊阳池、足三里各100次。

配方 实秘者,加清大肠300次,退六腑200次,运内八卦100次,搓摩胁肋10次;虚秘者,加补脾经300次,推三关200次,揉二人上马100次,揉肾俞10次,捏脊15遍。

方义 推下七节骨、揉龟尾、按揉膊阳池、摩腹、揉天枢可以理气通肠,润肠通便;按揉

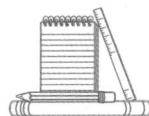

足三里可以健脾和胃，导滞消食。实秘者，加清大肠、退六腑可涤荡肠腑邪热积滞，通肠利便；运内八卦、搓摩胁肋可疏肝理气、顺气行滞。虚秘者，加补脾经、推三关、捏脊可健脾助运，益气补血；揉二人上马、揉肾俞可补肾养阴，滋润通便。

五、注意事项

1. 合理膳食，让小儿多吃蔬菜、水果及含纤维素较多的食品。
2. 可让小儿做适当的运动，以促使患儿的胃肠蠕动。
3. 生活规律，养成定时排便习惯。

项目十一　夜　啼

小儿白天正常，入夜则啼哭，或每夜定时啼哭，哭后仍能入睡，或啼哭不止，甚则通宵达旦者，称夜啼。本病多见于半岁以内的乳婴儿。

小儿夜啼早在《颅囟经》及《诸病源候论》中便有记载，后世医家对本病多有论述，认为夜啼有习惯性和病态的不同，临床应当仔细辨别。至于婴儿因夜间饥渴或尿布潮湿等因素所致之夜间啼哭，则不属本病的范围。

中医学认为，本病常以脾寒、心热、惊恐、食积等原因多见，治疗多以祛邪安神为主。推拿可作为本病临床的首选治疗之法。

一、病因病机

1. **脾寒**　小儿为稚阳之体，脾常不足，五脏属阴，脾为阴中之至阴，阳常不足，喜温而恶寒，若胎儿出生后禀赋不足，护理失慎，腹部易于受寒，寒邪内侵，脾寒乃生，气机受阻，则曲腰而啼。夜属阴，脾为至阴，至夜阴胜则脾寒，寒性凝滞而气机不通，故入夜腹痛而啼。

2. **心热**　乳母平素恣食辛辣香燥、炙煿动火之物，火伏热郁，积热心经，小儿吸吮母乳，内有蕴热，心火上炎，至夜则阴盛阳衰，阳衰则无力与邪热相搏，正不胜邪，则邪热乘心，心属火恶热，故夜间烦躁而啼哭。

3. **惊恐**　小儿形气未充，心气怯弱，神气不足，如目触异物，耳闻异声，致心神不宁，神志不安，常易在睡眠中作惊，故夜间惊啼不寐。

4. **食积**　小儿乳食不节，内伤脾胃，运化功能减弱，以致乳食积滞中焦，郁而化热，热扰心神，胃腑不和，所谓"胃不和则卧不安"，因而夜间啼哭。

二、临床表现

1. **脾寒**　哭声低弱，睡喜伏卧或蜷曲，腹喜温暖与按摩，四肢欠温，面色青白，食少便稀，小便清长，唇舌淡白，舌苔薄白，指纹淡红或青红。

2. **心热**　哭声响亮，见灯火则啼哭愈甚，睡喜仰卧，烦躁不安，面红唇赤，身腹俱暖，大便秘结，小便短赤，舌尖红，苔黄，指纹红紫。

3. **惊恐**　夜间突然啼哭，似见异物，哭声不已，精神不安，易受惊吓，睡中时作惊惕，紧偎母怀，面色乍青乍白，舌苔多无变化，指纹色青。

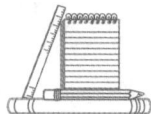

4. 食积 睡卧不安，夜间阵发啼哭，脘腹胀满拒按，不欲吮乳，口臭，或呕吐乳块，大便酸臭或秘结，舌苔厚腻，指纹紫滞。

三、治疗

1. 治则 夜啼的治疗总则是以安神为主。脾寒者宜温中健脾；心热者宜清心除烦；惊恐者宜镇惊安神；食积者宜消食导滞。

2. 处方

主方 补脾经 300 次，清肝经 200 次，捣小天心 20 次，掐揉五指节 3 ~ 5 遍。

配方 脾寒者，加推三关 300 次，揉外劳宫 300 次，摩腹 100 次，揉中脘 100 次，揉百会 100 次；心热者，加清心经 300 次，清小肠 200 次，清天河水 200 次；惊恐者，加分阴阳 100 次，清心经 100 次，清天河水 200 次；食积者，加分推腹阴阳 200 次，运内八卦 300 次，揉板门 300 次，推下七节骨 200 次，揉中脘 100 次。

方义 补脾经、推三关、揉外劳宫、摩腹、揉中脘能温中健脾，散寒止痛。揉百会可养心安神。分阴阳以疏泄气血，清心经、清小肠、清天河水能清心降火。清肝经、捣小天心、掐揉五指节清热镇惊以安神。分推腹阴阳、运内八卦、揉板门、推下七节骨可调理气机，升清降浊，消食导滞。

四、注意事项

1. 注意寻找小儿啼哭原因，排除因肠套叠、急性感染性疾病等引起的啼哭。

2. 加强新生儿护理，及时更换尿布，调节室温，避免小儿受凉。

3. 保持居室安静，养成小儿良好的睡眠习惯。

4. 乳母应保持心情舒畅，饮食不宜过寒，不宜过食辛辣、肥腻、煎炒之物。

5. 脾寒的小儿要注意环境保暖；心热的小儿环境不宜过暖；惊恐的小儿要注意周围环境安静；小儿乳食不宜过饱，喂养宜定时、定量，给予易消化食物。

项目十二 惊 风

惊风又称抽风、惊厥，指以肢体抽搐、两目上视和意识不清为特征的神志异常性疾病，多见于 6 岁以下小儿，临床分为急惊风和慢惊风两种。急惊风来势凶猛，处理不当可使脑组织和局部机体缺氧，遗留后遗症，严重的可引起窒息，发生呼吸和循环衰竭。慢惊风多由急惊风失治或突受惊吓、久病延治而得病。

中医学认为，惊风多由风、热、痰、火之邪或突受惊吓及食滞等因素引起。《厘正按摩要术》曰："惊风者，惊生于心，风生于肝。小儿热盛生风，风盛生痰，痰盛生惊。"

一、病因病机

1. 急惊风 小儿为纯阳之体，感受六淫之邪，化热生风，风热相煽，熬津为痰，痰热壅闭清窍；或因喂养不当，积滞为痰，痰热内壅，闭塞清窍，发为惊风；或津液亏损，阴血不足，筋脉失其濡养，便致肢体拘急、搐搦、角弓反张。

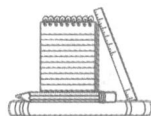

2. 慢惊风　急惊失治或突受惊吓，或久病久泻、大病后正气亏损，津血耗伤，筋脉失于滋养而致。

二、临床表现

1. 急惊风　高热，体温多在 39℃ 以上，伴面红唇赤，气急鼻翕，烦躁不安，啼无涕泪，继后可出现神志昏迷、两目上视、牙关紧闭、脊背强直、四肢抽搐及颤动等。因食滞痰热而惊风者，兼见脘腹胀满，便秘，苔厚腻。痰湿内阻者，可有喉中痰声辘辘，咳吐不利，呼吸急促，苔白腻。

2. 慢惊风　起病缓慢，病程较长，面色苍白，形神疲惫，抽搐无力，时作时止。有些在沉睡中突发痉挛，四肢厥冷。

三、鉴别诊断

本病主要与癫痫进行鉴别诊断。癫痫是一种脑功能异常所致的疾病，以突然昏仆、不省人事、口吐白沫、两目直视、四肢抽搐、发过即醒、醒后如常人为主症。可行脑电图等专科检查进行鉴别。

四、治疗

1. 治则　急惊风先以开窍镇惊为主，然后分别以导痰、消食、清热治其本。慢惊风治以培补元气，息风止搐。

2. 处方

主方　掐人中、拿合谷、掐端正、掐老龙、掐十宣、掐威灵、拿肩井穴各 5 次，拿风池、合谷、拿曲池、拿肩井、拿百虫、拿承山、拿委中各 5 次，按阳陵泉 100 次。

配方　急惊者，痰涎壅盛者，加清肺经 100 次、推揉膻中、揉天突、揉中脘、揉肺俞、揉丰隆各 50 次，搓摩胁肋 10 次；食积滞者，加补脾经、清大肠各 100 次，揉板门、揉中脘、揉天枢、按揉足三里各 50 次，摩腹 2 分钟，推下七节骨 100 次；热盛者，加清肝经、清心经、清肺经各 100 次，退六腑、清天河水、推脊各 100 次。

慢惊风者，加补脾经、清肝经、补肾经各 100 次，按揉百会、揉中脘、按揉足三里各 50 次，摩腹 2 分钟，捏脊 10 次。

方义　掐人中、拿合谷、掐端正、掐老龙、掐十宣、掐威灵、拿肩井以开窍醒神。拿风池、合谷、拿曲池、拿肩井、拿百虫、拿承山、拿委中、按阳陵泉以息风止痉。清肺经、推揉膻中、揉天突、揉中脘、揉肺俞、揉丰隆、搓摩胁肋可以清肺化痰。补脾经、清大肠、揉板门、揉中脘、揉天枢、按揉足三里、摩腹、推下七节骨可以消食导滞，行气化痰。清肝经、清心经、清肺经、退六腑、清天河水、推脊可以清热除烦。补脾经、清肝经、补肾经、按揉百会、揉中脘、按揉足三里、摩腹、捏脊可以调五脏，补虚损。

五、注意事项

1. 推拿治疗惊风以促使小儿苏醒为目的，必要时宜中西医结合治疗。
2. 发作时应及时处置，使小儿侧卧位并以压舌板放于上下齿之间，以防咬伤舌头。
3. 保持环境安静，避免小儿受不良刺激。

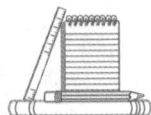

4. 对于体温过高小儿，及时降温以免引发惊厥。

项目十三　遗　尿

遗尿是指 3 周岁以上的小儿在睡眠中不自觉地将小便尿在床上，又称尿床。3 岁以下的小儿，由于脑髓未充，智力未健，或正常的排尿习惯尚未养成，而产生尿床者不属病理现象。

遗尿应及时治疗，如病延日久，失于治疗就会妨碍小儿的身心健康，影响其正常发育。中医学认为，本病多由小儿肾虚或脾肺虚损引起，《诸病源候论》曰："遗尿者，此由膀胱有冷，不能约于水故也。"

一、病因病机

1. 肾气不足　小儿先天肾虚，下元虚冷。肾主闭藏，开窍于二阴，司二便，与膀胱为表里。如肾气虚，不能制约水道而发生遗尿。

2. 脾肺气虚　肺为水之上源，脾为中焦，输布水液，脾肺气虚，则水道约制无权，而发生遗尿。

以上肺、脾、肾功能失健者，均属虚证。

3. 肝经郁热　肝主疏泄，调畅气机，通利三焦。若肝经郁热，郁而化火，或夹湿下注，疏泄失常，影响三焦水道正常通利，迫注膀胱，而成遗尿，此属实证。

二、临床表现

1. 肾气不足　睡中遗尿，醒后方觉，多则一夜数次，伴有面色无华，精神萎靡，记忆力减退，小便清长，舌淡苔少，脉沉细。

2. 脾肺气虚　睡中遗尿，尿频量少，伴有神疲乏力，面色萎黄，自汗消瘦，食少便溏，舌淡苔白，脉细弱。

3. 肝经郁热　睡眠中遗尿，尿量不多，气味腥臊，小便色黄，平素性情急躁，面红唇赤，舌红苔黄，脉数。

三、鉴别诊断

本病多与糖尿病、尿崩症、泌尿系感染、先天性脊柱裂进行鉴别。糖尿病小儿多伴有遗尿，但同时也伴有多饮、多食及消瘦，通过检查尿糖可以确诊。尿崩症小儿可表现为遗尿，但小儿饮水量明显很多，尿比重明显下降，可做禁水试验等专项检查来确诊。泌尿系感染可见尿频、尿急、尿痛等刺激征，尿常规检查可确诊。先天性脊柱裂可通过脊柱 X 线摄片进行鉴别诊断。

四、治疗

1. 虚证

（1）治则　以固涩下元为主。肾气不足者兼以补肾纳气，脾肺气虚兼以温补脾肺。

（2）处方

主方　揉丹田 200 次，擦腰骶部以透热为度，按揉百会及外劳宫各 200 次，推三关 100 次。

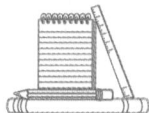

配方　肾气不足者，加补肾经 200 次，揉肾俞 50 次，揉太溪 50 次；脾肺气虚者，加补脾经 200 次，补肺经 200 次，揉脾俞和肺俞各 50 次，按揉三阴交 50 次。

方义　揉丹田、推三关、擦腰骶部可温补肾气，培固下元；按揉百会及外劳宫可温阳升提，固摄水道。肾虚者，加补肾经、揉肾俞、揉太溪以补肾气，固涩下焦。肺脾气虚者，加补脾经、补肺经、揉脾俞和肺俞以补益脾肺，调节水道；按揉三阴交以通调水道。

2. 实证

（1）治则　平肝清热。

（2）处方

主方　清肝经、清心经、分阴阳、捣小天心、清小肠、推箕门、补肾经、揉二人上马、揉三阴交、揉涌泉。

配方　小便色黄、尿频，加清补肾经。

方义　清肝经、清心经、清小肠，清心火以平肝；分阴阳能调阴阳，理气血；补肾经、揉二人上马、推箕门，养阴清热利尿；捣小天心清心安神；揉三阴交清热利湿；揉涌泉引火下行；清补肾经可调补肾气。

五、注意事项

1. 养成夜间及时排尿的好习惯，入睡后家长应定时叫醒小儿起床排尿。
2. 建立合理的生活制度，不使小儿过度疲劳。
3. 已经发生遗尿者，要给予积极的治疗和适当的营养，不打骂和歧视小儿。
4. 小儿在临睡前 2 小时不要饮水，少吃或不吃流质食品。

项目十四　小儿肌性斜颈

小儿肌性斜颈是儿科常见的颈部畸形疾病，以小儿头面向患侧歪斜为主要症状。引起斜颈的原因很多，主要由胸锁乳突肌挛缩造成，部分由炎症、骨与关节病变及视力代偿等导致。本病临床以小儿头面偏向患侧，下颏转向健侧为特征，或伴有脸部发育不良，患侧明显小于健侧，眼睛斜视等症状。多数可在患侧胸锁乳突肌上触及条索或硬结。本病多为先天性。

中医学认为，本病主要由于一侧肌筋挛缩造成，将其归类为"筋缩"范畴。

目前治疗小儿肌性斜颈有保守疗法和手术两种，预后较好。小儿推拿疗效确切、无痛苦，是治疗的首选方法。

一、病因病机

本病的发病机制目前尚不清楚，研究认为主要与胎儿发育和分娩有关。

1. 胎位不正　由于胎儿在宫内胎位不正，局部压力异常，血运受阻，致使供应胸锁乳突肌的动脉痉挛或狭窄，使其发育不良；或静脉受挤，使胸锁乳突肌供血不足，局部肌纤维坏死，日久形成瘢痕导致斜颈。

2. 产伤　临床发现本病多见于难产，特别是臀位难产的约占 75%，故推测其可能因为产道或者产钳挤压等外伤致局部炎症或出血、水肿，损伤后肌肉退行性变和瘢痕化形成而致斜颈。

3. 遗传　调查发现约 20% 的患儿有家族史，或伴有其他部位的畸形，故认为本病具有遗传

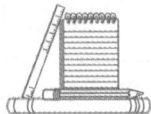

倾向。

中医学认为，本病为局部筋脉拘急挛缩，有虚实之分，虚实夹杂，以经脉瘀滞为主，虚证兼有筋脉失养，虚证责之于肝脾，实证责之于瘀血痰凝。

二、临床表现

1. 肿块　从出生后就可在患侧胸锁乳突肌处触及数目不定、质地坚硬、形状不一的卵圆形或者条索状硬物，或者患侧胸锁乳突肌明显比健侧短薄。

2. 斜颈　2 个月左右发现小儿头面偏向患侧，下颌偏向健侧。

3. 颜面不对称　逐渐出现患侧面部小于健侧。

4. 活动受限　3 个月左右出现头部不能直立，更无法向健侧倾斜。

三、鉴别诊断

本病多与锁骨产伤骨折、颈部软组织感染、先天性颈椎畸形等进行鉴别。锁骨产伤骨折可见锁骨局部球形畸形，局部压痛，X 线摄片可确诊。颈部软组织感染是由于如颈淋巴结结核、扁桃体炎等引起颈淋巴结肿大、疼痛，一般伴有发热，局部可触及肿大、压痛的淋巴结等。先天性颈椎畸形是由先天颈椎发育畸形等原因造成的斜颈，X 线摄片可明确诊断。

四、治疗

1. 治则　以舒筋活络、软坚散结、活血化瘀为主，佐以调补肝脾、调和气血。

2. 处方

主方　①放松：小儿仰卧位，术者坐于小儿前或患侧，先用食指、中指指腹从患侧乳突沿胸锁乳突肌推 3～5 遍，然后用手指揉法在患侧胸锁乳突肌处操作 3～5 遍，再拿揉胸锁乳突肌 3～5 遍，揉面部约 3 分钟，拿揉斜方肌 3～5 遍。②点穴：点揉患侧风池、翳风、耳背高骨、扶突、人迎、天鼎、缺盆、肩井等穴，每穴揉 3 次、点 1 次，依次操作 5～8 遍。③捏揉结节：用拇指和食指捏揉每个结节，反复操作 3～5 遍。④拨筋：以拇指弹拨法在胸锁乳突肌处反复操作 3～5 遍。⑤转颈：小儿坐位，固定其身体，术者一手托扶其下颏，另一手托其后枕部，使头颈直立，然后以颈椎为中轴将小儿头部转向健侧，下颏转向患侧。旋转到最大生理角度后，适度停留，反复操作 5～10 遍。⑥拔颈：一手置于患侧肩部固定，另一手置于患侧头部，小儿头颈直立位，术者双手相对用力逐渐将头部推向健侧至最大限度，适度停留。反复操作 5～8 遍。⑦结束：用指揉法揉胸锁乳突肌 2～3 遍，然后拿斜方肌 2～3 遍，再拿揉上肢 2～3 遍。

配方　肝脾不足者，点揉肝俞、脾俞、肾俞、足三里、三阴交、太溪穴各 50 次，摩中脘 1～2 分钟。

方义　使用推法、揉法和拿揉对胸锁乳突肌和斜方肌进行理筋放松，可以缓解痉挛。点揉相关穴位和拨筋，起到舒筋活络、松解粘连、消肿散结的作用。转颈和拔颈，牵拉胸锁乳突肌，可改善颈部活动功能。点揉肝俞、脾俞、肾俞、足三里、三阴交、太溪等，可以调补肝脾，益气养血。

五、注意事项

1. 本病宜早发现，早治疗。

2. 平时可用颈托置于患侧或用手帮助小儿头面部向患侧旋转，在抱小孩和喂奶时尽量使其

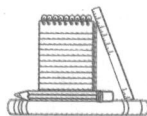

偏向健侧。

3. 操作时要配用介质，手法须轻柔，避免暴力施术。

项目十五　小儿脑性瘫痪

小儿脑性瘫痪又称小儿大脑性瘫痪，简称脑瘫，是指其在出生前后或出生时，由各种原因引起神经系统损伤，出现非进行性脑损伤所致的以姿势运动功能障碍为主的综合征。病变部位在脑，累及四肢，伴有智力缺陷、癫痫、行为异常、精神障碍及视听障碍、语言障碍等症状。

中医学认为，本病以虚为主、虚实夹杂，多因先天发育失常、肝肾不足、髓海空虚致经脉失养而成痿证；亦可由于后天失养或大病、久病，致脾胃虚弱、气血不足而经脉失养、髓海空虚、日久痰阻而发病。本病预后较差，推拿有疗效，可改善肢体功能。

一、病因病机

本病病因复杂，研究认为主要与胎儿发育、围产期和产后疾病有关。

1. 胎儿发育　由胎儿胚胎期脑发育不全，或者母体早期严重营养缺乏、创伤、感染、出血、缺氧、妊娠高血压综合征和糖尿病等导致。

2. 围产期　胎膜早破、羊水堵塞、脐带绕颈等导致窒息缺氧，或由早产、产程过长、产钳所伤、颅内出血及低体重儿等因素导致。

3. 产后疾病　由新生儿期出现的各种重症感染、窒息、外伤等导致。

二、临床表现

1. 早期症状　早期出现睡中易惊、啼哭不止、厌乳及睡眠困难等症状，喂奶时出现不同程度的吞咽困难，常伴流涎、呼吸障碍。小儿在 3 个月后可见抬头不能、握拳不开、肢体僵硬等症。

2. 主要症状

（1）运动障碍　小儿会有运动自我控制能力差的现象，严重的可见双手抓握功能低下，行走不能，甚至不能翻身、端坐、站立等。

（2）智力障碍　约有 50% 的小儿出现轻、中度的智力障碍，25% 的小儿出现重度智力障碍。

（3）语言障碍　小儿有不同程度的语言表达困难，发音不清或口吃。

（4）视听觉障碍　主要以内斜视及对声音的节奏辨别困难多见。

（5）生长发育障碍　发育迟缓，身材矮小。

（6）口面功能障碍　小儿面肌和舌肌时有痉挛或不协调的收缩，致使咀嚼、吞咽困难、口腔闭合困难、流涎。

（7）情绪和行为障碍　小儿会有固执、任性、易怒、孤僻等现象，有时出现强迫、自伤、侵袭行为。

脑瘫小儿在婴儿时期会出现非进行性、中枢性的运动障碍，多数在几个月后出现抬头和坐立不能时才被发现。其肢体动作较少，特别是下肢更为明显。由于肌张力增加，无法完成被动运动。严重者多伴有智力和语言功能障碍。

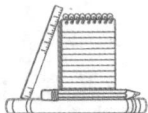

由于脑瘫的病因多样，其表现也相应不同，与其病变部位相关。比如小脑病变时，主要表现为共济失调；椎体束病变时，主要表现为肢体痉挛性瘫痪，而且下肢比上肢明显；锥体外系或脑基底节病变时，主要表现为手足徐动、震颤等动作异常；病变涉及大脑的不同区域时，可出现相应伴随症状，如言语功能和智力障碍、抽搐、癫痫、视听障碍、面肌瘫痪、流口水等。

检查时主要针对神经功能异常表现，如自主运动功能障碍、腱反射和肌张力异常等。CT 显示一般脑萎缩、脑室扩大和密度减低的病灶占多数，也有脑积水、钙化灶和畸形等表现。临床结合 MRI、脑电图、神经诱发电位等可进一步帮助检查。

三、鉴别诊断

1. 智力低下　本病常有运动发育落后，动作不协调，以及原始反射、沃伊塔（Vojta）姿势反射、调正反应和平衡反应异常，在婴儿早期易被误诊为脑瘫，但其智力落后的症状较为突出，肌张力基本正常，无姿势异常。

2. 进行性脊髓肌萎缩症　本病于婴儿期起病，多于 3 ～ 6 个月后出现症状，少数患者出生后即有异常。本病主要表现为上、下肢呈对称性无力，肌无力呈进行性加重，肌萎缩明显，腱反射减退或消失，常因呼吸肌功能不全而反复患呼吸道感染，小儿哭声低微，咳嗽无力，无智力低下，面部表情机敏，眼球运动灵活，肌肉活组织检查可助确诊。

四、治疗

1. 治则　本病以补虚为主，配合理筋矫形。再据病情加以调补肝脾肾、养血柔筋、填髓益精、疏通经络。

2. 处方

主方　①头面、颈部：小儿仰卧位，术者坐于其前方（或抱于怀中），先分别开天门、推坎宫、分推前额约 10 次，然后依次点揉印堂、攒竹、太阳、百会、风府、哑门、风池穴各 50 次，最后推天柱骨约 10 次。②四肢部：取阳明经穴为主。术者一手握持小儿腕部，另一手从肩部到腕部做拿揉法 3 ～ 5 遍，然后分别点揉肩井、肩髃、肩贞、极泉、臂臑、手三里、内关、外关、合谷等穴各 50 次。拿揉下肢 2 ～ 3 遍，然后点揉环跳、伏兔、风市、梁丘、委中、足三里、承山、昆仑、太溪穴各 50 次。最后摇四肢各关节 3 ～ 5 遍，踝关节做拿揉法并屈伸活动 1 ～ 2 分钟。③背部：小儿俯卧位，术者先直推脊（督脉）、夹脊穴、膀胱经，然后分别点揉背俞穴 3 ～ 5 遍，擦肺区、脾区、肾区，以发热为度。④腹部：摩腹 2 ～ 3 分钟。⑤收法：拿、揉、抖、搓四肢 1 ～ 2 分钟结束。

配方　肝、脾、肾不足者，加揉肝俞、脾俞、肾俞、足三里、三阴交、太溪、气海、关元穴各 50 次。

方义　以阳明经和膀胱经为主，重点使用推、拿、点揉等手法，起到疏通经络，行气活血，缓解痉挛，改善肝、脾、肾三脏的功能，配合整复矫形的手法，达到标本兼治。

五、注意事项

1. 早期介入推拿治疗。

2. 做好家庭护理工作，积极鼓励帮助小儿进行力所能及的训练活动。

3. 加强小儿心理教育，使其避免产生异常心理状态。

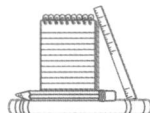

项目十六 近 视

近视是指眼睛视近清楚，视远不清楚的眼部疾病。

青少年在生长发育阶段由于不良用眼习惯或用眼过度，特别是长期凝视显示屏（电视、手机、电脑等）导致发病率迅速上升。通常将近视分为轻、中、高三个级别，其中屈光度小于 −3.00D 为轻度近视，−3.00D ～ −6.00D 为中度近视，−6.00D 以上为高度近视。

中医学认为，本病与先天不足、发育异常和后天失养有关，致使眼睛"目不能远视""能近怯远"。

一、病因病机

1. 肝肾亏虚 《灵枢·大惑论》曰："五脏六腑之精气，皆上注于目而为之精。"《诸病源候论》曰："劳伤腑脏，肝气不足，兼受风邪，使精华之气衰弱，故不能远视。"肝开窍于目，肾精为瞳仁，肝肾同源，精血互化，因此，肝肾不足导致视力下降，视物不清。

2. 脾气虚弱 先天脾胃虚弱或后天失养，致使脾气虚弱，运化失司，气血不足，目窍失养发病。

3. 心胆气虚 《灵枢·论勇》云："怯士者，目大而不减，阴阳相失……肝系缓，其胆不满而纵。"由于孕妇受到惊恐刺激，或小儿出生后调护失宜等，致心胆气虚，阴阳失调，近者视物尚清，远则视物模糊。

二、临床表现

近视力正常，远视力下降，视物不清，或视力表检查低于 1.0（5.0 对数视力表），用凹透镜能加以纠正。

三、鉴别诊断

本病需鉴别真假近视。假性近视是由于用眼过度、疲劳而引起的一时性近视，没有器官的实质性损害，可以通过休息、向远处瞭望而很快得到恢复。

四、治疗

1. 治则 肝肾亏虚者，补益肝肾，上润目窍。脾气虚弱者，健脾益气，补血明目。心胆虚怯者，养心益胆，定志增视。

2. 处方

主方 ①头面部推拿：小儿仰卧位，术者坐于其前方。手指分别点揉其睛明、印堂、攒竹、鱼腰、丝竹空、太阳、承泣、四白穴各30次，刮目眶3 ～ 5遍；然后分推前额5 ～ 8遍，点揉神庭、头维、百会、四神聪、风府、哑门、风池、增视穴（靠近翳明，耳垂下端与乳突的连线中1/3与下1/3的交点处）各30次。②四肢推拿：拇指分别按揉养老、光明各30次。③特定穴推拿：补心经、补肾经、清补肝经各200次。

配方 肝肾亏虚者，加揉肝俞、肾俞、太溪、三阴交穴各30次；脾气虚弱者，加揉脾俞、

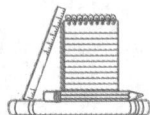

胃俞、足三里穴各 30 次，摩腹 2 ～ 3 分钟。心虚胆怯者，加揉心俞、肝俞、胆俞、内关、丘墟穴各 30 次。

方义　头面部所选腧穴具有疏通经络、缓解疲劳、滋养眼球的作用。养老穴主治目视不明，光明穴治疗一切目疾，增视穴可增益视力。揉心经、揉肾经、清补肝经可滋养精血、益髓填精、增益视力。

五、注意事项

1. 青少年时期特别要养成良好的用眼习惯，预防近视。
2. 加强体育锻炼，养成每日做眼保健操的习惯。
3. 定期检查视力。
4. 合理膳食，加强营养。
5. 早干预，早预防，早治疗。

项目十七　踝关节扭伤

踝关节扭伤是指踝关节由于外力作用，过度内翻或外翻导致关节周围软组织的损伤。轻者可出现部分韧带纤维撕裂，重者可出现韧带完全撕裂或踝部骨折。

本病属于中医学"筋伤"范畴，由于外伤导致，局部筋骨血脉受损，又称为踝缝伤筋。

一、病因病机

踝关节扭伤的主因是外伤，当小儿在高低不平的路面上行走、跑步、跳跃或下楼梯台阶时动作不慎，足在跖屈位突然向内或向外翻转，超过了关节的生理活动范围，使踝部外侧或内侧副韧带过度牵拉，引起踝关节扭伤。轻者韧带拉伤或部分断裂；重者韧带完全断裂或伴有踝关节脱位，有时可并发外踝或内踝骨折。

二、临床表现

1. **疼痛**　踝关节内侧或外侧（前外侧）疼痛。
2. **局部肿胀**　踝关节外侧或内侧局部肿胀，甚至整个踝关节周围肿胀，可伴皮下出血。
3. **活动受限**　外侧损伤时，内翻受限，跖屈活动受限；内侧损伤时，外翻受限，行走站立困难。

三、鉴别诊断

1. **踝关节骨折**　骨折处可触及异常活动或听到骨擦音，X 线摄片或 CT 检查可确诊。
2. **踝关节脱位**　后踝部有疼痛、肿胀、畸形和触痛。向后脱位者胫腓骨下端在皮下凸出明显并可触及；向前脱位者距骨体位于前踝皮下，踝关节背屈受限；向上脱位者外观可见伤肢局部短缩，肿胀剧烈。X 线摄片或 CT 检查可确诊。

四、治疗

治则　急性期活血化瘀，消肿止痛。恢复期疏经通络，滑利关节，理筋整复。

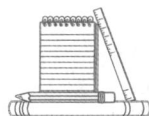

（一）急性期

1. 足内翻扭伤

处方   ①小儿仰卧位，术者首先从其膝关节外侧下至外踝处分别做推、拿、揉、㨰法5～8遍；然后沿胃经、胆经和膀胱经弹拨至外踝处，分别点揉委中、承山、阳陵泉、足三里、解溪、丘墟、昆仑、悬钟、申脉、金门、冲阳、足临泣穴约20次，依次反复5～8遍；最后用拇指掐至阴、足窍阴、历兑穴各20次。②术者首先用鱼际或拇指指腹沿损伤周围做轻揉法；然后一手固定足跟部，另一手固定足趾部，协同用力逐渐拔伸，并做摇法和踝关节屈伸；最后做轻柔的内翻和外翻足部。如此反复5～8遍。③术者从其膝关节外侧至外踝处分别做推、拿、揉、㨰法5～8遍。

2. 足外翻扭伤

处方   ①小儿仰卧位，术者首先从其膝关节内侧至内外踝处分别做推、拿、揉、㨰法5～8遍；然后沿脾经、肝经和肾经弹拨至内踝处，分别点揉阴谷、曲泉、阴陵泉、三阴交、中封、商丘、照海、太溪、大钟、水泉、然谷、公孙、太冲穴各20次，依次反复5～8遍；最后用拇指掐隐白、大敦穴各20次，点涌泉穴20次。②术者首先用鱼际或拇指指腹沿损伤周围做轻揉法；然后一手固定足跟部，另一手固定足趾部，协同用力逐渐拔伸，并做摇法和踝关节屈伸；最后做轻柔的内翻和外翻足部，如此反复5～8遍。③术者从其膝关节内侧至内踝处分别做推、拿、揉、㨰法5～8遍。

（二）恢复期

处方   ①小儿仰卧位，在上述手法①和②的基础上对损伤局部做点揉和弹拨1～2分钟，然后拿推踝关节处并屈伸1分钟。②对损伤局部做擦法至皮肤潮红、透热，然后对其膝关节内或外侧下方至内或外踝处分别做推、拿、揉、㨰法5～8遍。

方义   用推、拿、揉和㨰法进行放松，弹拨小腿三阴经或三阳经，点揉相应腧穴，以疏通经络，行气活血。摇、屈伸踝关节以滑利关节，理筋整复。摩擦局部，起到活血散肿、温通经络作用。

五、注意事项

1. 急性期先冷敷患处，宜24小时后再行推拿操作，手法要轻柔。恢复期手法可稍重，重点剥离粘连，恢复功能。

2. 习惯性踝关节扭伤小儿应加强功能锻炼。

项目十八   臂丛神经损伤

小儿臂丛神经损伤又称产伤麻痹，是指婴儿分娩时由各种原因造成臂丛神经损伤引起的病证。本病可见上臂、前臂或全臂麻痹及部分功能障碍。

中医学认为，本病属于痹证、痿证范畴，推拿治疗有较好的疗效。

一、病因病机

本病多与难产、巨大胎儿、臀位和横位等胎位不正及宫缩乏力等因素有关，因在分娩时强力牵拉头、肩部或产钳挤压等造成损伤而形成。

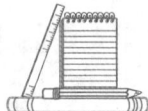

二、临床表现

1. 小儿有臂丛神经损伤史。

2. 患侧上肢上臂、前臂或全臂麻痹，部分功能障碍。

（1）上臂麻痹 患肢下垂，肩关节不能外展与上举，肘关节不能屈曲，腕关节屈伸肌力减弱，前臂旋转有障碍，手指活动正常，上肢伸展感觉大部分缺失。

（2）前臂麻痹 手的功能丧失或发生严重障碍，患侧常出现霍纳（Horner）征。手内肌均萎缩，骨间肌尤其明显，手指不能屈伸或有严重障碍，拇指不能做掌侧外展，前臂及手部尺侧皮肤感觉缺失。

（3）全臂麻痹 早期整个上肢呈迟缓性麻痹，各关节不能主动运动，但被动运动正常。晚期上肢肌肉显著萎缩，各关节常因关节囊挛缩而致被动活动受限，尤以肩关节与指关节严重。可见上肢内收肌、内旋肌挛缩，肱骨头半脱位和肩峰下垂现象，前臂桡侧感觉消失。

三、鉴别诊断

本病多与小儿脑瘫进行鉴别，后者多呈痉挛性，以一侧肢体多发病为特点，且伴有迟钝、语言不清、智商低下等。

四、治疗

1. 治则 疏经通络，活血化瘀。

2. 处方 ①小儿坐位，术者一手扶儿前额，另一手拿揉项部、双侧肩井处、肩部、上肢至腕部5～8遍。以拇指指腹对患侧枕骨粗隆、颈夹脊、肩井和上肢及肩关节处的肺经、大肠经、三焦经和小肠经做拇指揉法和拨法5～8遍，并轻掐相应的井穴30次。②依次点揉患侧颈和胸夹脊穴、附分、魄户、膏肓、神堂、譩譆、风池、肩井、天鼎、缺盆、中府、云门、肩髃、肩髎、肩贞、天宗、极泉、曲池、小海、阳溪、阳谷、合谷穴每穴30次。③弹拨肺经、大肠经、三焦经和小肠经5～8遍，捏拿五指并拔伸各指2～5下，摇肩、肘、腕关节各5～8遍并做屈伸法5～10次，轻轻牵拉并抖上肢5～8遍。④搓上肢5～8遍。

五、注意事项

1. 手法应轻柔，被动运动时要缓和，忌粗暴施术。

2. 预防是关键，注意分娩质量。

项目十九 小儿桡骨头半脱位

小儿桡骨头半脱位又称"牵拉肘""肘脱环"，主要是由牵拉小儿时，其肘关节伸直和前臂旋前位时受力过猛造成，多发生于5岁以下小儿。

手法复位预后良好。但如果反复性发生，可形成习惯性半脱位。

一、病因病机

小儿桡骨头发育不全，环状韧带松弛、关节囊松弛、桡骨头比颈粗约20%，在前臂受到过

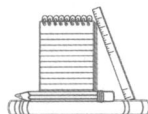

度或过猛力量牵拉时，桡骨头向外滑移，环状韧带上半部可卡压在肱桡关节内，或环状韧带远侧缘附着在桡骨颈骨膜处发生横断撕裂，阻碍桡骨小头回位，发生为桡骨头半脱位。

二、临床表现

1.疼痛　小儿多有哭闹，肘部疼痛，桡骨小头处明显压痛。

2.活动受限　肘关节呈屈曲，前臂呈旋前位，不能完成拾物，上举等动作。

三、鉴别诊断

X线摄片可以鉴别肘关节脱位和骨折。

四、治疗

1.治则　理筋整复。

2.处方（以右侧脱位为例）　①小儿由家长抱坐在腿上，术者立于其对面。②术者右手握持患肢腕部，左手拇指置于桡骨头处，其余四指置于肘内侧固定肘部。两手对抗拔伸牵引，左手再屈曲肘关节至最大限度，且拇指向后向内推顶桡骨小头，右手向前向外同时用力使前臂旋后。此时常可听见桡骨小头处弹响声，肘关节恢复功能即表明复位成功。③拿揉患肢5～8遍，然后屈伸肘关节数次，并顺逆时针摇肘关节5～8遍。

五、注意事项

1.小儿桡骨头半脱位复位成功后，可选用三角巾悬吊法将上肢适当固定。

2.嘱咐家长避免过度牵拉小儿肘关节。

复习思考

一、选择题

1.小儿泄泻的病因很多，其中最重要的是（　　　）

　A.风　　　　　　　　　　B.寒　　　　　　　　　C.热

　D.湿　　　　　　　　　　E.食

2.下列哪项不是积滞的临床特征（　　　）

　A.不思饮食　　　　　　　B.食而不化　　　　　　C.脘腹胀满

　D.烦躁不安　　　　　　　E.大便不调

3.脾寒型夜啼的特征（　　　）

　A.睡中时作惊惕，紧偎母怀　　　B.夜间阵发啼哭　　　C.睡喜伏卧，蜷曲而啼

　D.睡喜仰卧，见灯哭甚　　　　　E.以上都不对

4.急惊风的病位主要在（　　　）

　A.脾、胃　　　　　　　　B.心、肝　　　　　　　C.肝、脾

　D.心、肾　　　　　　　　E.肺、脾

5.小儿遗尿出现烦躁不安，面红唇赤，尿液腥臊，小便色黄，舌红苔黄，脉数。其病机是（　　　）

　A.食积化火　　　　　　　B.湿热内蕴　　　　　　C.肝经郁热

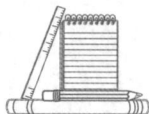

D. 心脾积热　　　　　　　　　　E. 阴虚火旺

二、判断题

1. 补脾经、清大肠用于脾虚泄泻。(　　　)

2. 腹痛绵绵，喜暖喜按，属于实寒腹痛。(　　　)

3. 疳积的治疗原则以调理大肠为主。(　　　)

4. 肠套叠是新生儿期最常见的急腹症。(　　　)

5. 慢惊风主要由感受风邪或温热疫毒所致，病位在心、肝两经，属实证、热证。(　　　)

三、简答题

1. 小儿发热的常见病因有哪些？

2. 泄泻的临床分型是什么？

3. 什么是疳积？有哪些临床表现？

扫一扫，查阅
复习思考题答案

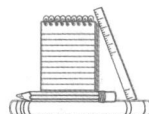

模块六　小儿保健推拿

【学习目标】

知识要求

1. 掌握　常用的小儿保健推拿处方。

2. 熟悉　小儿保健推拿的注意事项。

3. 了解　小儿保健推拿的适应证。

能力要求

能够熟练进行小儿保健推拿的操作。具有运用小儿推拿疗法，对健康及患病后小儿进行保健、防病治病的能力。

素质要求

1. 具有实事求是的科学态度。

2. 具备医者仁心的理念，工作细致、认真，时刻为患者着想。

项目一　小儿健脑益智保健推拿

大脑生长发育的快慢是小儿智力开发的重点。小儿大脑发育最快的时期是在 1～3 岁。

中医学认为，肾主藏精，精生髓，髓聚为脑，故有"脑为髓海"之说。脑为元神之府，若肾精充足、脑髓盈满，则小儿智力健全、行动灵敏、精力充沛。通过健脑益智保健推拿，可以使肾气旺盛、肾精充盈，从而达到健脑益智的目的。

一、处方

补肾经 300～500 次，补脾经 300～500 次，揉二人上马 100～300 次，顺运内八卦 100～300 次，揉百会 50 次（或摩顶 50 次），揉肝俞、脾俞、肾俞各 50～100 次，擦腰骶至透热为度。

二、注意事项

每日 1 次，30 次为 1 个周期，休息 7 天后再做第 2 个周期。平日要注意调整饮食结构，营养搭配合理，多吃核桃、杏仁、花生、鱼等食物，家长注意多与孩子沟通、交流，多带孩子参加户外活动。

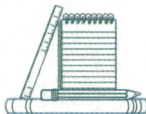

项目二　小儿健脾和胃保健推拿

小儿为"稚阴稚阳"之体。一方面生机蓬勃，发育迅速，体格、智力及脏腑功能均不断完善和成熟，其生长所需要的营养物质均由脾胃化生之气血供应，因而决定了脾胃在小儿生理上的重要地位。另一方面，小儿"脏腑娇嫩，气血未充"，胃肠幼弱，消化力弱，且又因生长发育快，所需营养物质多，因而小儿脾胃运化水谷的负担较大。若喂养不当，容易引起脾胃功能紊乱，发生脾胃病。故《育婴家秘》云："脾常不足。"针对小儿脾胃生理特点，适当进行健脾和胃保健推拿可以健脾助运，和胃理肠，改善食欲，促进小儿发育，增强体质，有助于预防和减少小儿各种脾胃病的发生。

一、处方

补脾经 300～500 次，补大肠 300～500 次，揉外劳宫 100～300 次，顺运内八卦 100～300 次，揉板门 300～500 次，分推大横纹（又称分阴阳）100～300 次，按揉足三里 100～300 次，摩腹 100～300 次，揉脐 100～300 次，分推腹阴阳 50～100 次，捏脊 3～5 遍。

二、注意事项

清晨或饭前进行手法操作，隔日 1 次，10～15 次为 1 个疗程，间隔 1 周再做下一个疗程。急性传染病期间可暂停。

项目三　小儿保肺保健推拿

中医学认为，肺为娇脏，易感外邪。小儿脏腑娇嫩，更易因气候骤变，寒温失调，而感邪入肺，引起感冒、咳喘等疾病。实施保肺保健推拿能够调理小儿脏腑功能，促进小儿的生长发育，增强其体质及抗病能力，有扶正祛邪，宣肺固表，预防和减少感冒、咳喘等疾病发生的作用，尤其适用于体虚小儿。

一、处方

补肺经 300～500 次，补脾经 300～500 次，推三关 100～300 次，顺运内八卦 100～300 次，揉板门 300～500 次，分推大横纹（又称分阴阳）100～300 次，掐揉四横纹 300～500 次，揉膻中 100 次，按揉足三里 100～300 次，捏脊 3～5 遍，拿肩井 3 次。

二、注意事项

一般在清晨进行手法操作，每日 1 次，5 次为 1 个疗程，休息 2 天后进行下一疗程，连续操作 3 个月。

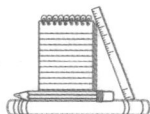

项目四　小儿安神保健推拿

小儿为"稚阴稚阳"之体，其生理特点是机体柔嫩，气血未充，经脉未盛，神识未发，精气未足，神气怯弱，神经系统发育未全，对外界事物刺激反应敏感。因而目触异物，耳闻异声，皆易惊恐，甚至神气散乱而致惊厥，尤其在疾病时更加明显。运用安神保健推拿的方法能够培补元气，柔肝息风，安神定志，对提高小儿对外界环境适应能力，促进智能发育，保护小儿身心健康有很好的作用。

一、处方

清肝经 100～300 次，捣小天心 100 次，顺运内八卦 100～300 次，清天河水 100～300 次，轻拍督脉及两侧足太阳经 50～100 遍，按揉心俞、厥阴俞、肝俞、肾俞各 50 次，揉百会 50 次，猿猴摘果 30 次。

二、注意事项

睡前操作，每日 1 次，6 次为 1 个疗程，疗程间隔 1 天，可连续 2 个疗程。

项目五　小儿眼保健推拿

眼睛为人体视觉器官，能视物辨色，表达感情，是"人身至宝"。早在《庄子·外物》中就有按摩两眼角方法的记载，隋代巢元方《诸病源候论》云："鸡鸣以两手相摩令热，以熨目，三行，以指抑目。左右有神光，令目明，不病痛。"眼保健推拿是保护视力、预防近视的一种疗法，它通过对眼部周围穴位的按摩，产生疏通经络、调和气血的作用，以达到保护视力和预防近视的目的。

一、处方

闭目，挤揉睛明 64 次，揉攒竹 64 次，掐揉鱼腰 64 次，揉丝竹空 64 次，揉太阳 64 次，揉四白 64 次，刮眼眶 64 次，拿揉风池 64 次。

二、注意事项

手法操作时注意节奏，以 8 次为一节拍，用力要柔和适度，以局部酸胀为宜。小儿平时注意用眼卫生，如写字姿势要端正，久视后休息片刻，并经常远眺景物等。本法适用于 7～15 岁的少年儿童。当眼睛有炎症、颜面部有感染病灶时禁用。

项目六　小儿全身保健推拿

小儿的生理特点是脏腑娇嫩，形气未充，各器官功能发育尚未完善。因此，小儿对各种疾

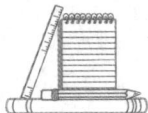

病的抗御能力比较薄弱，容易患各种疾病。小儿全身保健推拿可以增强小儿体质，提高机体的免疫力与抗病能力，有利其更好地生长发育，尤其适用于身体虚弱的小儿。

一、处方

补脾经 300～500 次，补肾经 100～300 次，顺运内八卦 100～300 次，揉板门 300～500 次，运水入土 100～300 次，清小肠 100 次，揉二人上马 100～300 次，揉膊阳池 100～300 次，推三关 100～300 次，摩腹 100～300 次，揉丹田 100～300 次，按揉足三里 100～300 次，推涌泉 100 次，捏脊 3～5 遍。

二、注意事项

隔日 1 次，连续操作 2 周，间隔 1 周再做第 2 个周期。

复习思考
简答题

1. 小儿健脾和胃保健推拿的处方是什么？
2. 小儿全身保健推拿的处方是什么？
3. 小儿健脑益智保健推拿的处方是什么？

扫一扫，查阅
复习思考题答案

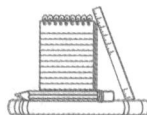

扫一扫，查阅
本模块 PPT、
视频等数字资源

模块七　附　录

项目一　儿科常用检验正常值和临床意义

一、血液检查

（一）血常规检查

项目	正常值	临床意义
红细胞计数（RBC）	$(4.0 \sim 5.3) \times 10^{12}/L$ 新生儿：$(6.0 \sim 7.0) \times 10^{12}/L$	减少，见于各种贫血，如急慢性再生障碍性贫血、缺铁性贫血等 增多，见于缺氧、血液浓缩、真性红细胞增多症、肺气肿等
血红蛋白测定（Hb）	$120 \sim 140 g/L$ 新生儿：$170 \sim 200 g/L$	减少，见于各种贫血，如急慢性再生障碍性贫血、缺铁性贫血等 增多，见于缺氧、血液浓缩、真性红细胞增多症、肺气肿等
白细胞计数（WBC）	$(4 \sim 10) \times 10^9/L$ 新生儿：$(15 \sim 20) \times 10^9/L$	生理性增高，见于剧烈运动、进食后、新生儿 病理性增高，见于急性化脓性感染、尿毒症、白血病、组织损伤、急性出血等 病理性减少，见于再生障碍性贫血、某些传染病、肝硬化、脾功能亢进、放疗化疗等
白细胞分类计数（DC）		
中性杆状核粒细胞（Nst）	$(0.04 \sim 0.5) \times 10^9/L$（1% ～ 5%）	增高，见于急性化脓性感染、大出血、严重组织损伤、慢性粒细胞膜性白血病及安眠药中毒等
中性分叶核粒细胞（Nsg）	$(0.50 \sim 0.70) \times 10^9/L$（50% ～ 70%）	减少，见于某些传染病、再生障碍性贫血、粒细胞缺乏症等
嗜酸性粒细胞（E）	$(0.05 \sim 0.5) \times 10^9/L$（0.5% ～ 5%）	增多，见于牛皮癣、天疱疮、湿疹、支气管哮喘、食物过敏；一些血液病及肿瘤，如慢性粒细胞性白血病、鼻咽癌、肺癌等 减少，见于伤寒、副伤寒早期、长期使用肾上腺皮质激素后
淋巴细胞（L）	$(0.40 \sim 0.60) \times 10^9/L$（20% ～ 40%）	增高，见于传染性淋巴细胞增多症、结核病、疟疾、慢性淋巴细胞白血病、百日咳、某些病毒感染等 减少，见于淋巴细胞破坏过多，如长期化疗、X 射线照射后及免疫缺陷病等
单核细胞（M）	$0.12 \sim 0.18$（3% ～ 10%）	增高，见于单核细胞白血病、结核病活动期、疟疾等
嗜酸性粒细胞直接计数（EOS）	$(50 \sim 300) \times 10^6/L$	增多，见于变态反应性疾病和某些皮肤病，如牛皮癣、天疱疮、湿疹、支气管哮喘、食物过敏；一些血液病及肿瘤，如慢性粒细胞性白血病、鼻咽癌、肺癌等 减少，见于伤寒、副伤寒早期、长期使用肾上腺皮质激素后

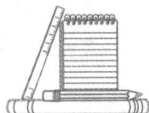

续表

项目	正常值	临床意义
血小板计数（PLT）	（100～300）×10^9/L	增高，见于血小板增多症、脾切除后、急性感染、溶血、骨折等 减少，见于再生障碍性贫血、急性白血病、急性放射病、原发性或继发性血小板减少性紫癜、脾功能亢进、尿毒症等
网织红细胞计数（RET）	0.5%～1.5% 新生儿：3%～6%	溶血性贫血、急性失血性贫血时，网织红细胞计数显著增多 在缺铁性贫血及巨幼细胞贫血时，网织红细胞计数轻度增多 再生障碍性贫血时，网织红细胞减少，若其百分比＜1%，可作为急性再生障碍性贫血的诊断指标之一
出血时间测定（BT）	Duke 法：1～3 分钟	延长，见于血小板大量减少和血小板功能缺陷、急性白血病、坏血病等
凝血时间测定（CT）	活化法：1.14～2.05 分钟 试管法：4～12 分钟	延长，见于凝血因子缺乏、血液循环中有抗凝物质、纤溶活力增强、凝血活酶生成不良等 缩短，见于高血脂、高血糖、脑血栓形成、静脉血栓等
血沉（ESR）	（100～300）×10^9/L（旧制单位：10 万～30 万 /mm^3）	增多，常见于急性感染、失血、溶血、骨折、脾切除后、原发性血小板增多症、慢性粒细胞性白血病、真性红细胞增多症等 减少，常见于再生障碍性贫血、白血病、血小板减少性紫癜、脾功能亢进等
血小板平均体积（MPV）	8.1～13.0 飞升（fL）	增高，常见于血小板破坏过多、骨髓纤维化、原发性血小板减少性紫癜、血管性疾病及血栓前状态、脾切除、慢性粒细胞白血病、巨大血小板综合征、镰状细胞性贫血等 减少，常见于骨髓增生低下、脾功能亢进、化疗后、再生障碍性贫血、巨幼红细胞性贫血等

（二）血液生化检查

项目	正常值	临床意义
血清钾（K）	3.5～5.0mmol/L	升高，见于急慢性肾功能衰竭、肾上腺皮质功能低下、低醛固酮血症及应用氨苯蝶啶、螺内酯等造成钾的排出量减少；高钾饮食、口服或注射含钾液过多；溶血、挤压伤、组织缺氧、胰岛素缺乏、毛地黄中毒等 降低，见于胃肠道丢失钾过多，如呕吐、腹泻、胃肠道引流；尿内排钾过多（如醛固酮增多症）、服用利尿剂；碱中毒、低钾饮食、心功能不全、输入无钾液体等
血清钠（Na）	135～143mmol/L	降低，由胃肠道失钠，见于呕吐、腹泻、胃肠道引流；从肾脏丢失，严重的肾盂肾炎、肾小管严重损害、肾皮质功能不全、糖尿病；皮肤失钠，大量出汗时，只补水未补钠；大面积烧伤，创伤；抗利尿激素过多 升高，临床上少见，由缺水所致，故伴有脱水症状，如严重脱水、大量出汗、烧伤、糖尿病性多尿、长期呕吐、腹泻后水摄入不足，以及肾上腺皮质功能亢进，原发、继发性醛固酮增多症
血清氯化物（Cl）	98～106mmol/L	升高，见于代谢性酸中毒时，如高钠血症的脱水、高血氯性代谢性酸中毒等 下降，见于代谢性碱中毒时，如严重呕吐、腹泻、大量出汗、长期饥饿或无盐饮食等

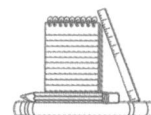

续表

项目	正常值	临床意义
血清钙（Ca）	2.25～2.75μmol/L 新生儿2.5～3.0μmol/L	升高，见于甲状旁腺功能亢进症、维生素D过多症、多发性骨髓瘤等 降低，见于手足抽搐症、新生儿低钙血症、甲状旁腺功能减退症、慢性肾炎尿毒症、长期低钙饮食或吸收不良等
血清无机磷（P）	1.3～1.9mmol/L	升高，见于甲状旁腺功能减退症，从肾脏排出的磷减少；慢性肾炎晚期，无尿或少尿时，磷的排泄障碍；维生素D摄取过多，促进小肠对钙、磷的吸收；多发性骨髓瘤及骨折愈合期 降低，见于甲状旁腺功能亢进症，尿磷排泄量增加；肾小管变性病变，肾小管重吸收磷功能障碍；佝偻病或软骨病时，伴有继发性甲状旁腺增生，肾脏排磷增加；长期腹泻或吸收不良等
血清镁（Mg）	0.74～0.99μmol/L	升高，见于急慢性肾功能衰竭、甲状腺功能减退症、甲状旁腺功能减退症、艾迪生病、多发性骨髓瘤和严重脱水等 降低，见于镁来源不足，如长期禁食、呕吐、腹泻、消化不良等；镁丢失过多，如服用利尿剂、慢性肾炎多尿期；一些内分泌疾病，如甲状腺功能亢进症、糖尿病酮症酸中毒、醛固酮增多症等
血清铁（Fe）	9.0～22μmol/L	升高，见于溶血性贫血、再生障碍性贫血、巨幼红细胞性贫血、急性肝炎及铅中毒等 降低，见于缺铁性贫血、慢性失血、感染性疾病、恶性肿瘤、肝硬化等
血清铜（Cu）	14.2～19.5μmol/L	升高，见于胆道梗阻、甲状腺功能亢进症、恶性肿瘤、肝硬化等 降低，见于肝豆状核疾病，也可见于低蛋白血症，如营养不良、肾病综合征等
血清锌（Zn）	100～118μmol/L	升高，见于锌中毒、甲状腺功能亢进症等 降低，见于急性组织损伤、急性传染病、慢性肝病及肾病综合征
血清尿酸（UA）	尿酸酶法：男（M）3～8.3mg/dL；女（F）2.5～6.0mg/dL	升高，见于痛风、急慢性肾小球肾炎、白血病、多发性骨髓瘤、红细胞增多症或其他恶性肿瘤，氯仿、四氯化碳及铅中毒等
血清尿素（Urea）	1.8～6.5mmol/L	升高，见于各种肾脏疾病，如肾小球病变，肾小管、肾间质或肾血管的损害。血清尿素并不是肾功能的特异指标，它受肾脏以外因素影响，如尿路结石、泌尿生殖系肿瘤等造成肾小管压力升高，使管内尿素扩散入血液，以及脱水、休克、心衰引起肾供血不足，使血清尿素升高
血清肌酐（Cr）	44～133μmol/L	升高，肾功能明显受损。血浆肌酐浓度与疾病的严重程度呈正比。肾前性及肾性早期的损害一般不会使血清肌酐浓度升高
血清肌酸（Cre）	230～534μmol/L	增高，见于严重肌肉损伤、挤压综合征、皮肌炎、进行性肌营养不良、肾脏重度损伤
血氨（Am）	29～59μmol/L	病理性升高，见于肝性昏迷、肝性脑病、重症肝炎、尿毒症、出血性休克、某些先天性酶缺陷等 食入大量蛋白质、食道静脉曲张造成的上消化道出血也可导致血氨升高

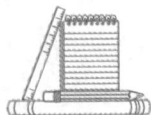

续表

项目	正常值	临床意义
血清总胆红素（TBil）	34～103μmol/L	增高，见于各种黄疸，如肝前性黄疸，由于红细胞破坏过多，贫血、溶血，使血内间接胆红素过剩；肝后性黄疸，由于结石，肝、胆、胰肿瘤及炎症，致使胆道梗阻，胆汁不能排入小肠；肝细胞损害，引起肝性黄疸，如败血症、肺炎及伤寒等
1分钟胆红素（1′Bil）	0.5～3.4μmol/L	1分钟胆红素测定对黄疸的鉴别有较大意义，低于总胆红素含量的20%时，主要反映胆红素的生成增多，或肝细胞的摄取及结合障碍，前者主要为溶血性疾病，后者多见于先天性黄疸，以及肝炎后高胆红素血症 1分钟胆红素高于总胆红素含量的40%时，见于肝细胞性黄疸、肝内外胆汁淤积，以及胆红素排泄障碍的先天性黄疸
血清胆固醇（CHO）	3.4～5.7mmol/L	升高，多继发于肾病综合征、甲状腺功能减退症、糖尿病和胆道梗阻等 降低，见于恶性贫血、溶血性贫血、甲状腺功能亢进症、急性感染、营养不良等
血甘油三酯（TG）	0.57～1.7mmol/L	升高，见于家族性高甘油三酯血症、甲状腺功能减退症、肾病综合征等 降低，见于甲状腺功能亢进症、肾上腺皮质功能低下、肝功能严重低下等
血清总蛋白（TP）	40～70g/L	升高，见于各种原因失水所致血液浓缩、多发性骨髓瘤、巨球蛋白血症、系统性红斑狼疮等 降低，见于肾病综合征、严重烧伤、结核、甲状腺功能亢进症、肿瘤等
血清白蛋白（Alb）	28～44 g/L	血清白蛋白降低临床常见，与总蛋白降低的原因大致相同
血清球蛋白（Glb）	20～30g/L	升高，见于多发性骨髓瘤、肝硬化、结缔组织病、血吸虫病、疟疾、慢性感染、肾病严重脱水等 降低，通常与低丙球蛋白血症相关，临床较少见，可见于肾上腺皮质功能亢进和使用免疫抑制剂等

二、尿液检查

（一）常规检查

项目	正常值	临床意义
尿量（UV）	新生儿 0.03～0.06L/24h 幼儿 0.25～0.3L/24h 1～3岁 0.5～0.6L/24h 3～8岁 0.6～1L/24h 8～14岁 0.8～1.4L/24h	减少，生理性常见于饮水少、出汗多等；病理性常见于肾炎、肾功能衰竭、休克、脱水、严重烧伤、心功能不全等 增多，生理性常见于出汗少、饮水过多、饮浓茶或酒、精神紧张；病理性常见于尿崩症、糖尿病、慢性肾炎等
气味（S）	新鲜尿有微弱芳香味，在空气中放置可产生氨味	新鲜尿液有氨臭味，见于慢性膀胱炎、慢性尿潴留等 烂苹果味见于糖尿病酮症酸中毒 腐臭味见于泌尿系统感染 大蒜味见于有机磷中毒

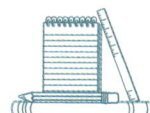

项目	正常值	临床意义
颜色（C）	透明，淡黄或黄色	灰白色云雾状浑浊见于脓尿 红色云雾状浑浊常为血尿 酱油色多为急性血管内溶血所引起的血红蛋白尿 深黄色为胆红素尿，见于阻塞性或肝细胞性黄疸 乳白色为乳糜尿，有时有小血块并存，常见于血丝虫病 浑浊多为无机盐结晶尿
密度（SG）	1.15～1.025 新生儿在 1.002～1.004	减低，见于慢性肾盂肾炎、尿崩症、慢性肾小球肾炎、急性肾功能衰竭的多尿期等 增高，见于糖尿病、高热、脱水、急性肾小球肾炎等

（二）化学检查

项目	正常值	临床意义
酸碱值（pH）	5.5～7.4，一般情况下在 6.5 左右	尿酸碱值小于正常值，见于酸中毒、糖尿病、痛风、服酸性药物 尿酸碱值大于正常值，见于碱中毒、膀胱炎或服用碳酸氢钠等碱性药物等
尿沉渣（US）	红细胞：0～3 个/高倍镜视野 白细胞：0～5 个/高倍镜视野	红细胞增多，见于肾小球肾炎、泌尿系结石、结核、肿瘤 白细胞增多，见于泌尿系炎症
尿蛋白（UPro）	定性：阴性 定量：10～150mg/24h	生理性增多，见于剧烈运动后（运动性蛋白尿）、体位变化（体位性蛋白尿）、身体突然受冷暖刺激，或人的情绪激动等。此时，肾小球内皮细胞收缩或充血，使肾小球通透性增高 病理性蛋白尿，见于急性肾小球肾炎、肾病综合征、肾盂肾炎、慢性肾炎、高血压肾病、苯中毒等
尿糖（UGlu）	定性：阴性 定量：0.56～5.0mmol/L，100～900mg/dL/24h	增多，见于糖尿病、肾病综合征、胰腺炎、肢端肥大症等疾病
胆红素（UBil）	阴性	素阳性，见于肝实质性或阻塞性黄疸病
乳糜微粒（CM）	阴性	阳性，见于丝虫病、尿路淋巴管破裂等病
尿酮体（UKet）	定性：阴性 定量：丙酮 3mg/24h	阳性，见于糖尿病酮症酸中毒、剧烈运动后、饥饿、消化吸收障碍、脱水等
氯化铁（FeCl）	阴性	淡绿色，迅速消退，为酪氨酸病 棕色，为代谢性酸中毒
尿胆原（Uro）	定性：弱阳性，尿 1∶20 稀释为阴性 定量：1～4mg/24h	增多，见于病毒性肝炎、溶血性黄疸、心力衰竭、肠梗阻、内出血、便秘等 减少，见于长期应用抗生素、阻塞性黄疸等
含铁血黄素试验（Rous test）	阴性	阳性，见于阵发性睡眠性血红蛋白尿，其他血管内溶血
莫氏浓缩试验（Mosenthal test）	每日尿最高密度 >1.018	用以测定肾小管再吸收功能
隐血试验（OBT）	阴性	阳性，见于蚕豆病、疟疾、伤寒、大面积烧伤并发血红蛋白尿，砷、苯、铅中毒及毒蛇咬伤所引起的血红蛋白尿

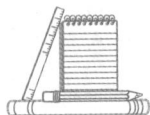

（三）尿显微镜检查

项目	正常值	临床意义
管型（cast）	一般尿中为0，少量透明管型可见于剧烈运动后（0.00～2.00个/UL）	颗粒管型增多，见于急慢性肾小球肾炎 透明管型增多，见于肾实质损害 红细胞管型增多，见于肾脏出血、急性肾小球肾炎 脂肪管型增多，见于慢性肾炎、肾病综合征
尿白细胞（UWBC）	5个/高倍镜视野	增多，见于细菌性炎症，如急性肾盂肾炎等；非细菌性炎症，如急性肾小球肾炎
尿红细胞（URBC）	一般无红细胞，或0～2个/高倍镜视野	增多，为血尿，见于急性肾小球肾炎、急性肾盂肾炎、泌尿系结石、肾结核、血友病等
小圆上皮细胞（SREC）	正常尿中为0，或有极少量	增加，见于肾小管损害

三、脑脊液检查

常规检查

项目	正常值	临床意义
颜色（C）	无色水样液体	红色，见于蛛网膜下腔出血、脑出血、硬膜下血肿等，如腰椎穿刺时观察到流出的脑脊液先红后转无色，为穿刺损伤性出血 黄色，见于陈旧性蛛网膜下腔出血及脑出血、包囊性硬膜下血肿、化脓性脑膜炎、脑膜粘连、脑栓塞、椎管梗阻、脑或脊髓肿瘤及严重的结核性脑膜炎、各种原因引起的重症黄疸、心功能不全、含铁血黄素沉着症、胡萝卜素血症、早产儿等 乳白色，见于化脓性脑膜炎 微绿色，见于铜绿假单胞菌性脑膜炎、甲型链球菌性脑膜炎 褐色或黑色，见于中枢神经系统的黑色素瘤、黑色素肉瘤等
透明度（T）	清晰透明	微浑，见于乙型脑炎、脊髓灰质炎、脑脓肿（未破裂者） 浑浊，见于化脓性脑膜炎、结核性脑膜炎等 毛玻璃状，见于结核性脑膜炎、病毒性脑膜炎等 凝块，见于化脓性脑膜炎、脑梅毒、脊髓灰质炎等 薄膜，见于结核性脑膜炎等
脑脊液白细胞（CWBC）	儿童：（0～10）×10^6/L 新生儿：（0～34）×10^6/L	明显增高（>200×10^6/L），见于化脓性脑膜炎、流行性脑脊髓膜炎 中度增高（<200×10^6/L），见于结核性脑膜炎 正常或轻度增高，见于浆液性脑膜炎、流行性脑炎（病毒性脑炎）、脑水肿等
蛋白定性试验（Pandy test）	阴性	明显增高（++以上），见于化脓性脑膜炎、结核性脑膜炎、脊髓腔等中枢神经系统恶性肿瘤及其转移癌、脑出血、蛛网膜下腔出血及梗阻等 轻度增高（+～++），见于病毒性脑膜炎、乙型脑炎等
葡萄糖半定量（HGlu）	1～5管或2～5管阳性	增高，见于饱餐或静脉注射葡萄糖后、血性脑脊液、糖尿病、脑干急性外伤或中毒、早产儿或新生儿等 降低，见于急性化脓性脑膜炎、结核性脑膜炎、霉菌性脑膜炎、神经梅毒、脑瘤、低血糖等
细菌及寄生虫（IDT）	阴性	有细菌，为细菌性脑膜炎，如急性化脓性脑膜炎常由脑膜炎奈瑟菌、肺炎链球菌、溶血性链球菌、葡萄球菌等引起；病程较慢的脑膜炎常由结核分枝杆菌、新型隐球菌等引起 有血吸虫卵或肺吸虫卵等，可诊断为脑型血吸虫病或脑型肺吸虫病等

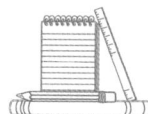

续表

项目	正常值	临床意义
细胞分类（DC）	红细胞：无或少量 淋巴及单核细胞：少量 间皮细胞：偶见 其他细胞：无	红细胞增多，见于脑出血、蛛网膜下腔出血、脑血栓、硬膜下血肿等 淋巴细胞增多，见于结核性脑膜炎、霉菌性脑膜炎、病毒性脑膜炎、麻痹性痴呆、乙型脑炎后期、脊髓灰质炎、脑肿瘤、脑出血、多发性神经炎 中性粒细胞增多，见于化脓性脑膜炎、流行性脑脊髓膜炎、流行性脑炎、脑出血、脑脓肿、结核性脑膜炎恶化期 嗜酸性粒细胞增多，见于寄生虫性脑病等 单核细胞增多，见于浆液性脑膜炎 有吞噬细胞，见于脑膜炎 有肿瘤细胞，见于脑、脊髓肿瘤 有白血病细胞，见于中枢神经系统白血病

注：不同医院，因检验方法不同，正常值范围略有差异，临床以各医院的参考值为准。

项目二　儿科常用中成药

　　治疗小儿常见病、多发病，可以通过小儿推拿结合传统中药疗法来取得良好的疗效。其中，中成药便于携带、贮存，剂型种类较多，方便服用且服用量较少，可作为家庭备用药。但是小儿脏腑娇嫩，发育迅速，对药物比较敏感，因此在儿童中成药的选择、用量把握上应该更为谨慎。以下列举一些常用中成药：

分类	药名	主要成分	作用	适应证	用法用量	注意事项	禁忌证
解表剂	清热解毒口服液	石膏、金银花、玄参、地黄、栀子、连翘、板蓝根等	清热解毒，泻火利咽	风热感冒：发热面赤，烦躁口渴，咽喉肿痛	口服。1次10～20mL，1日3次	忌烟、酒及辛辣、生冷、油腻食物。对本品过敏者禁用，过敏体质者慎用	服药期间停止服用滋补性中药。风寒感冒者不宜用
	双黄连口服液	金银花、黄芩、连翘等	疏风解表，清热解毒	风热感冒：发热，咳嗽，咽痛	口服。1次10～20mL，1日3次，或遵医嘱	同上	同上
	柴胡口服液	柴胡	解表退热	身热面赤，头身酸楚疼痛，口干而渴	1次10～20mL，1日3次口服	同上	风寒感冒者不宜用
	解肌宁嗽丸	紫苏叶、前胡、浙贝母、桔梗、葛根、苦杏仁等	解表宣肺，止咳化痰	风寒表证：恶寒，咳嗽，痰多，流涕，咽喉疼痛	口服。2岁1次半丸，2～3岁1次1丸，1日2次	服本药时停止服用补益中成药。用温开水化后服	风热感冒者不宜用
清热剂	儿童清肺口服液	麻黄、苦杏仁、石膏、甘草、桑白皮	清肺，化痰，止咳	热毒内蕴，毒邪未尽：面赤身热，咳嗽气喘，痰多黏稠并缠绵不愈	口服。1次2支，6岁以下1次1支，1日3次	不宜同时服用滋补性中成药	久咳、汗出、体虚者忌用
	小儿咽扁颗粒	金银花、射干、金果榄、桔梗、玄参等	清热利咽，解毒止痛	咽喉肿痛，咳嗽痰盛，口舌糜烂；急性咽炎、急性扁桃体炎见上述证候者	开水冲服。1～2岁1次4g，1日2次；3～5岁1次4g，1日3次；6～14岁1次8g，1日2～3次	风寒袭肺咳嗽、脾虚易腹泻者慎用。虚火乳蛾、喉痹者慎用	糖尿病小儿禁服

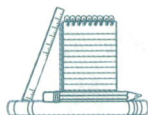

续表

分类	药名	主要成分	作用	适应证	用法用量	注意事项	禁忌证
清热剂	小儿化毒散	人工牛黄、大黄、黄连、乳香（制）、没药（制）等	清热解毒，活血消肿	热毒内蕴，毒邪未尽：口疮肿痛，疮疡溃烂，烦躁口渴，大便秘结	口服：1次0.6g，1日1～2次；3岁以内小儿酌减。外用：敷于患处	肺胃阴虚喉痹、阴虚火旺、虚火上炎者慎用。脾胃虚弱、体弱者慎用	因含雄黄，故不宜过量久服
止泻剂	小儿泻速停颗粒	地锦草、茯苓、儿茶、乌梅、焦山楂等	清热利湿，健脾止泻，缓急止痛	湿热蕴结大肠所致的泄泻：大便稀薄如水样，腹痛，纳差；小儿秋季腹泻及迁延性、慢性腹泻	开水冲服。1日3～4次；1岁以内1次1.5～3g；1～3岁1次3～6g；3～7岁1次6～9g	忌食生冷、油腻及不易消化食品。对本品过敏者禁用，过敏体质者慎用	虚寒泄泻者不宜使用
	止泻灵颗粒	党参、白术（炒）、薏苡仁（炒）、茯苓、白扁豆（炒）等	健脾益气，渗湿止泻	脾胃虚弱：泄泻，大便溏泄，饮食减少，腹胀，倦怠懒言	口服。2～3个月1次1g；4～6个月1次2g；7～9个月1次3g；10～12个月1次4g；1～2岁1次5g；3岁以上1次6g	感受外邪、内伤饮食或湿热腹泻者慎用	尚不明确
消导剂	小儿消食片	鸡内金（炒）、山楂、六神曲（炒）、炒麦芽、槟榔、陈皮等	消食化滞，健脾和胃	食滞胃肠所致的积滞：食少，便秘，面黄肌瘦，脘腹胀满	口服。1～3岁1次2～3片，3～7岁1次3～5片，7岁以上1次5～6片	脾虚食积者慎用	腹泻、大便溏薄、次数多者禁用
	小儿化食丸	六神曲（炒焦）、焦山楂、焦麦芽、醋莪术等	消食化滞，泻火通便	食滞化热：厌食，烦躁、恶心呕吐等	口服。1岁以内1次1丸；1岁以上1次2丸	脾虚食积者慎用	同上
	一捻金	大黄、炒牵牛子、槟榔	消食导滞，祛痰通便	脾胃不和，痰食阻滞所致的积滞。临床用于小儿停食停乳，腹胀便秘，痰盛喘咳	口服。1岁以内1次0.3g，1～3岁1次0.6g，4～6岁1次1g，或遵医嘱	脾胃虚弱、无痰食积滞者慎用	肝功能不全者不宜用
	健脾消食丸	鸡内金（醋炙）、白术（炒）、枳实（炒）、木香、槟榔（炒焦）等	健脾和胃，消食化滞	脾胃气虚所致疳证：小儿乳食停滞，脘腹胀满，食欲不振	口服。1岁以内1次半丸，1～2岁1次1丸，2～4岁1次1.5丸，4岁以上1次2丸	同上	外感发热者忌服；脾胃虚弱便溏者忌服
	肥儿丸	六神曲（炒）、炒麦芽、使君子仁、槟榔等	健胃消积，驱虫	小儿消化不良，虫积腹痛，面黄肌瘦，食少腹胀泄泻	温开水送服。1次3g，1日2次。1岁以下者1次服1.5g，日服2次	同上	对本药成分过敏者忌服
	四磨汤	乌药、人参、沉香、槟榔	破滞降逆，补气扶正	婴幼儿乳食内滞证，症见腹胀、腹痛、啼哭不安、厌食纳差、腹泻或便秘	新生儿1次3～5mL，1日3次；幼儿1次10mL，1日3次	饮食宜清淡，忌辛辣、生冷、油腻食物；慢性病严重者慎用	肠梗阻、肠道肿瘤、消化道术后禁用

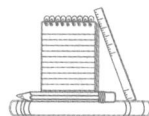

分类	药名	主要成分	作用	适应证	用法用量	注意事项	禁忌证
消导剂	王氏保赤丸	黄连、干姜、大黄、川贝母、荸荠粉、天南星、巴豆霜、朱砂	消滞健脾祛痰	小儿乳滞疳积，痰厥惊风，喘咳痰鸣，乳食减少，吐泻发热，大便秘结，四时感冒，脾胃虚弱，发育不良	温开水送服。乳儿可以哺乳时将药丸附着于乳头上，与乳液一同咽下，也可将丸药嵌在小块柔软易消化食物中一齐服下，具体如下：1日2次或遵嘱医嘱。1.6个月以下1次5粒，26～36个月1次6～36粒（每超过1个月加1粒),3.2～7岁1次0.1～0.15g（40～60粒，每超半岁加5粒）	尚不明确	尚不明确
	小儿七珍丹	雄黄、天麻、全蝎、僵蚕等	消积导滞，通便泻火，镇惊退热，化痰息风	小儿感冒发热，夹食夹惊，乳食停滞，大便不通，惊风抽搐，痰涎壅盛	用白开水或糖水送服，或暗投入食物中，或同乳共服，空腹服最好。1个月1次3粒，3～4个月1次5～6粒，7～8个月1次8～9粒，1岁1次15粒，3～4岁1次25粒，5～6岁1次30粒，7～8岁1次35粒，10岁及以上者1次40粒	麻疹及久泻气虚者忌用	无
	化积口服液	鸡内金（炒）、三棱（醋制）、莪术（醋制）、槟榔等	健脾导滞，化积除疳	脾胃虚弱所致的疳积，症见面黄肌瘦、腹胀腹痛、厌食或食欲不振、大便失调	1岁以内幼儿，1次5mL，1日2次；2～5岁儿童，1次10mL，1日2次；5岁以上，1次10mL，1日3次	感冒时不宜服用；忌生冷、油腻及不易消化食物等	尚不明确
止咳喘剂	清宣止咳颗粒	桑叶、薄荷、苦杏仁、桔梗、紫菀、陈皮、白芍等	疏风清热，宣肺止咳	小儿外感风热所致的咳嗽：咳嗽、咳痰、发热或鼻塞、流涕等	开水冲服。1～3岁1次1/2包；4～6岁3/4包；7～14岁1次1包。1日3次	脾虚易腹泻者慎用；忌食辛辣、生冷、油腻食物；风寒袭肺咳嗽不适用	糖尿病小儿禁用
	小儿咳喘灵颗粒	麻黄、石膏、苦杏仁、瓜蒌、金银花等	宣肺清热，止咳祛痰，平喘	小儿外感风热所致的感冒、咳喘，发热、恶风、微有汗出、咳嗽、咳痰	开水冲服。2岁以内1次1g，3～4岁1次1.5g，5～7岁1次2g。1日3～4次	风寒感冒者慎用；脾虚易腹泻者慎用	尚不明确
	儿童清肺丸	麻黄、炒苦杏仁、紫苏叶、细辛、薄荷等	清肺，解表，化痰，止嗽	小儿风寒外束，肺经痰热：面赤身热、咳嗽气促、痰多黏稠、咽痛声哑	口服。1次1丸，1日2次；3岁以下1次半丸	阴虚燥咳、体弱久咳者慎用；忌食辛辣、生冷、油腻食物	尚不明确
	小儿消积止咳口服液	山楂（炒）、枇杷叶（蜜炙）、葶苈子（炒）、瓜蒌、枳实等	清热肃肺，消积止咳	小儿饮食积滞，痰热蕴肺：咳嗽、夜间加重、喉间痰鸣、口臭等	口服。1岁以内1次5mL，1～2岁1次10mL，3～4岁1次15mL，5岁以上1次20mL。1日3次，5天为1疗程	体质虚弱、肺气不足、肺虚久咳、大便溏薄者慎用	3个月以下婴儿不宜服用

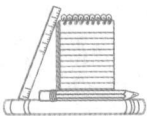

续表

分类	药名	主要成分	作用	适应证	用法用量	注意事项	禁忌证
补虚剂	龙牡壮骨颗粒	党参、黄芪、白术（炒）、山药、炒鸡内金等	强筋健骨，健脾和胃	小儿佝偻病，软骨病，小儿多汗，夜惊，食欲不振，消化不良，发育迟缓	开水冲服。2岁以下1次5g，2～7岁1次7.5g，7岁以上1次10g。1日3次	实热证者慎用。服药期间应多晒太阳，多食含钙及易消化的食物	感冒发热者不宜服用
镇惊息风剂	琥珀抱龙丸	琥珀、朱砂、天竺黄、胆南星等	清热化痰，镇静安神	饮食内伤所致急惊风：发热抽搐、烦躁不安、痰喘气急、惊痫不安	口服。1次1丸，1日2次。婴儿1次1/3丸，温开水化服	寒痰停饮咳嗽、脾胃虚弱、阴虚火旺者慎用	慢惊风及久病、气虚者忌服。外伤瘀血、痢疾者不宜单用
	牛黄抱龙丸	牛黄、胆南星、天竺黄、全蝎、炒僵蚕、朱砂等	清热镇惊，祛风化痰	小儿风痰壅盛所致的惊风：高热神昏、惊风抽搐	口服。1次1丸，1日1～2次；周岁以内小儿酌减	慢惊风或阴虚火旺所致的虚风内动者慎用。因含朱砂，故不宜过量久服	无
治鼻渊剂	鼻炎康片	广藿香、鹅不食草、野菊花、黄芩等	清热解毒，宣肺通窍，消肿止痛	风邪蕴肺所致鼻渊：急慢性鼻炎、过敏性鼻炎	口服。1次4片，1日3次	忌辛辣、鱼腥食物；虚寒证者慎用	无
	千柏鼻炎片	千里光、决明子、麻黄、羌活等	清热解毒，活血祛风，宣肺通窍	风热犯肺、内郁化火、凝滞气血所致的鼻塞，时轻时重，鼻痒气热，流涕黄稠，或持续鼻塞、嗅觉迟钝	口服。1次3～4片，1日3次	忌辛辣、鱼腥食物；不能在服药期间服用温补性中成药	尚不明确
	辛芩颗粒	细辛、黄芩、苍耳子、白芷、荆芥等	益气固表，祛风通窍	肺气不足，风邪外袭所致鼻痒喷嚏，流清涕，易感冒	开水冲服。1次1袋，1日3次。20日为1疗程	尚不明确	尚不明确
治咽喉肿痛剂	六神丸	珍珠粉、犀牛黄、麝香、雄黄、蟾酥、冰片等	清热解毒，消肿利咽，化腐止痛	烂喉丹痧，咽喉肿痛，喉风喉痈，单双乳蛾，小儿热疖	口服：1日3次；如红肿已将出脓或已穿烂，切勿再敷	过敏体质者慎用	尚不明确
	黄氏响声丸	薄荷、浙贝母、连翘、蝉蜕、胖大海、酒大黄等	疏风清热，化痰散结，利咽开音	风热外束、痰热内盛所致急慢性喉喑，症见声音嘶哑、咽喉肿痛、咽干灼热、咽中有痰等	口服。炭衣丸1次8丸或6丸；糖衣丸1次20丸。1日3次	禁食辛辣物；外感风寒者慎用；脾胃虚寒便溏者慎用	尚不明确
活血接骨剂	接骨七厘片	乳香（炒）、没药（炒）、当归、土鳖虫等	活血化瘀，接骨续筋	跌打损伤，闪腰岔气，骨折筋伤，瘀血肿痛	温开水或黄酒送服。1次5片，1日2次	尚不明确	尚不明确
	接骨丸	土鳖虫、地龙、郁金、马钱子粉等	活血散瘀，消肿止痛	跌打损伤，闪腰岔气，骨折筋伤，瘀血肿痛	口服。1次3g，1日2次	本品剧毒，应按量服用，不能多服久服。骨折、脱臼应先复位后，再用药物治疗	尚不明确

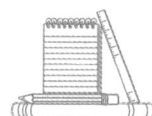

项目三 儿童免疫

儿童计划免疫程序

免疫制剂名称	接种对象	接种方法及剂量	初种和复种时间	免疫期	备注
乙型肝炎疫苗	初生婴儿	肌内注射，1次注射量为100IU	初种：出生24小时内 第2次：1月龄 第3次：6月龄	5～6年	肝炎、发热、急性感染、慢性严重疾病、过敏体质的小儿禁用
卡介苗	初生婴儿及结核菌素试验阴性儿童	皮内注射，每次0.1mL	初种：出生24～48小时 复种：3～4岁、7～8岁、11～12岁（结核菌素试验阴性者）	3～4年	
脊髓灰质炎减毒活疫苗	2足月龄～7足岁	先服Ⅰ型糖丸1粒，间隔1个月后再同时服Ⅱ、Ⅲ型糖丸各1粒	初服：2足月龄婴儿 加服：1、2、7足岁时，剂量同初服	3年以上	切忌用热开水吞服
百日咳菌苗、白喉类毒素、破伤风类毒素三联疫苗	3足月龄～4足岁	皮下注射0.25～0.5mL，共3次，每次间隔1～3个月	初种：3足月龄婴儿 复种：第2年、4足岁时，各加强1次		如5足月龄开始全程，则首次加强在3足岁
麻疹减毒活疫苗	8足月龄以上的易感小儿	皮下注射0.35mL	初种：8足月龄婴儿 复种：小学一年级学生	4～6年以上	注射丙种球蛋白后至少间隔1～3个月才能注射麻疹减毒活疫苗
流行性乙型脑炎灭活疫苗	1足岁以上小儿	皮下注射2次，间隔7～10天，学龄前儿童全程和加强均为0.5mL，小学生为1.0mL	初种：1足岁开始 加强：次年，小学一、四年级各加强1次	1年	
伤寒、副伤寒甲乙三联菌苗	疫点周围人群（2岁以上儿童）	皮下注射，全程3次，每次间隔7～10天。2～6岁0.2mL、0.4mL、0.4mL，7～14岁0.3mL、0.6mL、0.6mL，15岁以上0.5mL、1.0mL、1.0mL	每年加强1次，连续3年（加强剂量为2～6岁0.4mL，7～14岁0.6mL，15岁以上1.0mL）	1年	可采用皮内注射法，剂量均为0.1mL，加强时每年1次，连续2年

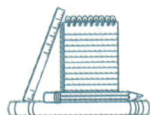

续表

免疫制剂名称	接种对象	接种方法及剂量	初种和复种时间	免疫期	备注
霍乱菌苗	疫区小儿	皮下注射 2 次，间隔 7～10 天。6 岁以下 0.2mL、0.4mL，7～14 岁 0.3mL、0.6mL，15 岁以上 0.5mL、1.0mL	每年加强 1 次，加强剂量为 6 岁以下 0.4mL，7～14 岁 0.5mL，15 岁以上 1.0mL	3～6 个月	要求在流行前 1 个月完成
流行性斑疹伤寒疫苗	疫区小儿	皮下注射，全程 3 次，每次间隔 5～10 天。14 岁以下 0.3～0.4mL、0.6～0.8mL、0.6～0.8mL，15 岁以上 0.5mL、1.0mL、1.0mL	每年加强 1 次，加强剂量为 14 岁以下 0.6～0.8mL，15 岁以上 1.0mL	1 年	
狂犬病疫苗	被狂犬、疑似有狂犬病的动物咬伤、抓伤者	肌内注射，全程 10 针，即被咬伤后的第 0、1、2、3、7、10、14、20、30、90 天各 1 次，每次 1 支疫苗			和狂犬病血清 40U/kg 联合应用（将抗血清先做过敏试验，再于伤口滴注，局部浸润注射，剩余的血清可肌内注射）可提高预防效果。伤口及早处理
冻干流行性脑脊髓膜炎多糖体菌苗（A 群）	与患者密切接触的 3～14 岁小儿	皮下注射 0.5mL		1 年左右	作应急接种用的制剂用稀释液稀释
精制白喉抗毒素	与白喉患者密切接触而锡克反应阳性的体弱儿	皮下或肌内注射 1000～2000U		3 周	可和白喉类毒素 0.5mL 同时分别注射，起联合预防作用，注射前先做过敏试验
精制破伤风抗毒素	受伤后有发生破伤风可能者	5 年内未经破伤风类毒素全程免疫者，皮下或肌内注射 1500～3000U，伤口严重者加倍量		3 周	可和破伤风类毒素 0.5mL 同时分别注射，注射前先做过敏试验
A 群流脑疫苗	6 月龄～15 周岁的小儿	皮下注射	自 6 月龄接种第 1 剂，2 剂次间隔不少于 3 个月，第 1、第 2 剂为基础免疫；第 3、第 4 剂次为加强免疫，3 岁时接种第 3 剂，与第 2 剂间隔时间不少于 1 年；6 岁时接种第 4 剂，与第 3 剂接种间隔不少于 3 年	3～4 年	接种流脑疫苗后的反应比较轻微，偶尔有人出现短暂低热，有些大孩子（8～12 岁）偶尔出现过敏反应，即在接种后的十几小时出现皮肤疱疹等，此时应请医生诊治。注射局部可能出现红晕和压痛，一般在 24 小时内消退，不用特殊处理

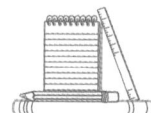

项目四　小儿推拿主要流派特点

　　小儿推拿流派是指在所分布区域内运用小儿推拿治疗疾病，形成独特的学术思想和特定技法世代相承的群体。据考证，国内目前发展比较充分、影响力较大、得到公认的小儿推拿流派主要有山东的三字经小儿推拿流派、张汉臣小儿推拿流派、孙重三小儿推拿流派、上海的海派小儿推拿、湖南的刘开运小儿推拿流派和北京的冯氏捏脊流派。为方便读者学习，本书分别对上述各小儿推拿流派进行介绍和总结。

一、三字经小儿推拿流派

　　【代表人物】徐谦光、李德修（1893—1972）、赵鉴秋、葛湄菲等。

　　【代表著作】《推拿三字经》（徐谦光著），《李德修小儿推拿技法》（王蕴华整理），《幼科推拿三字经派求真》（赵鉴秋编著）。

　　【分布地域】山东省胶东地区。

（一）经典理论

　　该流派认为气血不和为疾病之根，而血脉负有约束并调节气血之责。因此，欲调小儿气血，必先调小儿血脉，而小儿血脉皆汇于两掌。故该流派认为小儿经络及穴位与成人不同，常用的28个穴位，仅"蜂入洞"和"（若）洗皂"两个穴位位于小儿头面，其余全在上肢。该流派建立了"推两掌－调血脉－治百病"的经典理论框架。

　　该流派重视后天之本，以顾护脾胃为基本治疗原则。虚证补，实证也补（配合清胃经）。小儿肺卫不足不补肺经补脾经，培土以生金。小儿肾虚不补肾经仍补脾经，以后天养先天。

　　该流派强调根据主诉选用穴位，注重五脏辨证，以祛邪为先。辨证主次分明，根据小儿具体证型确立处方，随症加减变化，各型处方都以针对主诉的穴位为君，久推、先推。

　　该流派所处地域乃鱼盐之乡，"鱼者使人热中，盐者胜血"，小儿热证最多，他邪致病也易热化，故该流派多运用清法，常首选平肝。常用穴位中，凉穴12个，平穴12个，温穴仅4个，还很少运用。

（二）技法特色

　　1.该流派取穴精炼，常独穴治病。一般用穴1～3个，不超过5个。急性病更主张只用1个独穴，多推、久推，甚至推数10分钟。独穴治病纠偏效果显著，同时消除了多穴使用带来的拮抗或抵消作用。

　　2.治疗时久推、高频率推，以得效为度。每个穴位一般推拿3～5分钟，重点穴位8～15分钟。频率多在200次/分左右。

　　3.手法推揉结合，平衡调理。推有上下之别，上推（向心）为补，下推（离心）为泻。揉有顺逆之分，左旋为补，右旋为泻。虚实不明显，特设左右同数揉法和来回推的平补平泻法，即调法。

　　4.该流派认为"俱左手，男女同"。正式确立无论男女只推左手的小儿推拿法。该流派认为，小儿属于生发之气，不得伐之。人体左为阳，具有生发之性，因此取穴以左上肢肘关节以下穴位为主。

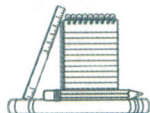

（三）效验穴位

该流派手法简单，常用手法仅推、运、揉、捣、掐 5 种。在临床中结合小儿穴位生理特点使用点、线、面的治疗。

1. 脾经位于拇指第 1 指节桡侧缘，非拇指螺纹面。
2. 胃经位于第 1 掌骨桡侧缘赤白肉际处，非手掌面拇指第 2 节。
3. 阳池位于手背一窝风穴上 3 寸，尺、桡骨间中点，非手腕桡侧之阳池。
4. 列缺位于腕关节桡侧凹陷内，非腧穴学之列缺。
5. 四横纹位于食、中、无名和小指掌指关节横纹，非近端指间关节横纹处。

（四）常用处方

该流派将配穴传统与中医组方规律相结合，明确提出推拿不同穴位代替不同方药的特色理论。推上三关乃参附汤，退六腑喻凉膈散，运八卦调中益气，清天河水安宫牛黄，揉板门藿香正气，清大肠葛根芩连，四横纹同保和丸，小天心似桂枝汤，清肝经同逍遥丸，补脾经代六君汤，清小肠功同导赤，清胃经不输泻心汤。

二、孙重三小儿推拿流派

【代表人物】孙重三（1902—1978）、张素芳、毕永升、周奕琼等。

【代表著作】《儿科推拿疗法简编》（孙重三、陆永昌编著），《通俗推拿手册》（孙重三、陆永昌编著），《中国小儿推拿学》（张素芳主编）。

【分布地域】山东济南地区。

（一）经典理论

该流派重"天人合一"的整体观念，诊病过程中强调望诊，通过望小儿面部、舌象、指纹，观察耳郭、山根、明堂等特殊部位，直接得出疾病诊断结论。治疗过程注重"舒行气血、通和阴阳"以整体调节脏腑功能。

该流派治疗取穴多用手穴加体穴。手穴指分布于上肢的穴位，除小儿推拿特定穴外，还包括十四经分布于上肢的穴位，如"面口合谷收""心胸取内关"等。体穴指分布于躯干的穴位，属成人穴位运用于小儿推拿。手穴易于操作，体现传统小儿推拿特色；体穴离脏腑更近，近治作用明显。手体穴位配合，随症加减，相辅相成，增强了临床疗效。

（二）技法特色

该流派以"十三大复式手法"见长。复式操作为多手法和多穴位固定联合运用，很多还能运动关节，为单一手法和穴位所不及。为此，该流派在常规手法和穴位基础上植入复式操作手法，提高了疗效，包括摇斗肘、打马过天河、黄蜂入洞、水底捞明月、飞经走气、按弦搓摩、二龙戏珠、猿猴摘果、揉脐及龟尾并擦七节骨、按肩井、飞经走气、苍龙摆尾、赤凤点头。

（三）效验穴位

该流派在长期临床实践中取得了如天门、坎宫治外感，太阳治头目诸疾，耳后高骨定惊，推天柱骨止呕，摩神阙补虚，龟尾调大便，胸八道宽胸，箕门利小便等疗效显著的取穴经验。

外感，头面四大手法；咳嗽，运内八卦、按弦走搓摩、推揉膻中、推胸八道、揉肺俞；呕吐，退下六腑、逆运内八卦、清补脾经、推天柱骨、按弦走搓摩、分推腹阴阳；实证腹泻，通因通用，清补脾、退六腑、清大肠、清小肠、揉脐及龟尾、苍龙摆尾、拿肚角。

（四）常用处方

调和气血、疏通经络用摇斗肘；退热用打马过天河、水底捞明月；发汗解表用黄蜂入洞；

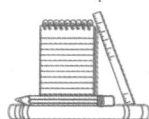

行气化痰用飞经走气；疏肝理气导滞用按弦走搓摩；镇惊、调气血用二龙戏珠；退热、开胸、通便用苍龙摆尾；定惊化积用猿猴摘果；止泻止痢用揉脐及龟尾并擦七节骨；消胀满、定喘息用赤凤点头；救暴亡、舒喘胀用凤凰展翅；行气血、总收法用按肩井。

三、张汉臣小儿推拿流派

【代表人物】张汉臣（1910—1978）、田常英、张锐等。

【代表著作】《小儿推拿学概要》（张汉臣编著）。

【分布地域】山东地区。

（一）经典理论

该流派认为小儿稚阴稚阳，正气易于受损，在治则上以治本为主，强调"补虚扶弱、补泻兼施"的治疗原则，为此首选补肾水一穴，与其他穴位配伍，以扶助正气为第一要务。为使小儿之体阴平阳秘，常清法配合温法，泻法配合补法，补中带泻或泻中寓补，往往疗效持久。

该流派注重整体观念和辨证论治思想与小儿推拿的结合，将辨证理论与传统治疗方法一一对应。注重望小儿神、色、形、发和苗窍，在望色中建立起关于"滞色"的标准、分类、意义、观察方法和与之相应的小儿推拿治疗体系。

该流派将2个功效相近或互补的穴位固定配伍称"术对"。将3个以上穴位固定配伍称术组。在小儿推拿处方中将术对或术组对照中医组方原则的君臣佐使组合应用，效果显著。

该流派善于与现代医学结合研究小儿推拿，对治疗消化道疾病的补脾经、逆运内八卦展开机制研究，并对常用小儿推拿穴位进行解剖学定位与研究，开创了小儿推拿实验先河。

（二）技法特色

1.治疗过程中常用刺激强度比刮痧轻，比一般手法重的捏挤法，以达到清热祛邪化积之功效。此法常用于捏挤神阙、天枢、天突、板门、大椎、背部等。

2.补泻手法操作要求严格，频率缓（＜200次/分）、时间长（20分钟以上）、力度轻，每日或隔日1次为补。频率快（＞220次/分）、时间短（20分钟内）、力度重，每日1～2次为泻。

（三）效验穴位

常用推揉、运分、捏挤等手法，手法要求持久有力、均匀柔和。

1.新建：颈部第2、第3棘突间。按揉或挤捏之。治疗咽喉肿痛、声嘶等。

2.新设：第3、第4足趾缝间，趾蹼缘上方。掐揉之。治疗腹胀、厌食、肠鸣等。

3.肾顶：小指顶端。按揉或推之。治疗自汗、盗汗、解颅等。

4.肾纹：小指近端指间关节横纹。掐揉之。治疗目赤、鹅口疮等。

（四）常用处方

术对：揉小天心和一窝风发表解肌。清肺经和退下六腑清热凉血。补脾土和推上三关益气活血通经。补脾土和揉一窝风温脾暖胃。补肾经和揉二人上马补肾填精。

术组：揉小天心、揉一窝风、补肾水、清板门、逆运内八卦、清肺经为止咳术组，用于乳蛾、感冒、咳嗽、哮喘等。揉小天心、揉一窝风（或二扇门）、补肾水、清板门、分阴阳、清天河水、退六腑为退热术组，退热有效。揉小天心、分阴阳、补肾水、揉二人上马、大清天河水为镇静术组，用于心烦、夜啼、惊叫等。补脾经、逆运内八卦、清四横纹为运脾术组，通治中焦病证。补肾经、揉二人上马、补脾经、推三关为补虚扶弱术组，用于一切虚证。分合阴阳、

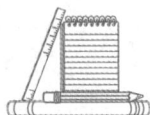

三关配六腑为调阴阳术组，增强人体自愈能力和适应能力。

四、海派小儿推拿

【代表人物】金义成。

【代表著作】《小儿推拿》（金义成著）、《小儿推拿图解》（金义成著）、《海派儿科推拿图谱》（金义成著）。

【分布地域】上海地区。

（一）经典理论

该流派界定了小儿推拿对象，认为小儿推拿穴位和复式操作主要针对 6 周岁以下儿童，3 周岁以下效果更佳。对于 6 周岁以上的儿童，其取穴和手法可相应采取类似成人推拿的方法。

该流派注重验指纹、摸诊，通过按压、触摸小儿头颅、颈腋、皮肤、胸腹、经穴等，明确痛之所在、异常之所在，推断病患的部位和性质，并按照"以痛为腧"之说，确定手法运用之所在。

海派小儿推拿在治疗上变"痛则不通、不通则痛"的病机为"痛则通，不痛则不通"的治法。在治法运用上，除传统八法之外，该流派提出了通法的应用，揭示了推拿能"寒热咸和"，具有"开达抑遏""疏通气血""开关利气"的功用。以痛为腧，通过在痛点上的治疗，达到祛除病痛的目的。

海派小儿推拿由于吸收了其他推拿流派的手法，取穴更加广泛。该流派基于推拿以手法为防治病证的主要手段，加之小儿特定穴有点、线、面之特点，因而提出了"穴部"的观点。

（二）技法特色

该流派针对小儿肌肤柔嫩、腠理疏松、神气怯弱，在推拿时特别强调轻快柔和、平稳着实；在具体运用时，还强调手法的补泻，如旋推为补、直推为泻等。该流派认为，小儿推拿复式手法不是一种单纯的手法，也不是手法简单的复合，实际上是小儿推拿疗法中的一些操作方法。这些方法既有一定的姿势，又有特定的名称，往往是一种或几种手法在一个穴位或几个穴位进行的，故现称为复合操作法。这些手法包括黄蜂入洞、开璇玑、按弦走搓摩、揉脐及龟尾并擦七节骨、运水入土、运土入水、水底捞月、打马过天河及总收法。

该流派在传统小儿推拿八法的基础上，融入了上海几大流派的技术，形成了小儿推拿十六法，包括按法、摩法、掐法、揉法、推法、捏法、搓法、摇法、滚法、擦法、拿法、扳法、抹法、捻法、刮法、抖法。

（三）效验穴位

常用技法应用的穴位如下。

头面部穴位：天门、坎宫、太阳、山根、迎香、人中、牙关、百会、囟门、高骨、风池、天柱骨、桥弓。

胸腹腰背部穴位：天突、膻中、乳根、乳旁、中脘、腹、丹田、肚角、肩井、大椎、风门、肺俞、脾俞、肾俞、脊柱、腰俞、七节骨、龟尾。

上肢部穴位：脾经、肝经、心经、肺经、肾经、五经、四横纹、小横纹、肾顶、肾纹、掌小横纹、大肠、小肠、胃经、板门、内劳宫、内八卦、小天心、总筋、大横纹、三关、天河水、六腑、十宣、老龙、端正、五指节、二扇门、二人上马、威灵、精宁、外劳宫、外八卦、一窝风、膊阳池。

下肢部穴位：足膀胱、百虫、鬼眼、足三里、丰隆、前承山、三阴交、解溪、大敦、委中、

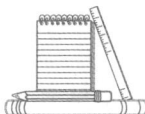

后承山、仆参、昆仑、涌泉。

（四）常用处方

海派儿科推拿临证处方除应用小儿特定穴之外，常常借鉴成人推拿穴位，且治疗以穴部为操作范围，突破了小儿推拿多应用于小儿内科常见疾病的局限，在多种疾病的治疗中取得了突出疗效。

五、刘开运小儿推拿流派

【代表人物】刘开运（1918—2003）、邵湘宁、彭进等。

【代表著作】《小儿推拿疗法》（刘开运著）。

【分布地域】湖南湘西地区。

（一）经典理论

该流派按照八纲辨证及脏腑辨证将小儿常见症状归类于五脏。如抽搐、烦躁、胁痛、口苦属于肝；惊风、癫痫、夜啼属于心；厌食、腹泻、疳积属于脾；咳嗽、流涕、气喘属于肺；遗尿、五迟、五软属于肾等。

该流派认为，虽然疾病归某经，主攻有方向，但要获取疗效，必须根据五脏相互生克关系进行全面调节，创立了抑强扶弱、补母泻子的五经助推法，治疗时切中脏腑病机，对照病脏进行调理。

小儿心肝多有余，脾肾常不足，肝多风，心主惊，脾主困，肾为虚。该流派治疗中多用到清或补心经、肝经、脾经、肾经手法。

该流派认为，手法有开有阖，开阖相宜。开即开窍，阖即关窍。开则开通经穴，激活气血，利于感知和传导。阖指结束屏闭经穴，延续治疗作用。

（二）技法特色

对照明清时期小儿推拿著作，湘西小儿推拿流派在操作部位（次第）、主要穴位和手法、套路运用与变化等方面最能反映明清时期主流小儿推拿原貌。

1. 该流派推揉为主，拿按次之。推、揉、拿、按用得最多，摩、运、搓、摇、掐、捏次之，构成经典的小儿推拿十法。

2. 该流派顺时针旋推为补，从指尖向上直推至螺纹面为泻。

3. 该流派创立的小儿推拿基本套路：常例开门—上肢部—胸腹部—腰背部—下肢部—关门。在此基础上根据小儿体质、病证虚实和寒热等情况进行调整。整体套路高度统一，细节手法精妙奇巧。

（三）效验穴位

1. 三大退热手法：水底捞明月、大推天河水、打马过天河。

2. 推胸法：于膻中依次按揉、分推，向下直推各数十次；食、中二指分别按压左右 3～5 肋间隙（前正中线与锁骨中线间）3～5 遍。

3. 推腹法：以中脘为中心。①消导法：顺时针摩揉后，由上往下轻推。②安中法：顺时针摩揉。③补中法：逆时针摩揉。

4. 推背法：用于发热、咳嗽、气喘、痰鸣等。先按揉肺俞，后推肺俞与肩胛骨，呈典型"介"字推法。推后用酒蘸盐粉纵擦，或横擦肺俞，以潮红为度。

5. 创新穴：位于第 1、第 2 胸椎旁开 1～1.5 寸，用于咳嗽、气喘等。两拇指或一手食、中

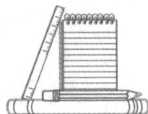

二指按揉，以潮红为度。

（四）常用处方

1. 常例开门，必做先做。头部开天门、推坎宫、推太阳各 24 次，上肢掐总筋、分推手阴阳各 24 次。

2. 必推五经。根据具体病情和虚实情况确定某经或补或泻，以及补泻次数。其中肝经只清不补，心经以清为主（欲补，补后加清），脾经以补为主，肺经可补可清，肾经只补不清（欲清肾以后溪代之）。

3. 关门。拿肩井，或按肩井 3 ～ 5 次。

六、冯氏小儿捏脊流派

【代表人物】冯泉福（1902—1989）、佘继林。

【代表著作】《冯氏捏积疗法》（佘继林编著）。

【分布地域】北京、华北地区。

（一）经典理论

该流派认为，脾胃为后天之本、气血生化之源、气机升降之枢。脾健体康，脾安脏安。小儿最易饮食积滞，积滞日久，伤及脾胃，耗伤津液，影响他脏，全身气血虚衰，故诸病源于积滞。该流派对积证有独到见解，将积证分为 4 型：乳积、食积、痞积、疳积。

该流派重视阳气，以温补立法。脾失健运为积证病根。脾喜燥恶湿，病多虚寒。欲使脾健，当重阳气，故重视温补。脊为督脉所居，总督一身阳气。捏脊则能刺激督脉，振奋阳气，推动气血运行，以达防治疾病之功。

该流派认为，督脉和任脉同起于胞中，交汇于脑。一前一后，实不可分。故捏脊虽只捏在脊，但能通调任督二脉，使得机体"阴平阳秘，精神乃治"。

该流派认为，内治外治各具特色。内外治疗结合能提高疗效，故捏脊之外常配合内服、外敷药物，使得疗效倍增。

（二）技法特色

冯氏捏脊术：包含 7 种不同手法，操作时双手握空拳，食指半屈在后，拇指伸直在前，与食指相对；从长强起自下而上推进，边推边捏拿脊骨皮，依次推、捏、捻、放、提，直至大椎。捏 5 遍后，第 6 遍捏 3 提 1（重提）。提毕，以双拇指揉按相应背俞穴，以揉按肾俞作为结束。捏脊多在上午，6 天为 1 疗程，务必捏在脊柱正中（其他捏脊法多捏在脊柱两侧）。

此外，捏脊法还分补泻，捏脊从长强开始至大椎结束为补法，反之为泻法，若捏 1 遍补法再捏 1 遍泻法，补泻法交叉进行则为平补平泻法。

（三）效验穴位

该流派技术手法主要操作在督脉和背俞穴上，通过调节督脉及背俞穴达到调理脏腑阴阳平衡的治疗目的，并起到了突出的临床治疗效果。

（四）常用处方

在捏脊全面调理基础上，重提与揉按相关背俞穴。如脾胃病证，重提大肠俞、胃俞、脾俞、三焦俞、肝俞、膈俞等；心肝病证，重提肝俞、心俞、厥阴俞、气海俞、肾俞、肺俞等；肾系病证，重提肾俞、肺俞、膀胱俞等。捏脊期间内外同治，配合口服冯氏消积散和外敷冯氏化痞膏。

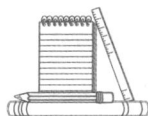

项目五 小儿推拿歌诀选读

1. 保婴赋（出自《幼科推拿秘书》）

人禀天地，全而最灵。原无夭札，善养则存。始生为幼，三四为小。七龀八龆，九童十稚。
惊痫疳癖，伤食中寒。汤剂为难，推拿较易。以其手足，联系脏腑。内应外通，察识详备。
男左女右，为主看之。先辨形色，次观虚实。认定标本，手法祛之。寒热温凉，取效指掌。
四十余穴，有阴有阳。十三手法，至微至妙。审症欲明，认穴欲确。百治百灵，万不失一。

2. 调护歌（出自《小儿推拿广义》）

养子须调护，看承莫纵弛。乳多终损胃，食壅即伤脾。
衾厚非为益，衣单正所宜。无风频见日，寒暑顺天时。

3. 保生歌（出自《幼科推拿秘书》）

欲得小儿安，常带饥与寒。肉多必滞气，生冷定成疳。
胎前防辛热，乳后忌风参。保养常如法，灾病自无干。

4. 小儿无患歌（出自《小儿推拿方脉活婴秘旨全书》）

孩童常体貌，情志自殊然，鼻内干无涕，喉中绝没涎。
头如青黛染，唇似点朱鲜，脸方花映竹，颊绽水浮莲。
喜引方才笑，非时手不掀，纵哭无多哭，虽眠未久眠。
意同波浪静，性若镜中天，此候俱安吉，何愁疾病缠。
注：《秘传推拿妙诀》中"看小儿无患"歌同此。

5. 变蒸论（出自《幼科推拿秘书》）

小儿有变蒸热症。变蒸者，所以变化脏腑，坚强骨脉，是阴阳正气，阳气行于旦，变人物之情性；阴气行于夜，变人物之形体。故小儿自初生至四岁、八岁，三十二日一变蒸，而肾气足。八八六十四日再变蒸，则膀胱气足。以后每增四八则一蒸，使五腑气俱足。到三百二十日，凡十蒸变，则诸脏气足。小蒸既毕，然后大蒸。又积至二百零六日，大蒸三遍毕，然后出蒸，是一岁零七个月，大小蒸俱毕。或一日二日发热，此不可推，痘疹亦然。推则拂乱其气，反受其伤。故下手要观五色、辨音、细问、切脉，察病数件，庶不有误也。（上唇尖有米粒又黄泡者即是）

6. 辨蒸变（出自《幼科铁镜》）

小儿生下，三十二日一变，六十四日一蒸。变者，变生五脏；蒸者，蒸养六腑；长血气而生精神、益智慧也，积五百七十六日乃除。蒸变必烧热，其状似惊，耳尻俱冷，口内上唇有白泡，如鱼目、粟米大者是也。蒸变之候，口唇舌色俱照寻常无异，烧热虽有重轻，精神却不丧失，口气必不暴戾，轻则三四日解，重则六七日除，不可妄投药饵，听其自愈。

7. 察儿病症秘旨（出自《幼科推拿秘书》）

小儿之疾，大半胎毒，小半食伤，外感风寒之症，什一而已。儿在胎中，母饥亦饥，母饱亦饱。辛辣适口，胎热即随。情欲动中，胎息即噪。专食煎炒，恣味辛酸，喜怒不常，皆能令子受患。母若胎前不能谨节，产后不能调养，惟务姑息，不能防微杜渐，未满百日，遽与咸酸之味；未及周岁，辄与肥甘之物，则百疾由是而生焉。小儿脾胃，本自娇嫩，易于损伤。乳食

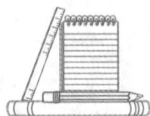

伤胃，则为呕吐；乳食伤脾，则为泄泻。吐泻既久，则成慢惊。乳食停积，则生湿痰，痰则生火，痰火交作，则为急惊，或成喉痹。痰火结滞，则成吊痛，或为喘嗽。胎热胎寒，禀受有病，脐风撮口者，胎元有毒也。鹅口、口疮，胃有湿热也。重口、木舌，脾经有实火也。走马牙疳，气虚湿热也。爱吃泥土，脾脏心生疳热也。胎惊夜啼，邪火入心也。变蒸发热者，毒散而五脏生也。丹毒者，火行于外也。蕴热者，火积于中而外邪乘也。睡惊者，内火动也。喉痹者，热甚也。眼痛者，火动也。脓耳者，肾气上冲也。鼻塞者，因冒风寒也。头疮者，胎毒热攻也。脐风者，中痰中湿也。尾骨痛者，阴虚痰也。诸虫痛者，胃气伤也。阴肿痛者，寒所郁也。盘肠气痛者，冷滞脾胃也。便血者，热传心肺也。淋沥者，热郁膀胱也。吐血生肿者，荣卫气逆也。小便不通者，无阴有阳也。大便不通者，无虚有实也。解颅、鹤节者，胎元不全也。行迟、发迟者，血气不完也。鸡胸者，肺热满胸也。龟背者，风邪入脊也。语迟者，邪乘心也。齿迟者，肾不足也。疟疾者，膈上痰结也。痢疾者，食积腹中也。咳嗽者，肺气伤也。喘气者，痰气盛也。心痛者，虫所啮也。腹痛，食所伤也。内伤发热，口苦舌干也。外感发热，鼻塞声重也。腹胀者，脾胃虚弱也。水肿，水旺土亏也。疸黄者，脾胃虚而有湿热也。故调理脾胃，医中之王道也。节戒饮食，却病之良方。惊、疳、积、热，小儿之常病也。恒居时，常观其脾，微有青黑，即推数百，去其青黑之气，再加补脾手法，可保小儿常安。此为要着，不可忽也。然推脾必要补，泄而不补，则脾愈弱。擦龟尾亦要补，如不补，则泄不止。脾上用功，手法之要务也。痢、痞、痰、疳，小儿之重症也，医家慎之。（病源论得精细，入手者所宜留心）

8. 观形察色法（出自《按摩经》）

凡看小儿病，先观形色，切脉次之。盖面部气色，总见五位色青者，惊积不散，欲发风候；五位色红者，痰积壅盛，惊悸不宁；五位色黄者，食积癥伤，疳候痞癖；五位色白者，肺气不实，滑泄吐利；五位色黑者，脏腑欲绝，为疾危。

面青眼青，肝之病；面赤，心之病；面黄，脾之病；面白，肺之病；面黑，肾之病。先别五脏，各有所主，次探表里虚实病之由：肝病主风，实则目直大叫，项急烦闷；虚则咬牙呵欠，气热则外生，气温则内生。心病主惊，实则叫哭，发热，饮水而搐，手足动摇；虚则困卧，惊悸不安。脾病土困，实则困睡，身热，不思乳食；虚则吐泻生风。肺病主喘，实则喘乱喘促，有饮水者，不饮水者；虚则吸气长，出气短，喘息。肾病主虚无实，目无精光，畏明，体骨重，痘疹黑陷。

以上之症，更当别其虚实证候。假如肺病又见肝症，咬牙多呵欠者，易治，肝虚不能胜肾故也。若目直大叫哭，项急烦闷，难治。盖肺久病则虚冷，肝强实而胜肺也。视病之虚实，虚则补其母，实则泻其子也。

9. 论色歌（出自《按摩经》）

眼内赤者心实热，淡红色者虚之说。

青者肝热浅淡虚，黄者脾热无他说。

白面混者肺热侵，目无精光肾虚诀。

儿子人中青，多因果子生。

色若人中紫，果食积为癖。

人中现黄色，宿乳蓄胃成。

龙角青筋起，皆因四足惊。

若然虎角黑，水扑是其形。

赤色印堂上，其惊必是人。

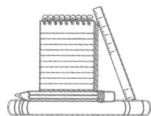

眉间赤黑紫，急救莫沉吟。

红赤眉毛下，分明死不声。

10. 看食指定症诀（出自《幼科推拿秘书》）

虎口有三关，紫热红伤寒，青惊白是疳，黑即人中恶，黄者是脾端。三关者即风气命三关也。

11. 三关部位歌（出自《幼幼集成》）

初起风关证未央，气关纹现急须防。乍临命位诚危急，射甲通关病势彰。

12. 入门候歌（出自《小儿推拿广意》）

五指梢头冷，惊来不可当。若逢中指热，必定是伤寒。

中指独是冷，麻痘症相传。男左女右手，分明仔细详。

初起寅关浅，纹侵过卯深。生枝终不治，辰泣命难存。

13. 五指冷热歌（出自《小儿推拿广意》）

入门须辨婴儿性，男左女右分明认。五指若还冷似冰，此是惊风来得盛。

五指心口热似火，夹食伤寒风邪症。食中名指热风寒，食中名冷吐泻定。

中指热兮是伤寒，中指冷兮麻痘认。食指热兮上身烧，食指冷兮上膈闷。

中名热兮夹惊风，中名冷兮伤食症。

14. 手法歌（出自《按摩经》）

心经有热作痰迷，天河水过作洪池，肝经有病儿多闷，推动脾土病即除。

脾经有病食不进，推动脾土效必应，肺经受风咳嗽多，即在肺经久按摩。

肾经有病小便涩，推动肾水即救得，小肠有病气来攻，板门横门推可通。

用心记此精宁穴，看来危症快如风。胆经有病口作苦，好将妙法推脾土，

大肠有病泄泻多，脾土大肠久搓摩。膀胱有病作淋疴，肾水八卦运天河，

胃经有病呕逆多，脾土肺经推即和。三焦有病寒热魔，天河过水莫蹉跎。

命门有病元气亏，脾上大肠八卦推，仙师授我真口诀，愿把婴儿寿命培。

五脏六腑受病源，须凭手法推即痊，俱有下数不可乱，肺经病掐肺经边。

心经病掐天河水，泻掐大肠脾土全，呕掐肺经推三关，目昏须掐肾水添。

再有横纹数十次，天河兼之功必完，头痛推取三关穴，再掐横纹天河连。

又将天心揉数次，其功效在片时间，齿痛须揉肾水穴，颊车推之自然安。

鼻塞伤风天心穴，总筋脾土推七百，耳聋多因肾水亏，掐取肾水天河穴。

阳池兼行九百功，后掐耳珠旁下侧。咳嗽频频受风寒，先要汗出沾手边，

次掐肺经横纹内，乾位须要运周环。心经有热运天河，六腑有热推本科，

饮食不进推脾土，小水短少掐肾多。大肠作泻运多移，大肠脾土病即除，

次取天门入虎口，揉脐龟尾七百奇。肚痛多因寒气攻，多推三关运横纹，

脐中可揉数十下，天门虎口法皆同。一去火眼推三关，一百二十数相连，

六腑退之四百下，再推肾水四百完，兼取天河五百遍，终补脾土一百全。

口传笔记推摩诀，付与人间用意参。

15. 各穴用法总歌（出自《幼科推拿秘书》）

心经一掐外劳宫，三关之上慢从容。

汗若不来揉二扇，黄蜂入洞有奇功。

肝经有病人多痹，推补脾土病即除。

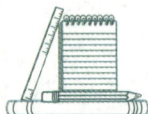

八卦大肠应有用，飞金走气也相随。

咳嗽痰涎呕吐时，一经清肺次掐离。

离宫推至乾宫至，两头重实中轻虚。

饮食不进补脾土，人事瘦弱可为之。

屈为补兮直为泻，妙中之妙有玄机。

小水赤黄亦可清，但推肾水掐横纹。

短少之时宜用补，赤热清之得安宁。

大肠有病泄泻多，侧推大肠久按摩。

分理阴阳皆顺息，补脾方得远沉疴。

小肠有病气来攻，横纹板门推可通。

用心记取精灵穴，管教却病快如风。

命门有病元气亏，脾土大肠八卦为。

侧推三关真火足，天门肚肘免灾危。

三焦有病生寒热，天河六腑神仙诀。

能知取水解炎蒸，分别阴阳掐指节。

膀胱有病作淋疴，补水八卦运天河。

胆经有病口作苦，重推脾土莫蹉跎。

肾经有病小便涩，推动肾水即清澈。

肾脉经传小指尖，依方推掐无差忒。

胃经有病食不消，脾土大肠八卦调。

胃口凉时心作哕，板门温热始为高。

心经有热发迷痴，天河水过作洪池。

心若有病补上膈，三关离火莫推迟。

肝经有病人闭目，推动脾土效即速。

脾若热时食不进，再加六腑病除速。

16. 手法治病歌（出自《幼科推拿秘书》）

水底明月最为凉，清心止热此为强。

飞金走气能行气，赤凤摇头助气良。

黄蜂入洞最为热，阴症白痢并水泻。

发汗不出后用之，顿教孔窍皆通泄。

大肠侧推到虎口，止吐止泻断根源。

疟痢羸瘦并水泻，心胸痞满也能痊。

掐肺经络节与离，推离往乾中要轻。

冒风咳嗽并吐逆，此筋推掐抵千金。

肾水一纹是后溪，推下为补上为清。

小便闭塞清之妙，肾经虚损补为能。

六腑专治脏腑热，遍身潮热大便结。

人事昏沉总可推，去火浑如汤泼雪。

总筋天河皆除热，口中热气并刮舌。

心惊积热火眼攻，推之即好真妙诀。

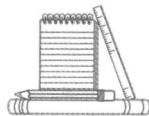

五经运通脏腑塞，八卦开通化痰逆。

胸膈痞满最为先，不是知音莫与泄。

四横纹和上下气，吼气肚痛掐可止。

二人上马清补肾，小肠诸病俱能理。

阴阳能除寒与热，二便不通并水泻。

诸病医家先下手，带绕天心坎水诀。

人事昏迷痫疾攻，疾忙急救要口诀。

天门双掐到虎口，肘肘重揉又生血。

一掐五指节与离，有风被喝要须知。

小天心能生肾水，肾水虚少推莫迟。

板门专治气促攻，扇门发热汗宜通。

一窝风能治肚痛，阳池穴上治头疼。

外牢治泻亦可用，拿此又可止头痛。

精灵穴能医吼气，威灵促死能回生。

17. 手法同异多寡宜忌辨明秘旨歌（出自《幼科推拿秘书》）

小儿周身穴道，推拿左右相同。

三关六腑要通融，上下男女变通。

脾土男左为补，女补右转为功。

阴阳各别见天工，除此俱该同用。

急惊推拿宜泄，痰火一时相攻。

自内而外莫从容，攻去痰火有用。

慢惊推拿须补，自外而内相从。

一切补泄法皆同，男女关腑异弄。

法虽一定不易，变通总在人心。

本缓标急重与轻，虚实参乎病症。

初生轻指点穴，二三用力方凭。

五七十岁推渐深，医家次第神明。

一岁定须三百，二周六百何疑。

月家赤子轻为之，寒火多寡再议。

年逾二八长大，推拿费力支持。

七日十日病方离，虚诳医家谁治。

禁用三关手法，足热二便难通。

渴甚腮赤眼珠红，脉数气喘舌弄。

忌用六腑手法，泄青面㿠白容。

脉微呕吐腹膨空，足冷眼青休用。

小儿可下病症，实热面赤眼红。

腹膨胁满积难通，浮肿炸腮疼痛。

小便赤黄壮热，气喘食积宜攻。

遍身疮疥血淋漓，腹硬肚痛合用。

不可下有数症，凶陷肢冷无神。

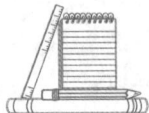

不时自汗泄频频，气虚干呕难忍。

面白食不消化，虚疾潮热肠鸣。

毛焦神困脉微沉，烦躁鼻塞咳甚。

18. 用汤时宜秘旨歌（出自《幼科推拿秘书》）

春夏汤宜薄荷，秋冬又用木香。

咳嗽痰吼加葱姜，麝尤通窍为良。

加油少许皮润，四六分做留余。

试病加减不难知，如此见功尤易。

四季俱用葱姜煎汤，加以油麝少许推之。

19. 三关六腑秘旨歌（出自《幼科推拿秘书》）

小儿元气胜三关，推动三关真火然。

真火熏蒸来五脏，小儿百脉皆和畅。

元气既足邪气退，热极不退六腑推。

若非极热退愈寒，不如不退较为安。

六腑愈寒疾愈盛，水火相交方吉庆。

解曰：推三关取热，退六腑取凉，犹医家大寒大热之剂。若非大寒大热，必二法交用，取水火相济之义也。

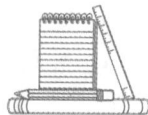

主要参考书目

［1］曲生健，吕美珍.小儿推拿［M］.2版.北京：人民卫生出版社，2022.

［2］佘建华.小儿推拿［M］.3版.北京：人民卫生出版社，2014.

［3］廖品东.小儿推拿学［M］.北京：人民卫生出版社，2012.

［4］范炳华.推拿学［M］.北京：中国中医药出版社，2013.

［5］张素芳.中国小儿推拿学［M］.上海：上海中医学院出版社，1992.

［6］王华兰.推拿治疗学［M］.上海：上海科学技术出版社，2011.

［7］罗才贵.推拿学［M］.上海：上海科学技术出版社，2008.

［8］赵霞，李新民.中医儿科学［M］.北京：中国中医药出版社，2021.

［9］郁晓伟.中医儿科学［M］.北京：中国中医药出版社，2006.

［10］汪受传.中医儿科学［M］.3版.北京：中国中医药出版社，2007.

［11］刘世红.小儿推拿［M］.5版.北京：人民卫生出版社，2024.

［12］刘明军，邰先桃.小儿推拿学［M］.北京：中国中医药出版社，2021.

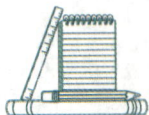

教材目录

注：凡标☆者为"十四五"职业教育国家规划教材。

序号	书 名	主 编		主编所在单位	
1	医古文	刘庆林	江 琼	湖南中医药高等专科学校	江西中医药高等专科学校
2	中医药历史文化基础	金 虹		四川中医药高等专科学校	
3	医学心理学	范国正		娄底职业技术学院	
4	中医适宜技术	肖跃红		南阳医学高等专科学校	
5	中医基础理论	陈建章	王敏勇	江西中医药高等专科学校	邢台医学院
6	中医诊断学	王农银	徐宜兵	遵义医药高等专科学校	江西中医药高等专科学校
7	中药学	李春巧	林海燕	山东中医药高等专科学校	滨州医学院
8	方剂学	姬水英	张 尹	渭南职业技术学院	保山中医药高等专科学校
9	中医经典选读	许 海	姜 侠	毕节医学高等专科学校	滨州医学院
10	卫生法规	张琳琳	吕 慕	山东中医药高等专科学校	山东医学高等专科学校
11	人体解剖学	杨 岚	赵 永	成都中医药大学	毕节医学高等专科学校
12	生理学	李开明	李新爱	保山中医药高等专科学校	济南护理职业学院
13	病理学	鲜于丽	李小山	湖北中医药高等专科学校	重庆三峡医药高等专科学校
14	药理学	李全斌	卫 昊	湖北中医药高等专科学校	陕西中医药大学
15	诊断学基础	杨 峥	姜旭光	保山中医药高等专科学校	山东中医药高等专科学校
16	中医内科学	王 飞	刘 菁	成都中医药大学	山东中医药高等专科学校
17	西医内科学	张新鹏	施德泉	山东中医药高等专科学校	江西中医药高等专科学校
18	中医外科学☆	谭 工	徐迎涛	重庆三峡医药高等专科学校	山东中医药高等专科学校
19	中医妇科学	周惠芳		南京中医药大学	
20	中医儿科学	孟陆亮	李 昌	渭南职业技术学院	南阳医学高等专科学校
21	西医外科学	王龙梅	熊 炜	山东中医药高等专科学校	湖南中医药高等专科学校
22	针灸学☆	甄德江	张海峡	邢台医学院	渭南职业技术学院
23	推拿学☆	涂国卿	张建忠	江西中医药高等专科学校	重庆三峡医药高等专科学校
24	预防医学☆	杨柳清	唐亚丽	重庆三峡医药高等专科学校	广东江门中医药职业学院
25	经络与腧穴	苏绪林		重庆三峡医药高等专科学校	
26	刺法与灸法	王允娜	景 政	甘肃卫生职业学院	山东中医药高等专科学校
27	针灸治疗☆	王德敬	胡 蓉	山东中医药高等专科学校	湖南中医药高等专科学校
28	推拿手法	张光宇	吴 涛	重庆三峡医药高等专科学校	河南推拿职业学院
29	推拿治疗	唐宏亮	汤群珍	广西中医药大学	江西中医药高等专科学校

序号	书名	主编		主编所在单位	
30	小儿推拿	吕美珍	张晓哲	山东中医药高等专科学校	邢台医学院
31	中医学基础	李勇华	杨频	重庆三峡医药高等专科学校	甘肃卫生职业学院
32	方剂与中成药☆	王晓戎	张彪	安徽中医药高等专科学校	遵义医药高等专科学校
33	无机化学	叶国华		山东中医药高等专科学校	
34	中药化学技术	方应权	赵斌	重庆三峡医药高等专科学校	广东江门中医药职业学院
35	药用植物学☆	汪荣斌		安徽中医药高等专科学校	
36	中药炮制技术☆	张昌文	丁海军	湖北中医药高等专科学校	甘肃卫生职业学院
37	中药鉴定技术☆	沈力	李明	重庆三峡医药高等专科学校	济南护理职业学院
38	中药制剂技术	吴杰	刘玉玲	南阳医学高等专科学校	娄底职业技术学院
39	中药调剂技术	赵宝林	杨守娟	安徽中医药高等专科学校	山东中医药高等专科学校
40	药事管理与法规	查道成	黄娇	南阳医学高等专科学校	重庆三峡医药高等专科学校
41	临床医学概要	谭芳	向军	娄底职业技术学院	毕节医学高等专科学校
42	康复治疗基础	王磊		南京中医药大学	
43	康复评定技术	林成杰	岳亮	山东中医药高等专科学校	娄底职业技术学院
44	康复心理	彭咏梅		湖南中医药高等专科学校	
45	社区康复	陈丽娟		黑龙江中医药大学佳木斯学院	
46	中医养生康复技术	廖海清	艾瑛	成都中医药大学附属医院针灸学校	江西中医药高等专科学校
47	药物应用护理	马瑜红		南阳医学高等专科学校	
48	中医护理	米健国		广东江门中医药职业学院	
49	康复护理	李为华	王建	重庆三峡医药高等专科学校	山东中医药高等专科学校
50	传染病护理☆	汪芝碧	杨蓓蓓	重庆三峡医药高等专科学校	山东中医药高等专科学校
51	急危重症护理☆	邓辉		重庆三峡医药高等专科学校	
52	护理伦理学☆	孙萍	张宝石	重庆三峡医药高等专科学校	黔南民族医学高等专科学校
53	运动保健技术	潘华山		广东潮州卫生健康职业学院	
54	中医骨病	王卫国		山东中医药大学	
55	中医骨伤康复技术	王轩		山西卫生健康职业学院	
56	中医学基础	秦生发		广西中医学校	
57	中药学☆	杨静		成都中医药大学附属医院针灸学校	
58	推拿学☆	张美林		成都中医药大学附属医院针灸学校	